DIE

LICHT-THERAPIE

Die
LICHT-THERAPIE

von

Dr. med. **Hans Malten**

Leitender Arzt des Dr. Maltenschen Institutes für Nerven- und Stoffwechselkranke
Baden-Baden

Mit 66 Textabbildungen

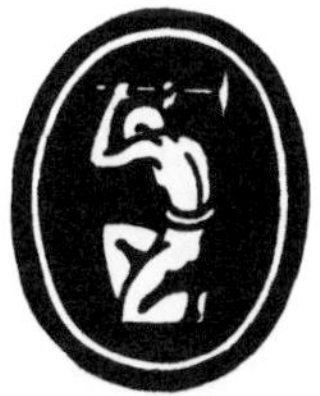

München · Verlag von J. F. Bergmann · 1926

ISBN 978-3-642-90073-0   ISBN 978-3-642-91930-5 (eBook)
DOI 10.1007/978-3-642-91930-5

Vorwort.

Die Erfolge der Lichtbehandlung und ihre eingehende wissenschaftliche Begründung haben im letzten Jahrzehnt zu einer immer stärker werdenden Einbeziehung dieser Therapie auch in die Tätigkeit des praktischen Arztes geführt. Dieser Fortschritt wurde jedoch wesentlich erschwert durch den Mangel geeigneter Literatur. Wohl existiert eine fast übergroße Zahl von Arbeiten und Veröffentlichungen aus allen Teilgebieten der lichttherapeutischen Wissenschaft und Praxis. Dieselben sind jedoch überall zerstreut und fast ausschließlich in Zeitschriften erschienen, so daß sie für den Einzelnen nur mit großer Mühe erreichbar sind. Auch ist nicht zu verkennen, daß gerade in der lichttherapeutischen Literatur die Praxis wesentlich hinter experimentellen Laboratoriumsarbeiten zurücksteht. Daraus ergab sich das Bedürfnis nach einer zusammenfassenden Übersicht, die bei nicht zu großem Umfange alles Notwendige aus Theorie und Praxis enthielt, die neuesten Ergebnisse und Fortschritte berücksichtigte und vor allem den Bedürfnissen des praktischen Arztes entsprach.

Diesem Zweck soll das vorliegende Buch dienen. Es ist aus der Praxis hervorgegangen und behandelt die Anwendung der Lichttherapie auf den Gebieten der verschiedenen medizinischen Disziplinen. Dem Ziel der Arbeit entsprechend wurden überall die praktischen Gesichtspunkte besonders betont und die Therapie bewußt gegenüber der Theorie bevorzugt. Großer Wert wurde daher auf eine möglichst vollständige und kritische Besprechung der zahlreichen Lichtquellen, sowie eine übersichtliche Zusammenstellung zuverlässiger, teilweise durch eigene Erfahrung verbürgter Indikationen gelegt, die eine erschöpfende Anwendung der Lichttherapie in der Hand des Praktikers ermöglichen, ohne dabei wahllose Polypragmasie zu fördern.

An dieser Stelle sei auch Herrn Prof. Dr. O. Vulpius, Bad Rappenau, der gebührende Dank für seine wertvolle Unterstützung der Arbeit ausgesprochen.

Baden - Baden, im März 1926.

Der Verfasser.

Inhalts-Verzeichnis.

I. Licht-Physik.

Das Licht, das wirksame Agens der Lichttherapie, ist im weiteren Sinne des Wortes die Gesamtheit derjenigen Wellen des magnetelektrischen Spektrums (Abb. 1), die zwischen den Grenzen von 100 μ (1 $\mu = {}^1/_{1000}$ mm) und 90 $\mu\mu$ (1 $\mu\mu = {}^1/_{100\,000}$ mm) liegen. Nach der langwelligeren Seite schließen sich hieran die elektrischen Wellen, wie sie in der drahtlosen Telegraphie gebraucht werden (1 mm bis mehrere km), nach der kurzwelligen die Röntgen- und Radiumstrahlen (75—0,01 $\mu\mu$). Der theoretisch zu fordernde kontinuierliche Übergang dieser drei Gruppen ist bisher experimentell noch nicht erreicht worden, d. h. die den bestehenden Lücken entsprechenden Wellen sind noch nicht zur Beobachtung gelangt.

In dem Bereiche der als Licht bezeichneten Wellen unterscheidet man wiederum praktisch drei Bezirke: 1. den langwelligen, ultraroten Teil mit einer Wellenlänge von 100 000—800 $\mu\mu$, 2. den Bezirk des sichtbaren Lichtes von 800—400 $\mu\mu$ und 3. den ultravioletten Teil unterhalb dieser Grenze. Von diesen Wellengruppen übt allein diejenige des sichtbaren Lichtes die bekannte Wirkung auf die Netzhaut des Auges aus, die die Grundlage des Sehaktes bildet. Die beiden

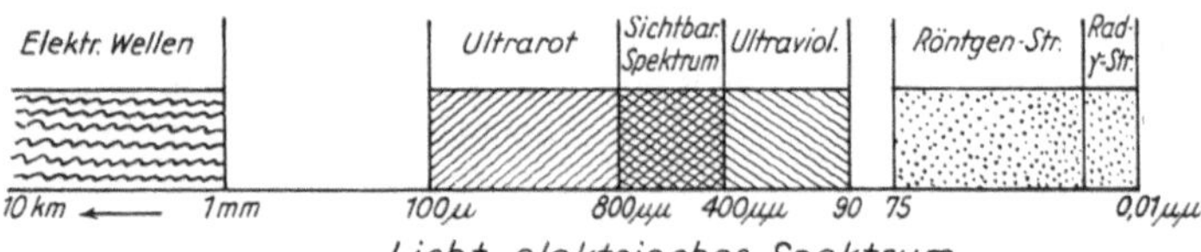

Abb. 1. Lichtelektrisches Spektrum.

anderen sind unsichtbar und können nur mittelst besonderer Verfahren nachgewiesen werden. In der Strahlung einer Lichtquelle sind sie jedoch im allgemeinen alle enthalten und daher auch alle an deren Wirkung auf die lebende Zelle beteiligt, wenn auch in qualitativ und quantitativ verschiedener Weise. Eine einwandfreie und praktisch brauchbare Untersuchung der Lichtwirkung ist daher nur möglich durch Zerlegung der Komplexstrahlung in ihre einzelnen Komponenten, deren biologische Teilwirkungen dann näher erforscht werden können.

Diese notwendige Zerlegung des Lichtes geschieht durch die Anwendung der Spektralanalyse. Das Prisma zerlegt bekanntlich das durchfallende Lichtbündel in eine Reihe von Farben, die, kontinuierlich aufeinanderfolgend, das Spektrum bilden. Diese Wirkung beruht auf der Eigenschaft optisch dichterer Medien, das Licht bei schrägem Auftreffen auf die Grenzfläche um so stärker vom ursprünglichen Wege abzulenken, je kürzer die Wellenlänge ist. Am wenigsten wird daher Rot abgelenkt, ihm schließen sich an Orange, Gelb, Grün, Blau bis zum Violett, für das die Ablenkung am größten ist. Die Stellung eines Punktes im Spektrum ist demnach zugleich ein Maß für die zu ihm gehörige Wellenlänge, die bei bekannter Lage des Spektrums ohne weiteres abgelesen

werden kann. Diese Methode ist weit zweckmäßiger als die Bezeichnung nach
der Farbe, und auch für die unsichtbaren Teile des Spektrums anwendbar.
Wir bezeichnen daher fortan jede Lichtart nur mit der ihr eigentümlichen Wellenlänge in $\mu\mu$, aus der auch die Lage im Spektralband leicht abgeleitet werden
kann. Soweit dennoch auf die Farben Bezug genommen werden muß, ergibt

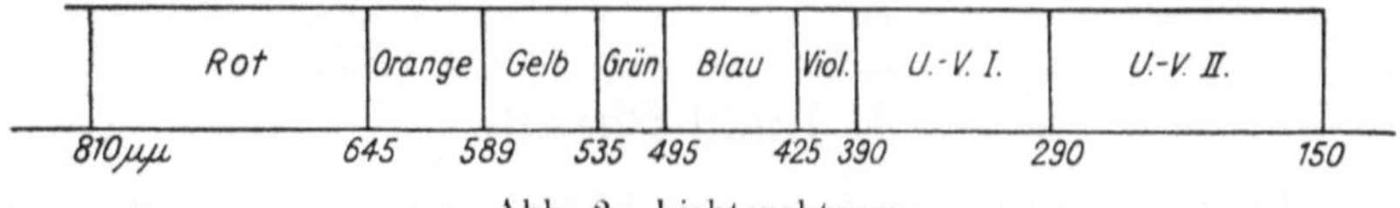

Abb. 2. Lichtspektrum.

sich das Verhältnis aus Abb. 2, die die Grenzen der einzelnen Abschnitte übersichtlich zeigt. Das kontinuierliche Strahlungsspektrum einer Lichtquelle besteht demnach aus dem sichtbaren Teil von 800—400 $\mu\mu$ (Rot-Violett), an den
sich nach oben der ultrarote und nach unten der ultraviolette Bezirk anschließen.
Maßgebend für den Charakter einer Strahlungsart ist dabei ihre Wellenlänge,
angegeben in $\mu\mu$.

Wirkungen der verschiedenen Lichtarten.

Die physikalischen, chemischen und biologischen Untersuchungen der verschiedenen Spektralbezirke haben ergeben, daß die Lichtstrahlen eine Reihe
besonderer und teilweise charakteristischer Wirkungen zeigen. Am längsten
bekannt und leicht nachweisbar ist die Wärmewirkung, wie ja schon der un-
mittelbare Eindruck des Sonnenlichtes zeigt. Auch im Spektrum läßt sich die
Wärmestrahlung leicht nachweisen, indem man die elektrische Thermosäule
nacheinander an verschiedene Stellen desselben bringt und die entstehenden
Thermoströme mißt. Auf diese Weise gelingt es ohne Schwierigkeiten, die
relative Intensität der einzelnen Spek-
tralbezirke zu messen und zahlen-
mäßige Werte für die Wärmewirkung
zu erhalten. Dabei ergibt sich, daß
die Wärmewirkung im Spektrum nicht
gleichmäßig verteilt ist, sondern nach
dem roten Ende zu in steigendem
Maße zunimmt. Diese Steigerung
setzt sich auch über die Grenze des
sichtbaren Spektrums hinaus fort, ja
sie erreicht sogar im ultraroten
Teile ihre größte Höhe, weshalb man
die Wellenlänge über 810 $\mu\mu$ auch
das Gebiet der dunklen Wärmestrahlen nennt. Andererseits zeigen

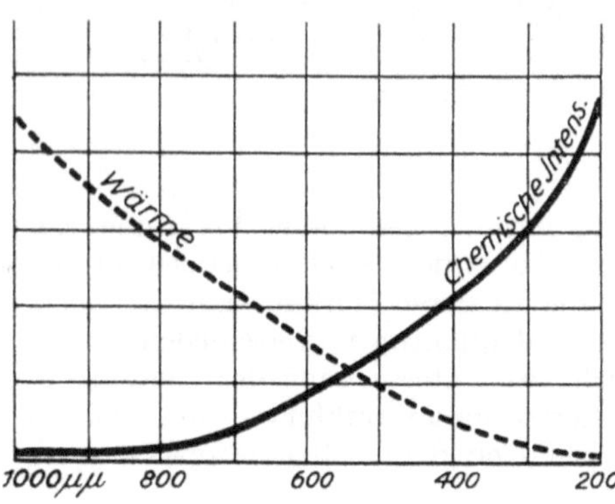

Abb. 3. Hypothetische Wirkungskurve.

aber auch die kurzwelligen Strahlen
des sichtbaren Spektrums und des Ultravioletts neben ihren anderen Eigenschaften noch eine deutlich meßbare Wärmewirkung. Letztere ist also eine
Eigenschaft aller Lichtstrahlen überhaupt, nur ist sie um so stärker, je größer
die Wellenlänge ist.

Neben der Wärmewirkung ist vor allem die chemische Wirkung des Lichtes
von Bedeutung. Man versteht darunter die Eigenschaft der Lichtstrahlen,
chemisch labile (d. h. lichtempfindliche) Substanzen nachweisbar zu verändern.
Am bekanntesten ist die Verwendung, die diese Lichtwirkung in der Photo-

graphie gefunden hat, und die dabei verwendeten Silbersalze dienen auch bei anderen Versuchen über die chemische Wirkung des Lichtes als wichtiges Reagens. Prüft man nun das sichtbare und unsichtbare Spektrum derart auf die Intensität der chemischen Wirkung in den einzelnen Bezirken, so zeigt sich ein von der Wärmeverteilung durchaus abweichendes Bild. Die chemische Intensität wächst vielmehr gerade nach der kurzwelligen Seite des Spektrums hin an und erreicht ihre größte Höhe — vom äußersten Ultraviolett abgesehen — in den unsichtbaren, ultravioletten Teilen. Aber auch hier läßt sich zeigen, daß die chemische Wirkung qualitativ überall vorhanden ist. Nur ist sie eben in den langwelligen Spektralbezirken sehr gering, im Ultrarot fast gar nicht nachweisbar. Ihre Kurve verläuft gewissermaßen der Wärmekurve reziprok (Abb. 3). Die biologische Wirkung — das sei hier vorweggenommen — ist zwar weitgehend mit der chemischen Wirkung verbunden, aber nicht von dieser allein bestimmt. Auch die Wärme spielt eine wesentliche Rolle dabei, wie bei der eingehenden Behandlung dieser Frage gezeigt werden wird. Aus vorstehender Betrachtung ergibt sich daher folgender Schluß: Wärme und chemische Wirkung sind Eigenschaften aller Lichtstrahlen. Davon ist die Wärme hauptsächlich an den ultraroten und den langwelligen Teil des sichtbaren Spektrums gebunden, die chemische Wirkung an den kurzwelligen und an das Ultraviolett.

Intensitätsverteilung im Spektrum der Lichtquellen.

Bei der beschriebenen Verschiedenartigkeit der Wirkung der einzelnen Spektralbezirke ist es von großer Wichtigkeit, den Anteil derselben an der Gesamtstrahlung zu kennen. Dieser Untersuchung stellen sich jedoch verschiedene praktische Schwierigkeiten entgegen, die bisher noch nicht vollständig überwunden werden konnten.

Betrachtet man das Spektrum einer Lichtquelle, etwa einer Bogenlampe, und vergleicht es mit dem einer Quarzlampe, so ergeben sich auf den ersten Blick ganz wesentliche Unterschiede (Abb. 4). Während das Spektrum der

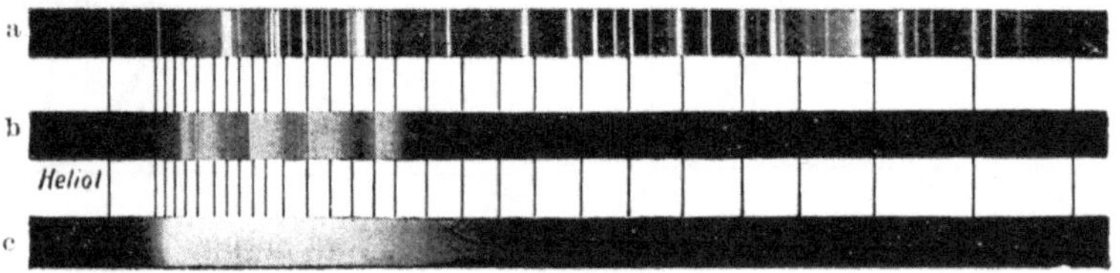

Abb. 4. Spektra der Quarz-, Heliol- und elektrischen Glühlampe.

ersteren als kontinuierliches Farbenband erscheint, stellt das der Quarzlampe eine Reihe heller Linien dar, die durch dunkle Zwischenräume getrennt sind, d. h. es ist ein Linienspektrum (Abb. 4a). Diese Unterschiede hängen von der Natur des strahlenden Körpers ab, und es gilt ganz allgemein der Satz: Das Spektrum eines festen oder flüssigen Strahlers ist kontinuierlich, das eines gasförmigen ein Linienspektrum. Letzteres ist stets für den Strahler charakteristisch, d. h. Zahl und Verteilung der Linien sind von der chemischen Beschaffenheit jenes abhängig. Die kontinuierlichen Spektra hingegen sind von der Art des Strahlers unabhängig und ganz gleichartig, ob sie nun von glühendem Metall, Kohle, Quarz oder sonstigem Material geliefert werden (Abb. 4c).

Für die kontinuierlichen Spektra (Sonne, Kohlenbogenlampe, Azetylen- und elektrische Glühlampen) ist die Feststellung der Intensitätsverteilung verhältnismäßig einfach, indem mittelst der Thermosäule die einzelnen Spektralbezirke untersucht und nach den Ergebnissen Kurven konstruiert werden. Eine solche Intensitätskurve zeigt Abb. 5 A. Sie beginnt weit im ultraroten Teile, erreicht ein Maximum und fällt im Ultraviolett schnell ab (sichtbares Spektrum schraffiert). Diese Form der Kurve ist stets ·vorhanden, weitgehend verschieden ist jedoch die Lage des Maximums und die Höhe. Diese beiden Faktoren sind daher von großer Wichtigkeit für die Beurteilung des Spektrums, da sie gleichzeitig maßgebend sind für das Verhältnis von kurzwelligem zu langwelligem Strahlungsanteil, also von chemischer Intensität zu Wärmewirkung. Je weiter der Kurvenscheitel nach dem violetten Ende des Spektrums rückt, je größer ist die chemische Intensität bei relativ gleicher Wärmewirkung. Maßgebend für die Lage des Maximums ist aber allein die Temperatur des strahlenden Körpers. Diese Abhängigkeit ist auch ·rechnerisch erfaßbar nach der Formel:

$$\lambda \, d.\, \text{Maxim.} = \frac{2940}{t},$$

worin λ = Wellenlänge und t = Temperatur über —273° C ist. Daraus ergibt sich ganz allgemein: Je höher die Temperatur eines strahlenden Körpers ist,

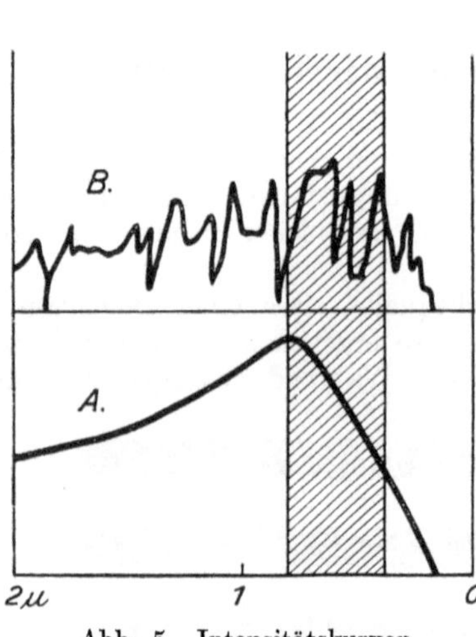

Abb. 5. Intensitätskurven.

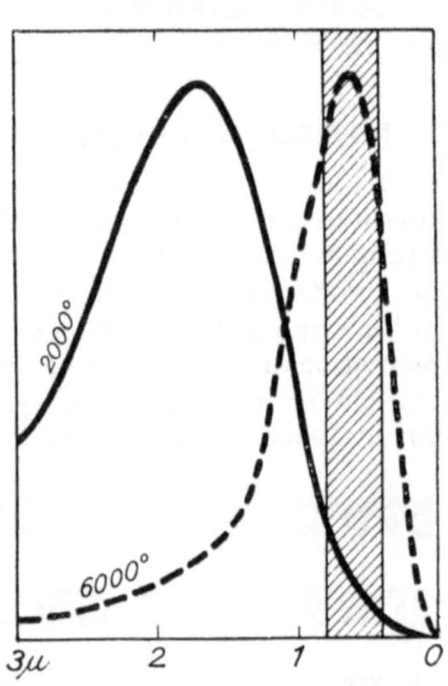

Abb. 6. Verschiebung des Intensitätsmaximum.

um so größer ist der Anteil der chemisch wirksamen Strahlen an der Gesamtstrahlung, da das Maximum der Intensität um so weiter nach ·dem kurzwelligen Ende des Spektrums rückt. Abb. 6 zeigt diese Verhältnisse für die Temperaturen von 2000 und 6000° C, wobei das Maximum der Kurve von 1,5 auf 0,5 vorrückt. Der dadurch entstehende gewaltige Zuwachs an kurzwelligen Strahlen geht ohne weiteres aus der Kurve hervor.

Für die Linienspektren glühender Gase sind derartige Untersuchungen nicht anwendbar, da die Energieverteilung völlig auf die unregelmäßigen Linien beschränkt ist. Die Energiekurve gestaltet sich daher sehr unregelmäßig (Abb. 5 B) und wenig übersichtlich. Immerhin ist auch hier das Spektrum ein sehr wertvolles Hilfsmittel zur Beurteilung der Lichtquelle. Denn es zeigt sofort, wie weit die Strahlung nach beiden Seiten des Spektrums reicht, d. h., welches die überhaupt in dem geprüften Lichte vorkommende kürzeste und längste Wellenlänge ist. Auch geben die Intensitäten der einzelnen Linien wenigstens einen ungefähren, oft aber praktisch durchaus ausreichenden Anhalt dafür, wie groß der Anteil der einzelnen Spektralbezirke an der Gesamtstrahlung ist, und damit für die charakteristische Wirkung der Lichtquelle. So zeigt das Spektrum der Quarzlampe (Abb. 4a), daß die Intensität im Ultrarot und Rot sehr gering ist, wohingegen die kräftigen Linien im Ultraviolett auf eine sehr starke kurzwellige Strahlung hinweisen.

Diese Besonderheiten der kontinuierlichen und Linienspektren sind von großer praktischer Bedeutung, besonders in Hinsicht auf die Frage nach einem geeigneten Sonnenersatz. Die Sonne als Temperaturstrahler mit kontinuierlichem Spektrum (die Frauenhoferschen Linien sind dunkle Absorptionslinien in einem kontinuierlichen Spektrum!) verdankt ihren Reichtum an kurzwelligen Strahlen lediglich der hohen Temperatur ihrer Oberfläche mit etwa 6000^0 C. Dadurch liegt das Maximum ihrer Strahlungskurve etwa in Gelb und letztere selbst reicht weit ins Ultraviolett hinein. Diese günstigen Verhältnisse sind bei keiner künstlichen Lichtquelle zu erreichen, da eine der Sonne gleiche Temperatur nicht hergestellt werden kann. Am nächsten kommt ihr noch die Kohlenbogenlampe, die aber mit etwa 4500^0 C immer noch um 1500^0 C hinter der Sonne zurückbleibt. Dadurch verschiebt sich der Scheitelpunkt der Strahlungskurve ganz wesentlich nach dem roten Ende des Spektrums, der Anteil der kurzwelligen Strahlung wird also erheblich kleiner. Noch ungünstiger wird das Verhältnis bei den elektrischen Glühlampen (Sollux, Silberstrahllampe usw.), deren Temperatur um etwa 2500^0 C herum liegt. Bei ihnen liegt das Maximum der Strahlungskurve weit im Ultrarot, wodurch die Intensität der kurzwelligen Strahlen verschwindend gering wird. Die Wirkung dieser Lampen beschränkt sich also völlig auf die Wärmewirkung.

Gegenüber der Temperaturabhängigkeit der kontinuierlichen Spektren ist die relative Intensitätsverteilung in den Linienspektren von vornherein durch die Gruppierung der Linien als Träger der Energie festgelegt. Bei ihnen bewirkt eine Erhöhung der Temperatur im wesentlichen nur eine Steigerung der Intensität überhaupt, ohne an dem relativen Stärkeverhältnis der einzelnen Linien viel zu ändern. Da aber die Lage der Linien von der chemischen Beschaffenheit des Strahlkörpers abhängt, ist es durch Wahl einer geeigneten Substanz leicht, ein Spektrum zu gewinnen, dessen größte Intensität unabhängig von der Temperatur in einem beliebigen Spektralbezirke gelegen ist. So liefert z. B. die Quecksilber-Quarzlampe bei verhältnismäßig niederer Strahlungstemperatur ein an kurzwelligen Strahlen sehr reiches Licht, weil eben die Linien des glühenden Quecksilberdampfes hauptsächlich im violetten und ultravioletten Teile des Spektrums liegen (Abb. 4a). Dabei überwiegt die spezifische Linienstrahlung so sehr, daß die nur von der Temperaturstrahlung des Hg-Dampfes gelieferte Wärme praktisch fast unmerklich ist. Aber auch für die reinen Temperaturstrahler stellt die Kombination mit einer Linienstrahlung ein recht brauchbares Mittel dar, die infolge der niedrigeren Temperatur gegenüber der Sonne unzureichende kurzwellige Strahlung zu verstärken. Praktisch gangbar ist dieser Weg allerdings nur bei den Kohlenbogenlampen, indem neben der Temperaturstrahlung des festen Kohlekraters noch die Linienstrahlung der glühenden Lichtbogengase herangezogen wird. Dazu ist erforderlich, daß dem Lichtbogen Gase oder vergasende Stoffe zugeführt werden, deren Linienspektrum reich an kurzwelligen Strahlen ist. Der gewöhnliche Lichtbogen in freier Luft erfüllt diese Bedingungen jedoch nicht, da seine Intensität gegenüber der Strahlung der positiven Kohle verschwindend gering ist. Um auch von ihm ein kräftiges Linienspektrum zu erhalten, kann man verschiedene Verfahren anwenden. Bekannt sind z. B. die sog. Kopierbogenlampen mit eingeschlossenem Lichtbogen. Läßt man nämlich den Lichtbogen statt an freier Luft in einer engen

Glocke aus Glas oder Quarz brennen, so geht die Oxydation des Kohlenstoffes der Kohlen nur bis zum Kohlenoxyd, während ein anderer Teil sich mit dem Stickstoff der Luft zu Zyan verbindet. Durch diese beiden Gase läßt sich der Lichtbogen ganz wesentlich (bis zu 6 cm) verlängern und liefert ein an kurzwelligen Strahlen sehr reiches Licht. Bei geeigneter Konstruktion tritt dann sogar das Spektrum des Lichtbogens vor dem der Kohlen in den Vordergrund. An Stelle des kontinuierlichen Spektrums erscheint ein sog. Bandenspektrum, d. h. eine Aufeinanderfolge breiter Bänder in verschiedenen Bezirken, wie es für die gasförmigen Kohlenstoffverbindungen charakteristisch ist. Abb. 4b zeigt ein solches Spektrum der Heliollampe, das weit ins Ultraviolett hineinreicht. Lampen dieser Art werden wegen ihrer großen Intensität im Blau, Violett und Ultraviolett I (bis 290 $\mu\mu$) technisch als Kopierbogenlampen verwendet, eignen sich aber wegen ihrer der Hochgebirgssonne weitgehend ähnlichen Strahlung auch vorzüglich zur therapeutischen Verwendung (Heliollampe von Kohl, Aureollampe von Siemens). Ein anderer Weg, den Lichtbogen reich an kurzwelligen Strahlen zu machen, besteht in der Imprägnation der Kohlen mit gewissen Metallsalzen, die beim Brennen verdampfen und so ein spezifisches Linienspektrum liefern. Durch Verwendung verschiedenartiger

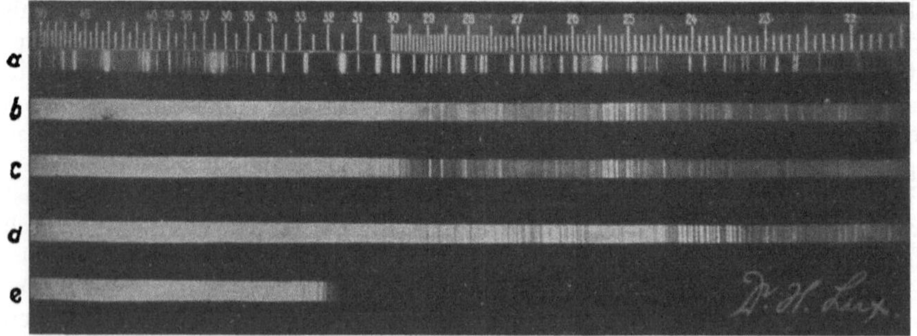

Abb. 7. Spektra der Jupiterlampe.

Metalle läßt sich die Intensität der einzelnen Spektralbezirke weitgehend ändern und die Strahlung den verschiedenen therapeutischen Indikationen anpassen. So ergeben Magnesium, Nickel und Wolfram sowie Kupfer ein Licht, das zusammen mit der Strahlung des Kohlekraters dem Sonnenlicht im Hochgebirge entspricht und etwa bis 290 $\mu\mu$ reicht. Durch Imprägnation mit Eisen hingegen erreicht man eine noch kurzwelligere Strahlung, die auch das Ultraviolett II unter 290 $\mu\mu$ mitfaßt und etwa der Wirkung der Quecksilberdampflampe entspricht, sie aber durch die gleichzeitige Wärmeemission übertrifft. Eine Lampe dieses Typs ist die Jupiterlampe. Ihre Spektra (Abb. 7b, c, d) zeigen, wie vollkommen hier die Ergänzung des kontinuierlichen Kohlenspektrums durch das angefügte Linienspektrum gelungen ist. Dabei reicht die Strahlung der sog. Weißbrandkohlen (Abb. 7b, c) bis etwa 250 $\mu\mu$, übertrifft also das Sonnenspektrum, das bis 290 $\mu\mu$ reicht, noch wesentlich. Das Spektrum der Ultrakohlen (Abb. 7c) dagegen findet seine Grenze etwas oberhalb 230 $\mu\mu$, ist also reich auch an kurzwelligen Strahlen des Ultraviolett II und entspricht in seiner Länge ziemlich genau dem Spektrum der Quecksilberlampe (Abb. 7a). Der Vorteil dieser Konstruktion besteht demnach in der Möglichkeit, mit einer Lampe durch Verwendung verschiedener Kohlen sowohl ein sonnenähnliches Licht wie auch eine an kurzen Wellen besonders reiche Strahlung je nach den Bedürfnissen der therapeutischen Verwendung erzeugen zu können.

Zusammenfassend läßt sich also folgendes sagen: Die therapeutischen Lichtquellen sind entweder Temperaturstrahler oder Linienstrahler. Bei ersteren (Sonne, gewöhnliche Kohlenbogenlampe und elektrische Glühlampen, Sollux usw.) hängt die Intensitätsverteilung nur von der Temperatur ab, indem der Anteil der kurzwelligen Strahlung mit steigender Temperatur zunimmt. Da keine der künstlichen Lichtquellen die Sonnentemperatur auch nur annähernd erreicht, sind sie alle relativ ärmer an chemisch wirksamer Strahlung. Am nächsten kommt der Sonne die Kohlenbogenlampe, während die Glühlampen infolge der niederen Temperatur des Strahlungskörpers hauptsächlich nur Wärmestrahlen liefern.

Die Linienstrahler sind in der Intensitätsverteilung weitgehend unabhängig von der Temperatur, da allein die chemische Natur des Strahlers für die Gruppierung der Linien maßgebend ist. Unter Verwendung geeigneter Substanzen läßt sich damit also auch bei niederer Temperatur eine an kurzen Wellen reiche Strahlung erzielen. So liefert die Quecksilberdampflampe (künstliche Höhensonne, Jenenser Quarzlicht) ein Spektrum, dessen größte Intensität im Blau, Violett und Ultraviolett liegt, bei fast ganz fehlender Wärmestrahlung. Ferner wird das Linienspektrum verwendet zur Ergänzung des Kohlenbogenlichtes in Form von Kohlen, die mit Metallsalzen imprägniert sind oder durch Einschließen des Lichtbogens zur Bildung von Kohlenoxyd und Zyan. Besonders ersteres Verfahren (Jupiterlampe, Wesselylampe) ermöglicht die Gewinnung von je nach den therapeutischen Anforderungen verschiedenem Lichte.

Absorption und Filterung.

Für die Beschaffenheit des therapeutisch verwendeten Lichtes ist die Art der Lichtquelle zwar insofern von bestimmender Wichtigkeit, als durch das von ihr gelieferte Spektrum diejenigen Strahlen qualitativ und quantitativ festgelegt werden, die in der Strahlung überhaupt vorkommen können. In dem so gegebenen Rahmen sind jedoch noch weitgehende Änderungen möglich, und zwar durch die Wirkung der zwischen Strahlungsquelle und Ort der Wirkung liegenden Medien, die die Strahlung zu passieren hat. Dieser Einfluß beruht darauf, daß die verschiedenen, hierbei in Betracht kommenden Substanzen, also Luft, Glas usw., für die einzelnen Spektralbezirke in verschiedenem Maße durchlässig sind und daher Teile des Lichtes zurückhalten. Daraus ergibt sich ohne weiteres, daß die Wirkung dieser Stoffe, die sog. Absorption, nur subtraktiver Natur ist. Sie vermag aus dem vorhandenen Spektrum wohl einzelne Teile abzufiltrieren, kann aber niemals fehlendes Licht hinzufügen. So läßt z. B. ein Rotfilter aus den Strahlen des kontinuierlichen Spektrums nur die roten durch und setzt für seine Wirkung also deren Vorhandensein voraus. Von rotfreiem Lichte würde es nichts durchlassen und mithin ebenso wirken, wie eine undurchlässige Blechscheibe. Die Prüfung der Absorption ist demnach nur mit einer Strahlung möglich, die alle Strahlen des kontinuierlichen Spektrums enthält. Da diese Bedingung für die therapeutischen Lichtquellen fast nie zutrifft, so ist die wirksame Strahlung sowohl durch die Beschaffenheit der Ursprungsstrahlung wie auch durch die Absorption der umgebenden Medien bestimmt: Sie ist gleich der Ursprungsstrahlung vermindert um die Absorption! Umfaßt erstere z. B. gerade das sichtbare Spektrum von 800—400 $\mu\mu$ und absorbiert das Filter alle Strahlen über 600 $\mu\mu$ und unter 250 $\mu\mu$, so reicht die filtrierte Strahlung von 600—400 $\mu\mu$, d. h. nur soweit, wie sich beide Bezirke decken.

Diese Verhältnisse sind praktisch von großer Wichtigkeit. Soll nämlich die von einer Lichtquelle gelieferte Strahlung auch vollständig zur Wirkung kommen, so ist erforderlich, daß die sie umgebenden Medien jene auch ungehindert durchlassen. Soll aber andererseits durch ein Filter eine bestimmte Lichtart allein zur Anwendung gebracht werden, so muß die Ursprungsstrahlung diese Lichtart auch in genügender Menge enthalten, ja womöglich ihr Maximum gerade in diesem Spektralteil haben, damit der Intensitätsverlust durch Ausschaltung des abfiltrierten Strahlungsanteiles möglichst klein bleibt und die Anordnung ökonomisch arbeitet.

Aus diesen beiden Gründen ist es notwendig, die Absorption der verschiedenen in der Praxis verwendeten Lampenmaterialien und Lichtfilter zu kennen, wozu eine graphische Übersicht (Abb. 8, teilweise nach Freund) das beste Mittel ist, um eine rasche Orientierung zu vermitteln. In dem hier dargestellten Spektralschema bedeuten die schwarzen Anteile die jeweils absorbierten Bezirke, die hellen die durchgelassenen Wellenlängen.

Von den Materialien dieser Übersicht spielen die ersten drei, Quarz, Uviolglas und Fensterglas hauptsächlich eine Rolle als Umhüllung von Glühkörpern.

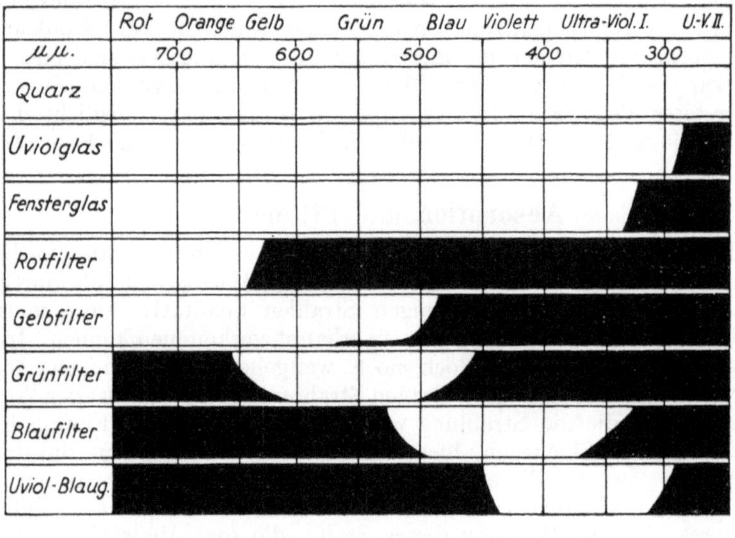

Abb. 8. Durchlässigkeit verschiedener Medien.

Bei dieser Verwendung bestimmen sie durch ihre Absorption, welche Teile der erzeugten Strahlen in der verwendbaren Lampenstrahlung noch zur Wirkung kommen. (Die Luft spielt dabei kaum eine Rolle, da ihre Absorption auf kurze Strecken praktisch null ist.) Wie Abb. 8 zeigt, lassen diese drei Medien die ultrarote Wärmestrahlung sowie die Strahlen des sichtbaren Spektrums ungeschwächt durch und sind, soweit diese Spektralbezirke in Frage kommen, gleichwertig. Sollen Lichtquellen also hauptsächlich der Erzeugung von Wärmestrahlung dienen, wie z. B. die verschiedenen Glühlampen, Sollux usw., so ist Glas als Umhüllung vollkommen zweckentsprechend, da es die hierfür maßgebende Strahlung bis 330 $\mu\mu$ ungeschwächt durchläßt. Anders ist es, wenn die Lichtquelle auch oder sogar hauptsächlich kurzwellige Ultraviolettstrahlen liefert und diese zur Wirkung kommen sollen, wie es bei der Quarzlampe und den Kohlenbogenlampen mit eingeschlossenem Lichtbogen der Fall ist. Hier würde Glas als Umhüllung alle kurzwelligen Strahlen zurückhalten und somit unwirksam machen. Für diesen Zweck sind Uviolglas und Quarz die gegebenen

Mittel, von denen ersteres alle Strahlen bis 280 $\mu\mu$, letzteres aber bis zum äußersten Ultraviolett durchläßt. Die Absorption der Luft ist nur bei der natürlichen Sonne von Bedeutung, worüber später Näheres gesagt ist (s. Lichtquellen: Die Sonne).

Die Wirkung der Filter kommt dort in Frage, wo aus der komplexen Strahlung einer Lichtquelle allein ein bestimmter Spektralbezirk zur Anwendung gebracht werden soll. So isoliert das Rotfilter (Abb. 8) die ultrarote und rote Strahlung und ermöglicht dadurch eine praktisch reine Wärmewirkung unter Vermeidung jedes Reizes durch chemische Strahlen. Das Blaufilter hingegen mit einer Durchlässigkeit von 520—330 $\mu\mu$ vermittelt eine milde wirkende chemische Strahlung, ebenso das Uviolblauglas, bei dem jedoch die chemische Intensität durch Verschiebung des Strahlenbezirkes nach dem kurzwelligen Spektralende etwas größer ist. Für alle Filter gilt jedoch, daß die verwendete Lichtquelle ihre größte Intensität möglichst im Bereich der Filterstrahlen haben muß, um den Verlust durch Absorption möglichst klein zu halten. Ein Rotfilter vor einer Quarzlampe oder einer Jupiterlampe mit Ultrakohlen, ein Uviolblaufilter vor einer Sollux- oder Kohlenbogenlampe wären eine höchst unzweckmäßige Einrichtung. Vielmehr sind Rotfilter stets in Verbindung mit Wärmestrahlern, Blaufilter nur vor Lichtquellen mit kräftiger kurzwelliger Strahlung zu verwenden, um ein ökonomisches Arbeiten zu ermöglichen. Für die therapeutische Verwendung läßt sich die Filterung und der damit verbundene Lichtverlust übrigens durch eine dem Zweck angepaßte Auswahl der Lichtquelle meist ganz vermeiden, da es hierbei nur selten darauf ankommt, einen so eng begrenzten Spektralbezirk zu isolieren. Es genügt vielmehr fast immer die Gesamtstrahlung einer Lichtquelle, deren Strahlungscharakter im großen ganzen dem jeweiligen therapeutischen Bedürfnis entspricht, die also entweder vorwiegend Wärmestrahlen (Glühlampen, Sollux, Silberstrahllampe, gewöhnliche Kohlenbogenlampe) oder eine Kombinationsstrahlung von sonnenähnlicher Wirkung (eingeschlossene Kohlenbogenlampe, Wesselylampe, Jupiterlampe mit Weißbrandkohlen) oder hauptsächlich kurzwellige Ultraviolettstrahlung mit (Jupiterlampe mit Ultrakohlen) oder ohne Wärme (Quarzlampe) liefert. Für den letztgenannten Fall, wenn also die Wärmewirkung der Lichtquelle möglichst vollkommen ausgeschaltet werden soll, ist oft noch eine besondere Abfiltrierung der Wärmestrahlen erforderlich. Diese erfolgt dann durch Einschalten einer Wasserschicht in den Strahlengang, da Wasser gerade die ultraroten Wärmestrahlen besonders stark absorbiert (Finsen- und Kromayerlampe).

Zusammenfassend läßt sich also folgendes sagen: Entsprechend ihren Absorptionsgrenzen sind für Lichtquellen mit vorwiegender Ultraviolettstrahlung Uviolglas, noch besser Quarz als Umhüllung zu verwenden, während für solche mit Wärmewirkung gewöhnliches Glas ausreicht. Darüber hinaus ist eine Isolierung einzelner Spektralbezirke durch Einschaltung von Filtern möglich, von denen das Rotfilter hauptsächlich Wärmestrahlen, das Blau- und Uviolblaufilter eine langwellige und daher milde wirkende chemische Strahlung durchlassen. Zur völligen Beseitigung der Wärmestrahlung dienen Wasserfilter. Bei allen Filtern muß die Lichtquelle bezüglich ihrer Intensität dem Filterbereich entsprechen, durch passende Wahl derselben läßt sich die Filterung sogar meist entbehrlich machen.

II. Licht-Biologie.

Gegenüber der Lichtphysik, deren Gebiet die Untersuchung des Lichtes nach physikalischen Grundsätzen ist, befaßt sich die Lichtbiologie mit den Vorgängen, die dieses Licht an der lebenden Substanz auslöst. Dabei hat sie über die einfache Registrierung derselben hinaus noch die wichtige Aufgabe, die biologischen Erscheinungen zu analysieren und mit den Ergebnissen der physikalischen Untersuchungen in kausalen Zusammenhang zu bringen, d. h. die biologische Wirkung theoretisch zu begründen. Dieser Aufgabe stehen jedoch erhebliche Schwierigkeiten im Wege. Wie oben gezeigt, umfaßt die Lichtwirkung zwei weitgehend verschiedene Teilgebiete, die Wärme und den chemischen Effekt, die hauptsächlich an zwei entgegengesetzte Spektralbezirke (Rot und Ultraviolett) gebunden, doch fast immer nebeneinander vorkommen. Eine Trennung derselben ist rein physikalisch wohl möglich, nicht aber in Hinsicht auf die biologische Wirkung, da in ihr diese beiden Komponenten sich weitgehend gegenseitig beeinflussen. Die Gesamtwirkung, d. h. die Reaktion der lebenden Substanz auf die komplexe Lichtwirkung, ist durchaus nicht nur eine einfache Summierung beider Teilwirkungen, sondern meist etwas Besonderes und daher nicht aus jenen getrennt zu erklären. Infolgedessen ist es nicht möglich, die Lichtbiologie in eine Biologie der Wärme und eine solche der chemischen Strahlung zu zerlegen, vielmehr muß die Lichtwirkung als Ganzes betrachtet und untersucht werden, wobei im einzelnen Fall die besondere Bedeutung eines der genannten Faktoren anzuführen wäre. Ebensowenig ist eine strenge Trennung der biologischen Wirkung von der therapeutischen, also der auf den kranken Organismus beschränkten, möglich, da letztere auf der erstgenannten beruht und gewissermaßen nur eine spezielle Anwendung von dieser ist. Wir haben daher in Hinsicht auf die praktischen Ziele unserer Arbeit die therapeutischen Hinweise einfach den lichtbiologischen Darstellungen jeweils angefügt.

Allgemein-Biologisches.

Die für die Lichttherapie bedeutungsvolle Wirkung des Lichtes auf den menschlichen und tierischen Organismus ist nur ein kleiner Teil der Lichtwirkung auf die lebende Substanz überhaupt. Man kann nicht mit Unrecht sagen, daß das Leben das Vorhandensein des Lichtes zur Voraussetzung hat, wobei seine beiden Komponenten, Wärme und chemische Energie gleich notwendig sind. Diese Abhängigkeit tritt besonders bei der Pflanze, der Vorbedingung tierischen Lebens, in Erscheinung. Was dabei die Rolle der Wärme betrifft, so geht deren Bedeutung ohne weiteres aus der Pflanzenlosigkeit der Polargegenden, aus der Abhängigkeit des Wachstums von der mittleren Jahrestemperatur und aus der praktischen Verwendung von Treibhäusern hervor. Diesem mehr allgemeinen Einfluß der Wärme gegenüber ist die Wirkung der chemischen Lichtenergie mehr spezifisch auf die Ernährung beschränkt. Denn sie ist es, die die Photosynthese bewirkt, d. h. die Bildung von Kohlehydraten aus Kohlensäure und Wasser. Dieser Vorgang, der sich unter Vermittlung des Chlorophylls vollzieht, findet nur in den dem Licht ausgesetzten Teilen der Pflanze und nur unter dessen direkter Einwirkung statt, hört jedoch in der Dunkelheit sofort auf. Die große Bedeutung der Photosynthese erhellt daraus, daß fast alle organische Bindung des Kohlenstoffes in der Natur und mithin die Erzeugung der lebenden Materie in der Pflanzen- und Tierwelt auf diesem Prozeß beruht. Auch sonst vermag das Licht noch verschiedene Wirkungen auf die Pflanze auszuüben, so vor allem auf die Wachstumsbewegung, Erscheinungen, die unter dem Begriffe der Phototaxis bekannt sind. Schon hierbei zeigt sich der allgemein gültige biologische Grundsatz, daß an sich fördernde Reize bei übergroßer — unphysiologischer — Intensität einen entgegengesetzten, hemmenden Effekt haben: Die bei Pflanzen meist positive Phototaxis (= Hinwendung zum Lichte) schlägt bei hohen Lichtstärken in eine negative (= Abwendung) um. Der absolute Intensitätsgrad, bei dem diese Umkehrung erfolgt, ist dabei allein bestimmt durch die Natur des reagierenden Organismus. So stellen für die im Dunkeln lebenden Bakterien schon minimale Lichtmengen ein schädliches Agens dar, und selbst relativ kurze Einwirkungen von Sonne (10—30 Minuten) oder ultravioletten Strahlen genügen zur Abtötung, ein Effekt, der in der Sterilisierung von Trinkwasser durch Quarzlampen auch praktische Anwendung gefunden hat. Lichtgewöhnte Organismen, vor allem der Mensch, reagieren dagegen selbst gegen hohe Lichtintensitäten noch positiv, d. h. mit einer Steigerung der Lebensvorgänge. Diese Verhältnisse sind von großer Wichtigkeit, nicht nur in der Beurteilung experimenteller Lichtwirkung an Tieren, die von Natur meist viel mehr an ein Leben in Dunkelheit gewöhnt sind (Mäuse, Ratten usw.), sondern ganz besonders in der Lichttherapie, die den besonderen Eigentümlichkeiten des Individuums in bezug auf jene Grenze Rechnung tragen muß. Denn gerade bei ihr handelt es sich darum, das Maximum an biologischer fördernder Wirkung zu erzielen und dabei doch eine Schädigung durch Überdosierung zu vermeiden.

Die Lichtwirkung auf den menschlichen und tierischen Organismus.

Das Objekt der Lichtwirkung, der Organismus als ganzes, ist dem Lichte direkt nicht erreichbar. Dieses vermag zunächst nur die Oberfläche zu beeinflussen, da seine Penetrationskraft sehr gering ist und einige Millimeter nicht überschreitet. Es wirkt beim Menschen also zunächst nur auf die Haut, das Empfangsorgan für die Lichtwirkung. Die Reaktion der Hautzellen (im weitesten Sinne) stellt also die primäre Grundlage der Lichtwirkung dar, wenigstens, soweit diese die schon oberflächlich absorbierten chemischen Strahlen betrifft. Tiefer dringt allein die Wärmestrahlung, die direkt bis in die Subkutis reicht, indirekt durch die Leitung im Gewebe aber bis zu den inneren Organen wirken kann. Ganz anders jedoch liegen die Verhältnisse bei den üblichen Versuchstieren mit dichtem Haar- und Federkleid. Bei ihnen wird die kurzwellige Strahlung bereits in diesem absorbiert und von dem allein reaktionsfähigen Gewebe der Haut ferngehalten. Dadurch scheidet diese Komponente der Lichtwirkung völlig aus, indem allein die Wärme übrig bleibt zur Erklärung des beobachteten Effektes. Leider lassen aber fast alle experimentellen Arbeiten dieser Art ein kritisches Eingehen auf die eben genannte Fehlerquelle vermissen, wodurch ihre Ergebnisse völlig entwertet werden. Wenn wir uns daher im folgenden auf solche Tierversuche beziehen, so sind die daraus gezogenen Schlüsse nur mit großer Vorsicht zu verwenden, wenigstens, soweit es sich dabei um die Wirkung der kurzwelligen Strahlung handelt.

Neben der lokalen Wirkung am Empfangsorgan, der Haut, zeigt jedoch das Licht noch eine Reihe anderer Wirkungen, z. B. auf den Stoffwechsel, auf das Blutbild, auf das Nervensystem usw., die wir im Gegensatz zu ersterer als sekundär bezeichnen müssen. Denn da die Objekte derselben dem Lichte direkt gar nicht erreichbar sind, kann es sich nur um indirekte Fernwirkungen unter Vermittlung der Haut handeln. Das Einfachste und Naheliegendste ist hierfür die Annahme, daß unter der Lichtwirkung in der Haut gewisse Stoffe gebildet werden, die, durch den Kreislauf dem Gesamtorganismus zugeführt, auch an entfernten Stellen den charakteristischen Effekt auslösen — eine Erscheinung, die etwa mit der Wirkung der Reizkörpertherapie in Parallele zu setzen wäre. Unter diesen Umständen läßt sich auch leicht begreifen, daß die genannten sekundären Wirkungen in ihrer Intensität hauptsächlich von der Ausdehnung des bestrahlten Hautbezirkes abhängen und mithin vor allem bei der Ganzbestrahlung der Körperoberfläche zur Beobachtung konmen, während die lokalen Erscheinungen auch auf kleinen Feldern (z. B. in der Dermatologie) therapeutisch wirksam sind.

Man unterscheidet daher zweckmäßig folgende Arten der Lichtwirkung:

1. Die direkte, primäre Lichtwirkung auf den biologischen Strahlenempfänger (Haut und Hautorgane, Wundflächen usw.), bedingt durch die lokale Reaktion des Gewebes auf die Strahlung.

2. Die indirekte, sekundäre Lichtwirkung auf den Organismus (Stoffwechsel, Blutbild usw.), bedingt durch die Verbreitung der von 1. erzeugten wirksamen Zellprodukte.

In der Therapie spielt die erstgenannte Lichtwirkung als Selbstzweck vor allem eine Rolle in der Dermatologie, weniger in der Behandlung oberflächlich liegender Organerkrankungen. Die sekundäre Stoffwechselwirkung hingegen ist der Träger der hervorragenden Heilwirkung bei inneren Krankheiten und Stoffwechselstörungen.

1. Lokale Lichtwirkungen.

Die Lichtwirkung auf die Haut und ihre Organe ist bedingt durch die Absorption der Strahlung in diesen. Nach diesem Grundsatze, der übrigens für jede Strahlung, auch für die Röntgenstrahlen, gilt, ist eine Wirkung nur unter gleichzeitiger Umwandlung der Strahlen in eine andere Energieform möglich, die sich in einem Verschwinden der ersteren, also in Absorption äußert. Der Ort der Absorption ist demnach zugleich Ort der Strahlenwirkung. Da die Haut die eindringende Strahlung — abgesehen von der reflektierten — vollkommen absorbiert, so scheint eine eingehende Untersuchung der näheren Umstände zunächst überflüssig. Dem ist aber nicht so. Denn die verschiedene Absorption der Haut für die einzelnen Spektralbezirke bedingt zugleich ein verschieden tiefes Eindringen der entsprechenden Strahlen in dieselbe und damit eine verschiedene Lage des Wirkungsortes. Eine Übersicht über diese Verhältnisse, gewonnen an Leichenhaut, gibt Abb. 9 nach Bernhard-Mannheim. Danach ist die Durchlässigkeit der Haut am größten (die Absorption also am kleinsten) für Strahlen von ca. 600 $\mu\mu$, am geringsten aber für die kurzwelligen Strahlen unterhalb 330 $\mu\mu$. Während letztere also schon in den obersten Schichten der Haut, der Epidermis, zur Absorption kommen, dringen die langwelligeren Strahlen des sichtbaren Spektrums weit tiefer in die Haut ein, am tiefsten die gelben Strahlen um 600 $\mu\mu$. Diese „reine" Absorption der Haut erleidet jedoch eine weitgehende Änderung durch die Wirkung der Hautkapillarschicht. Deren dichtes Blutgefäßnetz stellt gewissermaßen ein in die Haut eingeschaltetes Rotfilter dar, das nur die roten und ultraroten Strahlen durchläßt, alle anderen aber zurückhält. Dieser sog. Blutschirm verschiebt daher die Absorptionskurve der Haut in dem Sinne, daß das Maximum der Durchlässigkeit von Gelb nach Rot und Ultrarot rückt, und diese Strahlen allein noch in der Subkutis wirksam werden. Der Blutschirm bewirkt also, daß auch die an sich tiefer dringenden Strahlen des langwelligen Ultraviolett, Violett, Blau und Grün an der Oberfläche zur Absorption kommen, daß also die chemische Wirkung des Lichtes an der Kapillarschicht ihre Grenze findet.

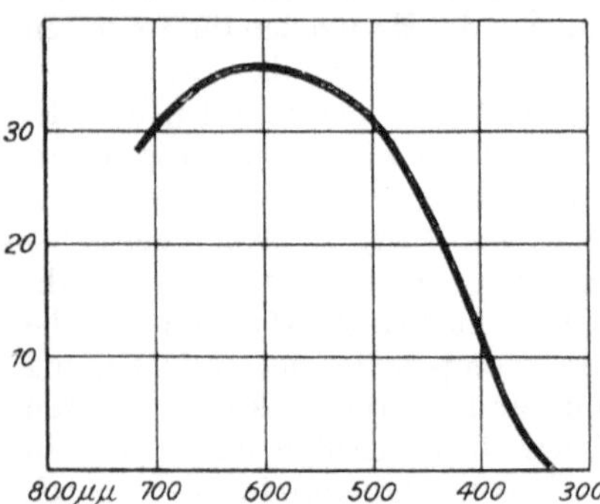

Abb. 9. Durchlässigkeit der Haut nach Bernhard.

Diese Verhältnisse sind für die Therapie von großer Wichtigkeit. Soll nämlich die chemische Wirkung der Strahlen über die Oberfläche hinausreichen,
wie es z. B. zur Behandlung tiefer liegender Lupusknötchen notwendig ist,
so sind als deren Träger die penetrationskräftigeren Strahlen des langwelligen
Ultraviolett I, sowie des sichtbaren Violett und Blau vorzuziehen gegenüber
den nur oberflächlich wirkenden des kurzwelligen Ultraviolett II. Man wählt
also Lichtquellen, die hauptsächlich die erstgenannten Strahlen aussenden,
z. B. die Finsenlampe oder — weniger vollkommen — die Kromayerlampe
mit Blaufilter (siehe „Lichtquellen"). Darüber hinaus ist aber zur Tiefenwirkung
noch die Beseitigung des Blutschirms notwendig. Diese geschieht durch Entleerung der Hautkapillaren mittelst Druck, also durch die sog. Kompressionsanämisierung der Haut, wie sie ein wesentlicher Bestandteil der Lupusbehandlung mit den genannten Lampen ist.

Die Lichtwirkung auf die Haut äußert sich in mehreren Erscheinungen:
der Hyperämie, dem Erythem und der Pigmentation.

Hyperämie. Davon ist die Hyperämie die am schnellsten eintretende, denn
sie erfolgt noch während der Betrahlung selbst, um nach deren Beendigung schnell
abzuklingen. Ihr Wesen besteht in einer stärkeren Füllung der Hautkapillaren,
die sich in einer zunehmenden Rötung äußert. Bedingt ist sie durch eine Er-
weiterung dieser kleinsten Blutgefäße mit Beschleunigung der Strömungsge-
schwindigkeit, ein Vorgang, der sich bei genügend langer Einwirkung der Strahlung auch auf die mittleren und größeren Arterien der bestrahlten Körpergegend
fortsetzt. Es handelt sich also dabei um eine arterielle Hyperämie, d. h. um
gesteigerte Zirkulation. Experimentell läßt sich diese Wirkung durch den Stich-
versuch (nach Kisch) verfolgen: Bei gleicher Stichtiefe mit der Frankschen
Nadel wird die austretende Blutmenge um so größer, je intensiver die Hyperämisierung der Haut ist. Kisch hat auch gezeigt, daß dieser Strahlungseffekt
zunächst zwar nur auf die unmittelbar getroffenen Partien beschränkt ist,
später aber auch weit in deren Nachbarschaft übergreift. — Was nun die Ursache
dieser Hyperämie betrifft, so ist sie ausschließlich ein Erfolg der Wärmewirkung,
an dem die chemisch wirksamen Strahlen nicht beteiligt sind. Es handelt sich
hierbei also um denselben Effekt, den wir auch bei anderen Wärmeapplikationen
(Wasseranwendungen, Kataplasmen, Thermophor) beobachten. Ihnen gegenüber hat jedoch die Lichtbehandlung den Vorteil einer gleichmäßigeren und tiefer
gehenden Wirkung. Als Lichtquellen für diesen Zweck eignen sich demnach
alle Lampen mit vorwiegender Wärmestrahlung: Glühlampen (Lichtbäder,
Sollux- und Silberstrahllampe), Kohlenbogenlampen (gewöhnliche Kohlenbogenlampe, Jupiterlampe mit Weißbrandkohlen) und schließlich auch die
natürliche Sonne. Die therapeutische Wirkung dieser Lichtquellen besteht allein
in der Wärmewirkung sowohl bei allgemeiner wie bei lokaler Anwendung. In
ersterem Falle (Lichtbäder) stellt sie eine bequem anwendbare und schonende
Schwitzprozedur dar und ist nach deren Indikationen anzuwenden. Bei der
lokalen Anwendung ist vor allem die Hyperämie der Haut und die sich daran
anschließende der tieferen Körperbezirke das wirksame Moment. Die vermehrte arterielle Blutzufuhr begünstigt die Ernährung der erkrankten Gewebe
und damit auch die Regeneration, fördert die Fortschaffung der Stoffwechselprodukte und Bakterientoxine, wirkt der entzündlichen Stase in den Blutgefäßen
entgegen, erleichtert und aktiviert die Tätigkeit der Phagozyten und wirkt
schließlich in hohem Grade lindernd auf die Schmerzempfindung ein. Entsprechend diesen Wirkungen findet die Wärmestrahlung eine umfangreiche
Verwendung in der Behandlung entzündlicher Prozesse, sowohl der oberflächlichen (Furunkel usw.), als auch ganz besonders der tiefer liegenden, bei denen

neben der Wirkung auf den Krankheitsherd selbst noch eine Entlastung (Derivation) durch die parallel gehende Oberflächenhyperämie anzunehmen ist. Unter die letztgenannte Indikation fällt daher die Anwendung der Wärmestrahlen bei Otitiden, Nebenhöhlenentzündungen, Entzündungen der serösen Höhlen, der Adnexe, der Knochen und Gelenke, Sehnenscheiden und Muskeln, besonders rheumatischer Genese, sowie bei entzündlichen Prozessen des Auges und seiner Umgebung. In diesen Fällen steht neben den anderen die resorptive Wirkung im Vordergrund, indem die Aufsaugung der Entzündungsprodukte und die Vermeidung der Eiterbildung Hauptzweck der Behandlung ist. Aber auch wenn letztere eingetreten ist, bewirkt die Strahlenbehandlung noch eine kräftige Förderung der Heilungstendenz, so bei Zahngeschwüren, Mittelohreiterungen nach Parazentese oder Durchbruch usw. Natürlich vermag sie niemals die bewährten chirurgischen und anderweitigen Heilmaßnahmen völlig zu verdrängen, vielmehr sind diese je nach Art des Falles neben ihr heranzuziehen. Immerhin bedeutet gerade auf dem genannten Gebiete der Entzündungsbehandlung die Lichttherapie einen ganz wesentlichen Fortschritt, indem sie sehr oft bei rechtzeitiger Anwendung die Eiterung verhindert, immer aber die Schmerzen wesentlich lindert und die Heilungstendenz kräftig verstärkt. Ganz besonders wertvoll ist die schmerzwidrige Wirkung der Wärme in der Therapie der Neuralgien, von denen naturgemäß diejenigen oberflächlich liegender Nerven, also vor allem des Trigeminus, am besten reagieren. Auch der meist schnelle Erfolg bei Migräne erklärt sich leicht aus der gefäßerweiternden Wirkung der Wärmestrahlung. Selbstverständlich erfordert in allen diesen Fällen die Lichtbehandlung bei ihrem schnell abklingenden Effekt, der nach Beendigung der Bestrahlung sofort abzunehmen beginnt und schon nach 1—2 Stunden kaum mehr nachweisbar ist, häufige Wiederholung, mindestens täglich, oft mehrmals am selben Tage.

Erythem. Im Gegensatz zu der zeitlich fast ganz an die Lichtwirkung selbst gebundenen vorübergehenden Hyperämie ist das Erythem eine Spätwirkung, die einige Stunden nach der Bestrahlung beginnt, nach ca. 12 Stunden ihren Höhepunkt erreicht, um nach 1—2 Tagen langsam wieder abzuklingen. Diese Form der Hautrötung unterscheidet sich ganz wesentlich von der vorgenannten Hyperämie. Sie ist eine typische Entzündung der Haut, eine Dermatitis photogenica, bedingt durch die unphysiologische Reizwirkung der Strahlung. Wie bei der ihr ähnlichen Verbrennung durch Hitzewirkung kann man auch hier drei Grade unterscheiden: 1. den Grad der Rötung, 2. den der Blasenbildung und 3. den der Hautnekrose. Bei der relativ schwächeren Strahlenwirkung ist es jedoch verständlich, daß meist nur der erste Grad, das Erythem, zur Beobachtung kommt, viel seltener die Blasenbildung und fast gar nicht die Nekrose, außer in Verbindung mit anderen Schädlichkeiten, z. B. Röntgenstrahlen. Es erhebt sich nun die Frage, welche Strahlen des kontinuierlichen Spektrums das Erythem verursachen. Die Beobachtung, daß eine Filterung durch gewöhnliches Fensterglas die erythembildende Kraft der Strahlung fast völlig aufhebt, beweist, daß es die kurzwelligen Strahlen unter 330 $\mu\mu$ sein müssen, die für diesen Effekt in Betracht kommen. Da andererseits alle Strahlen unter 250 $\mu\mu$ schon von den obersten Epidermisschichten absorbiert werden (Freund) und damit für eine Reaktion mit lebenden Zellen ausscheiden, ergibt sich, daß der Spektralbezirk von 330—250 $\mu\mu$ hauptsächlich Träger der Erythemwirkung ist. Jedoch lassen andere Beobachtungen noch darauf schließen, daß auch die Strahlen kürzerer Wellenlänge, selbst unterhalb 250 $\mu\mu$, ganz wesentlich an dieser Wirkung beteiligt sind. Zweifellos ist jedenfalls, daß das Erythem eine ausgesprochen photochemische Erscheinung darstellt, an der die Wärme nicht wesentlich beteiligt ist. Es stellt die Reaktion der Haut auf die durch die kurzwelligen Strahlen erzeugte chemische Veränderung der Zellsubstanzen dar. Es läßt sich daher mit allen Lichtquellen erzeugen, die überhaupt genügend chemisch wirksame Strahlung liefern, vor allem aber mit denjenigen, deren Licht reich ist gerade an Strahlen des kurzwelligen Ultravioletts. Die stärkste Erythemwirkung haben demnach die Quarzlampe und Jupiterlampe mit Ultrakohlen sowie für lokale Behandlung die Kromayerlampe und Finsenlampe, schwächere die eingeschlossenen Kohlenbogenlampen und die natürliche Sonne, während die Glühlampen überhaupt kein Erythem erzeugen.

Neben der Zusammensetzung des verwendeten Lichtes spielen jedoch individuelle Eigentümlichkeiten des Patienten eine große Rolle beim Zustandekommen des Erythems. So ist bekannt, daß blonde Personen, besonders aber rotblonde, viel empfindlicher gegen die erythembildenden Strahlen sind als brünette. Bei ersteren genügen daher wesentlich geringere Bestrahlungszeiten zur Erzeugung eines Erythems als bei letzteren, bei welchen die Gefahr einer Überdosierung („Verbrennung") viel kleiner ist. Da sich jedoch bestimmte Regeln hierfür noch nicht gefunden haben, bestimmt man in der Praxis die individuelle Empfindlichkeit zweckmäßig durch Probebestrahlung kleiner Hautfelder (s. Dosimetrie).

Neben dieser individuellen Empfindlichkeit tritt bei der Bestrahlung mit erythembildendem Licht noch ein weiterer Faktor in Erscheinung: Die Strahlenimmunität durch Gewöhnung. Bestrahlt man nämlich bei schon vorhandenem Lichterythem einige Tage später nochmals mit der gleichen Strahlendosis, so erzeugt letztere auf den bisher unbestrahlten Hautpartien wiederum ein gleiches Erythem. An den schon vorher bestrahlten Stellen bleibt jedoch die Erythembildung aus oder ist doch wesentlich schwächer. Dieser Einfluß zeigt sich auch bei solchen Vorbestrahlungen, die selbst für eine deutliche Erythembildung zu kurz waren, so daß man allgemein sagen kann: Jede Bestrahlung mit kurzwelligem, erythemerzeugendem Licht hinterläßt eine erhöhte Resistenz der Haut gegen dieselbe Strahlung, wodurch der Effekt jeder folgenden Bestrahlung bei gleicher Dosis geringer ist als der der vorhergehenden. Soll daher stets annähernd dieselbe Wirkung erzielt werden, so ist eine Behandlung mit jeweils steigenden Dosen nötig, ein Verfahren, das praktisch als „Eingewöhnung" in der Therapie geübt wird (s. „Praktische Lichtbehandlung"). Der so erzeugte Strahlenschutz erreicht seinen Höhepunkt am 7. Tage nach der erstmaligen Bestrahlung, dauert dann etwa bis zum 20. Tage an, um in den folgenden 20 Tagen schnell bis zum Verschwinden abzunehmen (Perthes).

Es erhebt sich nun die Frage, worauf diese Strahlenimmunität zurückzuführen ist. Am naheliegendsten ist es, dabei an die Pigmentbildung (s. unten) als Ursache zu denken. Verschiedene Gründe machen diesen Zusammenhang auch wahrscheinlich: So hinterläßt jede erythemerzeugende Strahlung als sichtbare Veränderung eine Pigmentierung der Haut, die mit jeder folgenden Bestrahlung zunimmt und auch bezüglich ihres Auftretens und Verschwindens große Ähnlichkeit mit dem Verlauf der beschriebenen Immunität zeigt. Ferner spricht die große Erythembereitschaft blonder Personen gegenüber den stärker pigmentierten Brünetten für diesen Zusammenhang. Besonders deutlich zeigt sich dieses Verhältnis an Rotblonden, die fast keine Strahlenimmunität erwerben, vielmehr stets bei der gleichen Dosis mit einem Erythem reagieren, andererseits auch oft jede Spur von Pigmentbildung vermissen lassen. Auch konnte Verfasser an Tuberkulösen im letzten Stadium, auch bei brünetten, neben Ausbleiben der Pigmentierung eine hohe Erythemempfindlichkeit beobachten. Dieser Auffassung gegenüber steht die Ansicht, daß die Erythemimmunität von der Pigmentierung unabhängig sein soll (Perthes). Als Grund hierfür wird angeführt, daß gerade die besonders stark erythemerzeugende kurzwellige Ultraviolettstrahlung nur einen sehr schwachen Pigmentationseffekt aufweist, während die stark pigmentierende Strahlung der Sonne und sonnenähnlichen Lichtquellen andererseits eine viel geringere erythembildende Wirkung zeigt. Ferner tritt die Pigmentierung viel später auf als die Strahlenimmunität und hält dafür wesentlich länger an. Ganz besonders aber spricht für die Annahme einer vom Pigment unabhängigen Strahlenimmunität die Beobachtung, daß ein selbst sehr intensives Sonnenpigment keinen Schutz gegen kurzwellige, erythemerzeugende Ultraviolettstrahlung, z. B. der Quarzlampe gewährt, daß also die Immunität spezifisch für diese ist. Während also nach der erstgenannten Ansicht die Immunität Folge der Schirmwirkung des erzeugten Pigmentes ist, führt die letztere diese Erscheinung auf eine spezifische Zellimmunität zurück. Danach werden bei der Erythembildung in den Zellen durch das Licht reizende Stoffe gebildet, die die Dermatitis photogenica verursachen. Diese Entzündung hinterläßt dann eine Immunität gegen ihre spezifischen Erreger, die deren Wirkung bei neuerlichem Auftreten unter wiederholter Bestrahlung herabsetzt. Welche dieser Ansichten zutrifft, läßt sich gegenwärtig noch nicht mit Sicherheit entscheiden. Am wahrscheinlichsten dürfte sein, daß Pigmentierung und Immunität zwei parallel gehende, im Wesen jedoch verschiedene Wirkungen des Lichtes sind.

Die therapeutische Anwendung des Erythems hat vor allem in der Dermatologie weitgehende Verbreitung gefunden. Da es eine Dermatitis, also eine künstliche Entzündung, darstellt, so gewinnt seine Anwendung eine gewisse Ähnlichkeit mit den übrigen Formen der Reiztherapie, der Behandlung mit unspezifischen Eiweißkörpern sowie der reizenden Salben. Sein Indikationsgebiet ist also dort, wo es sich darum handelt, chronische Prozesse zwecks Heilung energisch zu aktivieren. So findet die erythemerzeugende Strahlung der Quarz und Kromayerlampe erfolgreiche Verwendung in der Behandlung der Dermatosen und juckenden Hauterkrankungen (s. Indikationen). Dieselbe Wirkung, aber noch verbunden mit der bakteriziden Kraft der kurzwelligen Strahlen, ist die Grundlage der Lichtbehandlung bei Lupus und parasitären Hauterkrankungen (Trichophytie). Soweit es sich dabei um oberflächliche Prozesse handelt, genügt auch hierfür die Strahlung der Quarz- und Kromayerlampe. Sollen aber auch die tieferen Schichten der Haut mitgetroffen werden, z. B. bei tiefsitzenden Lupusknötchen, so sind die langwelligeren Strahlen des Ultraviolett I und des sichtbaren Violett und Blau erforderlich, wie sie die Finsen und Kromayerlampe mit Blaufilter liefern. Durch gleichzeitige Kompression des bestrahlten Feldes (Entleerung der Hautkapillaren) läßt sich dann die Tiefenwirkung noch weiter verbessern. Gemäß der beabsichtigten Reizung sind dabei starke Strahlendosen zu wählen, die schnell erhöht werden, um trotz der einsetzenden Gewöhnung noch einen genügenden Effekt zu erzielen.

Über die Wirkung der erythemerzeugenden Strahlung auf den Stoffwechsel und ihre Anwendung zur Allgemeinbehandlung s. unten!

Pigment. Das Pigment, die letzte der Strahlenwirkungen auf die Haut, ist die sichtbare Bräunung der Haut, wie wir sie vor allem nach der Behandlung mit natürlicher Sonne sehen. Bei der histologischen Untersuchung der Haut zeigt sich, daß das Pigment hauptsächlich in den Epithelzellen lokalisiert ist, und zwar in Gestalt von Körnchen und Schollen, die im Protoplasma liegend den Kern umgeben und oft eine haubenartige Anordnung nach der Oberfläche, also der Einfallsrichtung des Lichtes hin, zeigen. Daneben findet sich das Pigment noch in einzelnen anderen Zellen der Kutis und Lymphspalten, die als Chromatophoren bezeichnet werden. Als Ort der Pigmentbildung sind jedoch nur die Epithelzellen anzusehen, während die Chromatophoren Wanderzellen darstellen, die das aus ersteren aufgenommene Pigment abtransportieren. So genau hierdurch der Entstehungsort des Pigmentes bekannt ist, so wenig bestimmt weiß man etwas über die Natur dieses Farbstoffes selbst. Man rechnet es zur Gruppe der Melanine, d. h. der eisen- und fettfreien, aber schwefelhaltigen Körperfarbstoffe, zu denen auch das Haarpigment und der Farbstoff der Melanosarkome gehören. Seine Eisenfreiheit spricht neben anderen Eigentümlichkeiten dafür, daß es unabhängig vom Blutfarbstoff ist. Dagegen haben sich Beziehungen zu den Produkten des Eiweißstoffwechsels nachweisen lassen. So lassen sich experimentell durch Einwirkung oxydierender Fermente auf Tyrosin schwarze Farbstoffe gewinnen. Demnach wäre die Pigmentbildung von zwei Faktoren abhängig: Dem farblosen Propigment und dem pigmentbildenden Fermente, das ersteres in den Farbstoff umwandelt. Tatsächlich konnte nachgewiesen werden (Bloch), daß in den Epidermiszellen Fermente vorhanden sind, die aus dem 3,4-Dioxyphenylalanin (Dopa-Base genannt) einen Farbstoff bilden, der dem Melanin durchaus ähnlich ist. Diese Dopa-Base dürfte daher mit hoher Wahrscheinlichkeit als Muttersubstanz des Hautpigmentes anzusehen sein. Über die Natur des oxydierenden Fermentes, Dopa-Oxydase genannt, ist jedoch noch nichts Näheres bekannt, lediglich seine Existenz ist nachgewiesen. Von besonderem Interesse bei diesen Untersuchungen sind die Beziehungen, die sich daraus zwischen Pigment und Adrenalin ergeben. Sowohl die Dopa-Base wie auch das Adrenalin sind Brenzkatechinderivate und stellen die einzigen bis jetzt bekannten Endprodukte des Brenzkatechinstoffwechsels dar. Dieser Zusammenhang wirft u. a. auch ein klärendes Licht auf die gewaltige Steigerung der Pigmentierung bei Morbus Addison, wo infolge Störung der Nebennierenfunktion und Ausfall der Adrenalinbildung die ganze Menge der Brenzkatechinderivate für die Pigmenterzeugung verfügbar ist. Andererseits könnte die blutdrucksenkende Wirkung der Ganzbestrahlung darauf beruhen, daß umgekehrt die vermehrte Pigmentbildung der Adrenalinerzeugung das notwendige Material entzieht.

Es erhebt sich nun die Frage, ob die Steigerung der Pigmentierung auf eine Vermehrung des Propigmentes oder auf erhöhte fermentative Tätigkeit zurückzuführen ist. Die Untersuchungen Blochs sprechen dafür, daß die physiologische Pigmentierung allein von der Fermentmenge abhängig ist und dieser bei Veränderungen parallel läuft. Da das Propigment ein mit dem Kreislauf überall gleichmäßig verbreitetes Stoffwechselprodukt, das Oxydaseferment jedoch ein lokales Zellerzeugnis ist, so ist die Pigmentierung in der Hauptsache eine lokale Erscheinung. Daraus erklärt sich auch die weitgehende Verschiedenheit in der Pigmentierung einzelner Hautpartien, z. B. die starke Braunfärbung der Haut in der Umgebung des Genitale und Anus, der Achselhöhlen und der Mammillen. Auch konstitutionell bestehen große Unterschiede in der Fermentbildung, wie die Hautfarbe bei blonden und brünetten Personen, sowie bei Angehörigen dunkelhäutiger Rassen zeigt.

Wie schon erwähnt, reagiert das individuell verschiedene „fixe" Pigment auf Lichteinwirkung mit kräftiger Vermehrung und geht nach deren Aufhören innerhalb einiger Monate wieder auf den ursprünglichen Stand zurück. Das Licht bewirkt hierbei also lediglich eine Aktivierung des sonst schwächer verlaufenden Pigmentbildungsprozesses. Es fragt sich nun, wie diese Wirkung des Lichtes zu erklären ist. Von großer Bedeutung für die Beantwortung dieser Frage sind die Untersuchungen darüber, welche Spektralbezirke hauptsächlich Träger der Pigmentwirkung sind.

Bei der Besprechung der Erythembildung wurde schon darauf hingewiesen, daß die kurzwelligen, chemisch wirksamen Strahlen eine deutlich sichtbare Pigmentierung hinterlassen. Es hat daher nicht an Stimmen gefehlt, die in der Wirkung dieser Strahlen die alleinige Ursache der Pigmentbildung sehen wollten. Die gegenteilige Ansicht vertritt Kisch, der ausschließlich die Wärmewirkung des Lichtes hierfür verantwortlich macht. Und tatsächlich gelingt es auch mit ausschließlichen Wärmeapplikationen (Kataplasmen) Pigmentierungen hervorzurufen. Jedoch sind die auf beide Arten allein erzeugten Bräunungen verhältnismäßig schwach gegenüber denjenigen solcher Lichtquellen, die eine komplexe Strahlung, d. h. Wärme und kurzwellige Strahlen zugleich, liefern. Dementsprechend erzeugt die Sonne und die ihr ähnlichen Lichtquellen (Jupiter-lampe, eingeschlossene Kohlenbogenlampe) weitaus die stärkste Pigmentierung. Besonders deutlich tritt diese Überlegenheit dadurch in Erscheinung, daß es nicht möglich ist, mit der Quarzlampe, d. h. nur mit kurzwelliger Strahlung ohne Wärme, die durch Sonnenbäder erzielte Pigmentation auch im Winter zu erhalten, während es mit der Jupiterlampe recht vollkommen gelingt. Wir dürfen daher annehmen, daß zwar sowohl Wärme wie auch kurzwellige Strahlung allein den Prozeß der Pigmentbildung fördern, daß die kräftigste Pigmentierung aber an das Zusammenwirken beider Faktoren, d. h. an die komplexe Strahlung gebunden ist.

Wie verteilen sich nun die Wirkungen dieser beiden Komponenten, Wärme und chemischen Strahlung, auf den Gesamteffekt der Pigmentierung? Zur Beantwortung dieser Frage haben die Untersuchungen von Lutz einen wertvollen Beitrag geliefert, obwohl sie ausschließlich den Einfluß der letzteren betreffen. Die fördernde Wirkung des Lichtes auf die Pigmentbildung kann an drei Punkten des Prozesses angreifen: 1. an der Ernährung der Epidermiszellen, speziell an der Zufuhr des Propigmentes oder des dazu nötigen Materiales, 2. an der Bildung der oxydierenden Fermente in der Zelle und 3. an dem Ablaufe des Oxydations-prozesses selbst. Lutz konnte nachweisen, daß der Einfluß der chemisch wirksamen Strahlung hauptsächlich den zweitgenannten Punkt betrifft. Danach bewirkt erstere eine kräftige Steigerung der Fermentaktivität, die auf eine vermehrte Bildung dieser Stoffe zu beziehen ist. Bei kleinen Dosen tritt diese Vermehrung direkt, bei großen jedoch erst nach einer vorübergehenden Verminderung reaktiv ein. Die Wirkung der kurzwelligen Strahlung besteht demnach hauptsächlich in einer Anregung der Fermentbildung. Dieser Effekt ist übrigens, wie andere Erscheinungen lehren, nicht unbedingt spezifisch für die Lichtwirkung. Er ist eine Folge des von chemisch wirksamer Strahlung erzeugten Reizes und kann daher auch von andersartigen, reizenden Einwirkungen erzeugt werden. So bewirken anhaltender Druck und Reibung, z. B. unter Bruch-bändern, eine stärkere Pigmentierung, desgleichen entzündliche Prozesse und differente Salben (Psoriasisnarben). Auch die stärkere Pigmentierung der Haut unter der Einwirkung von spirituösen Flüssigkeiten, besonders Kölnischem Wasser (Hoffmann, Schmitz, Fischer) dürfte auf dieser Reizwirkung beruhen.

Während demnach die chemische Strahlung die Fermentbildung und dadurch die Pigmentierung fördert, erstreckt sich die Wirkung der Wärme hauptsächlich auf die Ernährung der Zellen und die Aktivierung des Oxydations-prozesses. Die durch sie erzeugte arterielle Hyperämie bewirkt eine Steigerung der Blutzufuhr und damit eine reichlichere Nahrungsversorgung, sowie einen beschleunigten Abtransport der Stoffwechselprodukte. Dadurch und durch die lokale Erwärmung der Zellen wird der Ablauf der Lebensvorgänge, also auch der Pigmentbildung, ganz allgemein unterstützt. Darüber hinaus dürfte aber noch ein besonderer Einfluß der Wärme auf den Oxydationsprozeß wahrscheinlich sein. Wie das van t'Hoffsche Gesetz lehrt, verlaufen alle chemischen Reaktionen um so schneller, je höher die Temperatur des Wirkungsmilieus ist. Dieser Grundsatz gilt auch für biologische Prozesse, mithin auch für die Pigmentbildung. Daß bei der Bestrahlung gerade mit den stark pigmentbildenden Lichtquellen

die Temperatur der Haut stark erhöht wird, hat Kisch mit seinem Haut-
thermometer nachgewiesen. So erwärmt die Sonne z. B. die Hautoberfläche
bis 40⁰ C und darüber! Gegenüber der gewöhnlichen Temperatur, die für
verschiedene Hautbezirke zwischen 25 und 37⁰ C liegt, eine beträchtliche
Steigerung, die zur Erklärung der Wirkung wohl ausreicht. Unter dieser Annahme wird es auch verständlich, wieso schon Wärmeeinwirkung allein pigment-
erzeugend wirkt. Wie oben erwähnt, findet die Pigmentbildung normalerweise
immer, auch ohne Lichtwirkung, statt. Die Wärme ohne kurzwellige Strahlung
aktiviert dann eben diesen Prozeß. Auch bei der Behandlung mit Lichtquellen,
die eine komplexe Strahlung liefern (Sonne, Jupiterlampe), zeigt die nachherige
Anwendung von hyperämisierenden Wärmeapplikationen, z. B. Wechselduschen,
eine deutliche Förderung der Pigmentbildung.

Bei der Pigmentbildung bewirkt demnach die chemische Strahlung eine
Vermehrung der spezifischen Fermente und ist die erste Ursache dieses Vor-
ganges. Die Wärme hingegen aktiviert den von jener ausgelösten Prozeß.
Die kräftigste Pigmentwirkung haben daher diejenigen Lichtquellen, die eine
komplexe Strahlung mit gleichzeitiger Wärme- und chemischer Wirkung liefern,
also in erster Linie die Sonne, Jupiterlampe und eingeschlossene Kohlenbogenlampe. Wenigstens einigermaßen läßt sich dieselbe Wirkung auch durch die
Kombinationsbestrahlung mit Quarz- und Solluxlampe erzielen.

Therapeutisch ist das Pigment an sich von geringer Bedeutung. Sein biologischer Zweck scheint weniger ein Schutz gegen die Einwirkung kurzwelliger
Strahlung als vielmehr gegen schädliche Überhitzung des Körpers zu sein.
Die dunkle Haut hat nach physikalischen Gesetzen eine viel größere Wärme-
strahlungsfähigkeit als die unpigmentierte helle und erleichtert somit in heißen
Klimaten die Entwärmung des Körpers. Daher zeigen z. B. Neger eine wesentlich niedrigere Hauttemperatur in gleicher Umgebung wie Weiße und neigen
auch bei niederer Außentemperatur leichter zu Frostgefühl und Erkältung
(Kisch). Andererseits könnte in der stärkeren Pigmentierung der südlichen
Rassen Europas (Juden, Spanier, Italiener) der Grund dafür zu suchen sein,
daß dieselben viel resistenter gegen das Tropenklima sind als die Angehörigen
der nordischen, blonden Rasse.

Praktisch viel wichtiger sind die sonstigen Eigenschaften, die die pigmentierte Haut gegenüber der unpigmentierten aufweist. So verdickt sich bei ihr
die Epidermis, woraus eine erhöhte mechanische Widerstandskraft resultiert.
Auch die Resistenz gegen Infektionen wird gesteigert, woraus sich der günstige
Erfolg der Lichtbehandlung bei chronischen, rezidivierenden Dermatitiden
erklärt. Ferner bewirkt die Aktivierung der Zellfunktionen eine Förderung
der Permeabilität der Zellmembranen, die ihrerseits wiederum die Heilungstendenz verbessert, besonders bei solchen Hauterkrankungen, die eine vermin-
derte Permeabilität zeigen, z. B. Psoriasis (Gans und Schloßmann). Von
besonderer Bedeutung sind schließlich die mit der Pigmentierung einhergehenden
Funktionsänderungen am Gefäßsystem. So ließ sich experimentell nachweisen,
daß nach Lichtbestrahlung die anämische Reaktion der Kapillaren auf Kälte-
reize sowie die hyperämische auf Wärme bedeutend schneller und stärker erfolgen als vorher. Dabei kann sich auch die Art der Temperaturreaktion ändern.
So reagieren blasse Vasoneurotiker auf Kältewirkung oft mit einer Cutis mar-
morata, d. h. mit fleckförmig verteilten Bezirken von Kapillarkrampf und
Kapillarlähmung mit Stase. Diese Form der Kältereaktion ist jedoch als pathologisch aufzufassen, da die normale in der „Gänsehaut", d. i. in einer gleichmäßigen Kontraktion der Kapillaren zusammen mit einer solchen der Arrec-
tores pilorum besteht. Demgegenüber zeigt pigmentierte Haut stets das letztgenannte Verhalten. Da die Reaktion der Kapillaren auf Temperaturschwan-

kungen die wichtigste Schutzmaßnahme des Körpers gegen Unterkühlung (Erkältung) ist, so ergibt sich daraus ohne weiteres die Bedeutung der Lichtbehandlung für die Vermeidung solcher Schädigungen (Abhärtung). Damit betreten wir jedoch ein neues Gebiet der Strahlenwirkung, nämlich das des Einflusses auf den Gesamtorganismus, welcher weiter unten besonders behandelt werden wird (s. „Allgemeine Wirkungen").

Von der lokalen Wirkung auf die Haut mitbetroffen werden auch die Hautorgane: Haare, Schweiß- und Talgdrüsen.

Haare. An den Haaren macht sich der Einfluß des Lichtes vor allem in einer Steigerung der Wachstumsgeschwindigkeit bemerkbar, die besonders bei Gesichtsbestrahlungen an den Barthaaren auffällig ist. Daneben zeigt sich jedoch auch eine vermehrte Dicke und größere Festigkeit. Dieser günstige Einfluß auf die Follikeltätigkeit beruht sowohl auf dem Reiz der Ultraviolettstrahlung, wie auch auf der Wärmestrahlung, da auch andersartige Wärmeeinwirkungen (Gipsverband) gleiches bewirken. Therapeutisch stellt daher die Lichtstrahlung ein wertvolles Mittel zur Anregung des Haarwachstums dar. Besonders bei kurzem, d. h. wenig widerstandsfähigem und schnell abbrechendem Frauenhaar wird man von der festigenden Wirkung der Lichtbehandlung mit Erfolg Gebrauch machen. Ebenso bei Haarverlust nach Erysipel, Grippe usw., sowie bei der Alopezie. Im Gegensatz zu der Haut findet an Haaren eine Pigmentvermehrung nicht statt, vielmehr ist manchmal eher eine ausbleichende Wirkung zu bemerken.

Schweißdrüsen. Die strahlende Wärme ist auch der Träger der Lichtwirkung auf die Schweißdrüsen. Eine starke Schweißabsonderung ist deren Folge, die sowohl an der ganzen Hautoberfläche, wie auch lokal auf den Ort der Lichtwirkung beschränkt auftreten kann. Als Ursache dieser Erscheinung kommt allein die auf die Schweißdrüsen spezifisch anregende Wirkung der Wärme in Betracht, und zwar sowohl durch Überhitzung des Gesamtkörpers, wie auch durch örtliche Erwärmung einzelner Hautpartien. Auf dem erstgenannten Vorgang beruht die Verwendung der Glühlichtbäder als sehr wirksame Schwitzprozedur, indem die dabei stattfindende Temperaturerhöhung des Blutes eine reichliche Schweißbildung bewirkt. Dieses Verfahren ist gegenüber dem ihm ähnlichen Dampfbade wesentlich schonender für den Patienten, indem die trockene Luft des Lichtbades den Schweiß verdunsten läßt und somit eine Abkühlung der Haut herbeiführt. Dadurch wird das Lichtbad selbst bei längerer Dauer und großem Flüssigkeitsverluste (bis zu 1 Liter) leicht erträglich. In der therapeutischen Verwendung entspricht das Lichtbad den Indikationen für Schwitzprozeduren, findet also vor allem bei Erkältungskrankheiten, rheumatischen und gichtischen Leiden, Entfettungskuren, sowie in vorsichtiger Weise auch bei renalen Ödemen Anwendung. Daneben bewirkt die strahlende Wärme, wie oben bemerkt, auch ohne allgemeine Temperaturerhöhung lokal vermehrte Schweißbildung. So schwitzen z. B. bei Sonnenbädern im Frühjahr und Herbst trotz leichten Frostgefühles die der Sonne ausgesetzten Hautpartien, eine Erscheinung, die sich auch bei der lokalen Bestrahlung mit wärmegebenden Lichtquellen (Solluxlampe, Silberstrahllampe, Kohlenbogenlampen) beobachten läßt. Interessant ist ferner die Tatsache, daß die Schweißbildung auch örtlich verschieden sein kann. Neben den physiologischen Unterschieden (starke Schweißbildung in den Achselhöhlen, an Brust und Schultern, geringe an Oberschenkeln und Unterarmen sowie Hand- und Fußflächen) tritt besonders der Einfluß naheliegender Entzündungsherde in Erscheinung. So zeigen z. B. bei chronischer Osteomyelitis die betreffenden Extremitäten im Sonnenbade neben intensiver Pigmentierung auch eine reichliche Schweißbildung unter Verhältnissen, unter

denen am übrigen Körper noch keine Spur von Feuchtigkeit zu sehen ist. Als
Ursache dieser Erscheinung dürfte wohl die chronische entzündliche Hyperämie sowie vielleicht noch ein besonderer toxischer Einfluß auf die Schweißdrüsen anzunehmen sein. Daß schließlich die Schweißbildung auch von nervösen
Faktoren mitbestimmt wird, beweist ihre Vermehrung bei Basedow, ihre Verringerung bei Myxödem, sowie das halbseitige Schwitzen bei Sympathikus-
läsion (Horner scher Symptomkomplex).

Talgdrüsen. Gegenüber der Schweißbildung als reiner Wärmewirkung ist der
Einfluß des Lichtes auf die Talgdrüsen, ebenso wie das Pigment, ein Effekt der
kombinierten Strahlung. Unter der Einwirkung des Lichtes tritt eine deutliche
Vermehrung der Talgsekretion ein, die sich darin sichtbar äußert, daß die Haut
kein Wasser annimmt, dieses vielmehr in Streifen abläuft. Zugleich scheint
sich jedoch auch die Beschaffenheit des Hauttalges zu ändern, und zwar im Sinne
einer höheren Dünnflüssigkeit. Denn trotz der vermehrten Sekretion wird selbst
die fettig glänzende Haut der Seborrhoiker matt, trocken und sammetartig.
Der dünnflüssigere Hauttalg wird eben vollkommener von der Epidermis auf-
gesaugt und bleibt nicht mehr an der Oberfläche haften wie früher. Unterstützend mag hierbei noch die durch die Bestrahlung erzeugte Verdickung der
Epidermis wirken sowie die Auflockerung von deren obersten Schichten. Durch
diese veränderte Talgproduktion erklärt sich auch die auffallende Geschmeidig-
keit der pigmentierten Haut. Aber auch für die Talgdrüsen selbst ist die Vermehrung und Konsistenzänderung des Sekretes von großer Bedeutung. Sie
bewirken eine leichtere und vollkommenere Entleerung der Ausführungsgänge
und wirken deren Verstopfung sowie der Zersetzung des Talges in Gestalt der
Komedonen entgegen. Diese günstige Wirkung findet therapeutisch Verwendung in der Behandlung sowohl der letztgenannten Hautveränderungen als
auch deren Folgen, besonders der Acne vulgaris.

Licht und Wundbehandlung.

Therapeutisch wichtig ist auch die örtliche Lichtwirkung in der Wundbehandlung. Im Gegensatze zu der physiologischen Verhältnissen entsprechenden Hautbestrahlung ist hierbei der Ort der Lichtwirkung die Wundober-
fläche, also das pathologische Granulationsgewebe. Auch in diesem Falle läßt
sich die komplexe Lichtwirkung in ihre beiden Komponenten, Wärme und
chemische Strahlung, zerlegen.

Die Wärmewirkung des Lichtes auf die Wunde besteht hauptsächlich in
der kräftigen Hyperämie. Durch die Vermehrung des arteriellen Zustromes
wird zuerst die Bildung des serösen Wundsekretes verstärkt, wodurch eine
gründliche Ausschwemmung der Bakterien und faulenden Gewebstrümmer
erfolgt. Zugleich werden die Ernährungsbedingungen des Gewebes verbessert
und damit die Zellproliferation (Granulationsbildung) unterstützt. Die vermehrte Blutzufuhr bewirkt auch eine reichlichere Leukozyteneinwanderung,
die wiederum für die Bewältigung der bestehenden Infektion von größter Bedeutung ist. Schließlich fördert jene auch noch den Abtransport der Toxine
und vermindert daher deren lokale Giftwirkung.

Demgegenüber besteht die Wirkung der kurzwelligen, chemischen Strahlen
vor allem in dem oberflächlichen Reizeffekt. Wie gegen die Röntgenstrahlen,
so ist auch gegen jene das in lebhafter Proliferation befindliche Gewebe ganz
besonders empfindlich. Große Dosen der ultravioletten Reizstrahlung bewirken
daher auf der Wundfläche ein Absterben der oberflächlichen Zellschichten,
ein Effekt, der zur Beseitigung schlaffer, torpider Granulationen ausgenützt

wird und etwa der Anwendung des Lapisstiftes entspricht. Bei guten Granulationen wird man diese Wirkung natürlich vermeiden und dafür von der anregenden Wirkung kleiner Dosen Gebrauch machen. So angewendet reizen die chemischen Strahlen das Granulationsgewebe zu kräftiger Wucherung und damit zu schneller Ausfüllung des Defektes. Gleichzeitig hemmen sie das Wachstum der Bakterien, blockieren deren Toxinwirkung durch ihren oxydationsfördernden Einfluß und desodorieren auf gleichem Wege das Wundsekret. Auch auf das Epithel erstreckt sich der Wachstumsreiz der kurzwelligen Strahlen und fördert somit die Überhäutung der durch die Lichtbehandlung gereinigten Wunde.

Die zweckmäßigste Behandlung der Wunden besteht demnach in der Verwendung einer komplexen Strahlung, d. h. von Wärme mit kurzwelligem Lichte, wie es die Sonne, Jupiterlampe, eingeschlossene Kohlenbogenlampen sowie die Kombinationsbehandlung mit Quarzlampe und Solluxlampe liefern. Bei torpiden Wunden ist eine einmalige kräftige Reizbestrahlung mit kurzwelligem Lichte (Quarzlampe, Jupiterlampe mit Ultrakohlen) zur Zerstörung der schlaffen Granulationen angebracht. Danach bewirkt die Behandlung mit erstgenannten Lichtquellen schnelle Reinigung, kräftige Granulationsbildung und baldige Überhäutung.

Der günstige Einfluß des Lichtes auf die Epitheldecke erklärt auch die vorteilhafte Beschaffenheit der neugebildeten Narbe. Diese ist fest und widerstandsfähig sowie gut durchblutet, dabei aber zart, geschmeidig und ausdehnungsfähig, so daß sich Kontrakturen durch die Lichtbehandlung meist vermeiden lassen. Durch weitere Bestrahlung läßt sich dieser günstige Effekt noch bedeutend verbessern und eine hautähnlichere Beschaffenheit der Narbe erreichen. Besonders bemerkenswert ist, daß Verdickungen und Keloide bei der Lichtbehandlung fast immer ausbleiben. Sind sie aber vorhanden, so ist wiederum die Lichttherapie ein wirksames Mittel zu ihrer Beseitigung. Allerdings sind hierfür kräftige Dosen tiefwirkender Ultraviolettstrahlen erforderlich, um eine Resorption des gewucherten Gewebes zu erzielen. Zweckmäßig verwendet man hierzu die Kromayerlampe sowie die Finsenlampe, die durch gleichzeitige Kompression eine besonders tiefgreifende Wirkung ermöglichen. Gegenüber der Röntgen- und Radiumtherapie hat die Lichtbehandlung in diesem Falle zwar den Nachteil, viel öfter wiederholt werden zu müssen. Dagegen vermeidet sie sicher die Gefahr der schleichenden Röntgenschädigung mit ihren hartnäckigen Hautveränderungen und schwer heilenden Ulzerationen.

Pathologische Lichtwirkungen.

„Verbrennungen". Da die Lichtwirkung, besonders diejenige der kurzwelligenStrahlen, in einem starken Reiz auf die getroffenen Zellen besteht, so ist leicht zu verstehen, daß sie unter Umständen auch schädlich, also pathogen wirken kann. Dabei handelt es sich stets um eine Überdosierung, die den fördernden, nutritiven Lichtreiz in einen hemmenden, ja sogar zelltötenden verwandelt (Arndtsches Reizgesetz). Diese Überdosierung kann absolut sein, d. h. jene Wirkungsgrenze auch gegenüber gesunden Zellen überschreitend, oder relativ, d. h. nur durch eine spezifische Überempfindlichkeit bedingt. Der erstgenannte Fall spielt praktisch vor allem bei der Erythembildung eine Rolle, indem das Erythem die Reaktion der Hautzellen auf eine über die Gewöhnung hinausgehende Lichtreizwirkung darstellt. Da indessen ein leichtes Erythem unschädlich, vielmehr unter Umständen sogar therapeutisch erwünscht ist, so pflegt man in der Praxis erst bei stärkerer Hautrötung, eventuell mit Blasenbildung sowie unangenehmen Allgemeinerscheinungen (Schmerzen, Unruhe, Schlaflosigkeit, Fieber) von Überdosierung zu sprechen. Jedoch ist auch dieser

Begriff durchaus individuell zu verwenden. So kann derselbe Erythemgrad, z. B. bei einer Prurigoerkrankung, den erwünschten therapeutischen Zweck, bei einem herabgekommenen Tuberkulösen jedoch eine nachteilige Überdosierung darstellen. Immerhin sind erhebliche Schädigungen der normalen Haut in der Lichttherapie selten und gehen kaum jemals über eine ungewollte Erythemstärke („Verbrennung") hinaus.

Auge. Wesentlich unangenehmer und schwerwiegender kann jedoch die Lichtwirkung auf das Auge sein. Hier wird vor allem die Konjunktiva und Kornea betroffen. Hauptsächlich sind es die kurzwelligen Strahlen (Quarzlampe, eingeschlossene Kohlenbogenlampen, Hochgebirgssonne bei Schnee), die schon bei kurzer Einwirkung eine intensive und äußerst unangenehme Konjunktivitis auslösen („Schneeblindheit"). Jedoch kann auch die Kornea betroffen werden, meist in Gestalt oberflächlicher Ulzerationen und Epitheldefekte. Da es sich hierbei meist um unbeabsichtigte Nebenwirkungen außerhalb des therapeutischen Zweckes handelt, ist zur Vermeidung dieser Schädigungen die Anwendung von Schutzbrillen dringend notwendig (s. „Praktische Lichtbehandlung"). Auch bei den tieferen Abschnitten des Auges ist eine Lichtschädigung möglich, und zwar durch die penetrationskräftigeren Strahlen des langwelligen Ultraviolett sowie des sichtbaren Violett und Blau. Ihre Wirkung äußert sich vor allem an der Linse. Chalupecky konnte nachweisen, daß die kurzwelligen Strahlen eine Koagulation des Linseneiweiß bewirken. Diese Untersuchung erklärt sehr gut die Rolle der Lichtwirkung bei der Starbildung. Bekannt ist ja das häufige Auftreten dieser Krankheit beim Arbeiten mit weißglühenden Stoffen („Glasbläserstar"), sowie die größere Häufigkeit der Starbildung in tropischen Gegenden (Indien). Man darf daher mit Recht annehmen, daß dauernde intensive Lichteinwirkung in diesen Fällen Ursache der Linsentrübung ist. Schließlich kann auch die Netzhaut von der Lichtschädigung betroffen werden, ein Fall, der fast nur nach längerem Betrachten der Sonne mit ungeschütztem Auge (Sonnenfinsternis!) beobachtet wird. Dabei handelt es sich um die Brennpunktwirkung des Sonnenbildchens auf die Nervenelemente der Netzhaut und deren Schädigung. Die Folge ist ein zentrales Skotom, das sich nach einiger Zeit zurückbilden oder bleiben kann.

Lichtkrankheiten. Die relative Überdosierung hingegen setzt eine abnorme Überempfindlichkeit gegen die Lichtwirkung voraus. So bedingt bei Albinos das Fehlen des Pigmentes eine hochgradige Resistenzverminderung der Haut gegen die Lichtstrahlung, wodurch diese Schädigungen bis zur Nekrose verursachen kann (z. B. an Ohren und Schnauzen albinotischer Versuchstiere). Diese Überempfindlichkeit stellt gewissermaßen das Extrem der physiologischen Unterschiede dar, die wir auch sonst bei verschiedener Pigmentierung der Haut, z. B. bei blonden und brünetten Personen, beobachten, wie schon oben erwähnt wurde. Von besonderer Bedeutung ist ferner die Überempfindlichkeit der Haut gegen Licht bei drei Krankheiten: der Hydroa aestivalis s. vacciniformis, der Pellagra und dem Xeroderma pigmentosum. Die Besonderheit liegt bei ihnen darin, daß schon die gewöhnliche, gelegentliche Sonnenstrahlung, ja sogar das diffuse Tageslicht pathogen wirken, es sich also um eine ganz außerordentliche Überempfindlichkeit handelt. Über die Ursachen dieser Erscheinung sind wir bei der Hydroa aestivalis am besten informiert. Wie schon länger bekannt, ist es möglich, durch Einführung gewisser sensibilisierender Stoffe in die Zelle diese gegen Licht empfindlich zu machen. Und zwar sind es besonders fluoreszierende Farbstoffe, z. B. Eosin, die diese Wirkung aufweisen. So erliegen z. B. Paramäzienkulturen einer an sich unschädlichen Lösung von

Chininsalzen, sobald sie gleichzeitiger Belichtung ausgesetzt werden. Andererseits läßt sich im Urin der Hydroakranken sehr oft (nicht immer!) das Hämatoporphyrin, ein eisenfreies Hämoglobinderivat, nachweisen. Da dieser Farbstoff ebenfalls sensibilisierende Eigenschaften hat, so ist mit größter Wahrscheinlichkeit anzunehmen, daß er die Ursache der erhöhten Lichtempfindlichkeit ist. Wir sehen daher, daß in diesem Falle eine Störung des Stoffwechsels mit Auftreten eines neuen Endproduktes die Lichtschädigung an der Haut bedingt. Ähnlich, aber weniger eindeutig, liegen die Verhältnisse bei der Pellagra. Auch hierbei handelt es sich um eine Stoffwechselstörung, und zwar durch vorwiegenden oder ausschließlichen Genuß von Mais. Ob jedoch eine Avitaminose durch die Einseitigkeit der Ernährung oder eine Toxinwirkung infolge Zersetzung dieses Nahrungsmittels das ursächliche Moment für die Lichtüberempfindlichkeit darstellt, ist noch ungeklärt. Schließlich kann letztere auch noch kongenital sein, sei es im Sinne einer degenerativen Resistenzverminderung der Haut selbst oder sei es sekundär durch eine angeborene Stoffwechselanomalie bedingt. Dieser Fall scheint für die Genese des Xeroderma pigmentosum zuzutreffen, bei dem die Konsanguinität der Eltern eine gewisse Rolle spielt.

Röntgenstrahlen. Eine relative Lichtüberempfindlichkeit kann auch bedingt sein durch das Zusammenwirken des Lichtreizes mit einer andersartigen schädigenden Einwirkung. Dies gilt besonders für die Röntgenstrahlen. Die damit behandelten Hautstellen sind stets in ihrer Widerstandskraft geschwächt und dadurch auch weniger resistent gegen Licht. So sah Verfasser in einem Fall von Blasentuberkulose bei gleichzeitiger lokaler Röntgen- und allgemeiner Sonnenbehandlung eine tiefgehende Hautnekrose an der Stelle, wo beide Bestrahlungsfelder sich überschnitten, während im Bereich der vorschriftsmäßigen Abdeckung gegen Sonnenlicht die Röntgenbehandlung lediglich eine leichte Pigmentierung erzeugte. Endlich sei an dieser Stelle der günstige Einfluß des Lichtschutzes bei Pockenerkrankung erwähnt, der wahrscheinlich in einer toxisch bedingten Überempfindlichkeit der Haut gegen Licht begründet ist.

In allen diesen Fällen ist die Lichtschädigung auf die Einwirkung der kurzwelligen, chemisch wirksamen Strahlen zu beziehen. Die Richtigkeit dieser Annahme haben für das Xeroderma pigmentosum Löw, für die Hydroa aestivalis Freund experimentell erwiesen. Letzterer zeigte noch genauer, daß die Strahlen zwischen 396 $\mu\mu$ und 325 $\mu\mu$ für die Hydroa als Ursache anzusprechen sind. Diese Ergebnisse sind therapeutisch von großer Wichtigkeit. Da die Lichtüberempfindlichkeit der Haut bei der Hydroa und dem Xeroderma pigmentosum überhaupt nicht, bei der Pellagra aber nur langsam kausal zu beeinflussen ist, so handelt es sich bei diesen Kranken vor allem darum, wenigstens die sekundäre Lichtschädigung zu vermeiden, also gewissermaßen eine negative Lichttherapie anzuwenden. Das einfachste Mittel ist der Aufenthalt in dunklen bzw. nur von rotem Licht erhellten Räumen, ein Verfahren, das sich jedoch mehr für kurzdauernde Behandlung eignet und vor allem bei Variola angewendet wird (Finsen und seine Schüler). Bei der Hydroa, Pellagra und Xeroderma pigmentosum genügt übrigens auch die Verwendung des üblichen künstlichen Lichtes, in vielen Fällen sogar schon die Vermeidung direkter Sonnenstrahlung. Soweit diese Beschränkungen nicht durchführbar sind, müssen lokale Schutzmaßnahmen gegen die kurzwellige Lichtstrahlung herangezogen werden. Für die von der Kleidung nicht bedeckten Körperstellen kann man das Tragen eines roten Schleiers verordnen. Praktischer sind jedoch die Lichtschutzsalben, die gerade die kurzwelligen Strahlen besonders stark absor-

bieren (Zeozonpaste, Antilux nach Freund) und besonders bei der Hydroa
günstig wirken. Daneben sind beim Xeroderma noch Lichtschutzbrillen anzuwenden, da sich hierbei die Überempfindlichkeit auch auf die Konjunktiven
erstreckt. Die Gefahr der Lichtschädigung bei gleichzeitiger Röntgenbehandlung
besteht nur während einiger Wochen nach der Bestrahlung und nur bei sehr
intensiver Lichteinwirkung, vor allem bei Sonnenbädern. In diesem Falle ist
eine genaue Abdeckung der Röntgenfelder gegen Licht unerläßlich.

2. Allgemeine Lichtwirkungen.

Bei der großen Bedeutung der Haut als innersekretorisches Organ, als
Empfänger der Umweltreize und als Wärmeregulator für den Gesamtorganismus
ist es begreiflich, daß die Lichtwirkung über die vorbesprochenen, primären
lokalen Erscheinungen an der Haut hinaus auch einen sekundären allgemeinen
Einfluß auf den Körper ausübt. Dieser Effekt ist ganz allgemein die Grundlage
der Lichtbehandlung bei inneren, konstitutionellen sowie Stoffwechselkrank-
heiten. Auf diese Art der Lichtwirkung gründet sich insbesondere der Erfolg
der Lichttherapie bei Tuberkulose, der ihre Einführung durch Bernhard
und Rollier veranlaßt hat.

Da die Lichtstrahlen schon in der Haut vollkommen absorbiert werden,
hier also der Ort ihrer direkten Wirkung ist, so werden die allgemeinen Wirkungen
sekundär unter Vermittlung irgend eines Übertragungsmodus ausgelöst. Es
erhebt sich daher die Frage, welcher Art diese Übertragung ist. Hierzu das Tier-
experiment heranzuziehen, war naheliegend, und tatsächlich weist die Literatur
eine große Zahl derartiger Versuche auf. Jedoch sind dieselben nur mit größter
Vorsicht zu verwenden. Neben der generell andersartigen Einstellung der Tiere
gegenüber dem Lichte (s. S. 11) sind auch die besonderen Verhältnisse von denjenigen des Menschen sehr verschieden. So besitzen fast alle Versuchstiere
ein mehr oder minder dichtes Feder- und Haarkleid, welches die Einwirkung
der kurzwelligen, chemischen Strahlen fast ganz aufhebt, wohingegen diese
bei der menschlichen Haut mit von ausschlaggebender Bedeutung für den therapeutischen Erfolg sind. Damit werden fast alle aus solchen Versuchen gezogenen
Schlüsse über die Wirkung jener Strahlen hinfällig. Wir sind daher in der Beurteilung der Lichtwirkungen fast ganz auf den Menschen angewiesen, wodurch
solchen Untersuchungen teilweise recht enge Grenzen gezogen sind. Hier hat
dagegen die Erfahrung ein reiches Feld. Sie liefert zwar weniger Beiträge zur
theoretischen Klärung, dafür um so mehr Anhaltspunkte für die praktische
Anwendung der Lichttherapie, auf die es ja auch schließlich in erster Linie
ankommt.

Da die allgemeinen Lichtwirkungen eine Folge der lokalen sind, so hängen
sie kausal von diesen ab, also entweder von der Hyperämie, dem Erythem oder
der Pigmentation. Da der Hyperämie eine wesentliche Allgemeinwirkung nicht
zukommt, so beschränkt sich die Frage auf die beiden letztgenannten Erscheinungen. Welcher dieser Faktoren jedoch der maßgebende ist, darüber gehen
die Ansichten noch weit auseinander. Mitbestimmend für diesen Unterschied
ist auch die Unklarheit, wie die Übertragung der Lichtwirkung von der Haut
auf den Gesamtorganismus zustande kommt.

Erythem, Pigment und sekundäre Lichtwirkungen.

Die Frage, ob die allgemein therapeutische Wirkung des Lichtes auf den
Gesamtorganismus mit dem Erythem oder der Pigmentation verknüpft ist, ist
das umstrittenste Problem der Lichttherapie. Der Grund hierfür liegt darin,

daß es bis heute nicht gelungen ist, experimentell einen Einfluß des Lichtes auf den für die Übertragung wohl allein in Betracht kommenden Blutkreislauf nachzuweisen. Zwar sind einzelne Beobachtungen gelungen, die wenigstens für gewisse Stoffe die Einwirkung der Bestrahlung festlegen, z. B. für den Tyrosingehalt des Blutes, aber für die Erklärung der therapeutischen Wirkung bei der Mehrzahl der Krankheiten reichen sie keineswegs aus. Wir sind daher in dieser Frage fast nur auf die Empirie und auf Vermutungen angewiesen.

Der eine Teil der Autoren, vor allem Rost - Freiburg, sehen nur im Erythem die Vorbedingung einer erfolgreichen Allgemeinwirkung. Nach ihnen sind es vor allem die kurzwelligen Strahlen, die durch und neben dem Erythem eine kräftige Stoffwechselwirkung ausüben. Dabei kommen mehrere Angriffspunkte für die Lichtwirkung in Frage. Einmal erzeugt der Reiz der erythembildenden Strahlen einen Zerfall der Eiweißkörper in den Epithelzellen, wodurch die entzündliche Reaktion bedingt wird. Diese umgewandelten Eiweißkörper gelangen dabei naturgemäß auch in den Kreislauf und können so im ganzen Organismus ihre Wirkung entfalten. Daneben wird aber auch der ganze Stoffwechsel der Hautzellen beeinflußt. Rothmann wies nach, daß während des Erythems die Tyrosinmenge im Blut erheblich abnimmt, um bei beginnender Pigmentierung wieder anzusteigen, eine Erscheinung, die wohl sicher durch die vermehrte Aufnahme dieses Stoffes von seiten der Epithelzellen bedingt ist. Auch die direkte Wirkung des kurzwelligen Lichtes auf das in den Hautkapillaren strömende Blut ist zur Erklärung herangezogen worden. Besonders kräftig ist dieser Einfluß des Lichtes bei Anwesenheit metallischer Körper, sog. Lichtkatalysatoren, wozu auch die im Organismus vorhandenen Ferro- und Ferrisalze gehören. In ihrer Anwesenheit vermag das Licht vielfache chemische Umsetzungsprozesse auszulösen, die eventuell zur Erklärung der sekundären Lichtwirkungen dienen können. Neuberg hat gezeigt, daß unter diesen Umständen sich aus den Säuren und Oxysäuren der aliphatischen Reihe Karbonylverbindungen bilden, darunter auch der Azetaldehyd, ein äußerst reaktionsfähiger Körper mit Beziehungen zum Fettstoffwechsel. Ebendieselben Katalysatoren vermitteln auch die oxydierende Wirkung der Strahlen und damit einen weiteren Effekt auf den Chemismus des Organismus. Als oxydationsfördernd ist auch die Erscheinung anzusehen, daß unter Lichtwirkung das Hämoglobin leichter seinen Sauerstoff an die Zellen abgibt. Bei allen diesen Vorgängen ist zunächst nicht einzusehen, wieso sie gerade günstig auf den Krankheitsprozeß wirken sollen. Dies ist vielmehr der Fall bei der nachgewiesenen Förderung fermentativer Vorgänge durch das Licht. Quinke zeigte zuerst, daß die Oxydationsfähigkeit überlebender Gewebe unter Lichtwirkung wesentlich zunimmt, d. h. der Stoffwechsel gesteigert wird. Ganz allgemein gilt, daß die Wirkung der Fermente durch kleine Lichtmengen gefördert, durch große gehemmt wird. Ein Beispiel wurde bei der Oxydasewirkung in der Pigmentbildung oben besprochen. Ebenso verhält es sich jedoch auch bei anderen fermentativen Vorgängen, also bei dem Zellstoffwechsel, der Antitoxin-, Agglutinin- und Bakteriolysinbildung. Von besonderer Bedeutung ist hier der unterstützende Einfluß des Lichtes auf die Fettspaltung durch Lymphozyten, da er wenigstens zum Teil die Erfolge der Lichttherapie bei Tuberkulose erklären kann. Immerhin sind die letztgenannten Wirkungen nicht für die erythembildenden Strahlen spezifisch, sondern auch bei den langwelligen pigmentierenden vorhanden. Spezifisch für das Erythem soll dagegen die Lichtwirkung auf das vegetative Nervensystem sein, d. h. die Senkung des Blutzuckerspiegels und des Blutdruckes, die nach Rothmann durch eine photogene Lähmung der Sympathikusenden in der Haut bedingt sind (siehe unten). Zieht man aus diesen verschiedenen Angaben die Schlußfolgerung, so ergibt sich, daß für die erythembildenden Strahlen hauptsächlich die direkte und indirekte Reizwirkung spezifisch ist, sowie der sympathikushemmende Einfluß. Falls diese Effekte gewünscht werden, sind die Lichtquellen mit kräftiger kurzwelliger Strahlung das zweckmäßige Mittel (Quarzlampen). Da jedoch infolge der Gewöhnung der Haut die wiederholte Erzielung eines Erythems sehr bald übergroße Bestrahlungszeiten erfordert, legt man in der Praxis „Depigmentierungspausen" ein, d. h. man unterbricht die Behandlung etwa 14 Tage, um dann wieder mit geringeren Dosen ein Erythem zu erreichen.

Dieser Ansicht gegenüber vertreten die anderen Autoren, Rollier, Bernhard, Dorno, Vulpius, Schanz u. a. m. die Auffassung, daß das Pigment Vorbedingung für den therapeutischen Erfolg ist. Es ist bezeichnend, daß diese Autoren fast alle Heliotherapeuten sind, d. h. ihre grundlegenden Erfahrungen in der Behandlung mit natürlicher Sonne gewonnen haben. Dieser Umstand ist von großer Bedeutung. Bei der zweifellos überlegenen therapeutischen Wirkung der Sonne gegenüber allen künstlichen Lichtquellen bezüglich des Allgemeinerfolges gewinnt diese Ansicht ein besonderes Gewicht. Für die Beurteilung des therapeutischen Wertes einer Lichtquelle genügt nicht allein die Feststellung der günstigen Wirkung an sich, vielmehr ist stets eine vergleichende Prüfung notwendig, ob nicht ein anderes Verfahren dieselbe Wirkung in höherem Grade ausübt. Der Mangel dieser Vergleichserfahrung mit natürlicher Sonne ist ein weit verbreiteter Fehler in der Literatur über Lichttherapie und setzt deren Wert teilweise erheblich herab. In der Frage der Allgemeinwirkung, wo bei dem Mangel experimenteller Ergebnisse die Erfahrung ausschlaggebend ist, dürfte daher die Ansicht der heliotherapeutisch geschulten Autoren die sicherste empirische Grundlage aufweisen.

Nach dieser Auffassung ist der therapeutische Erfolg an die Pigmentierung gebunden, d. h. bewirkt durch die pigmenterzeugende Strahlung, wie sie die Sonne und die Kohlenbogenlampen liefern. Neben den anderen, oben genannten Lichtwirkungen, die auch in diesem Falle eine Rolle spielen, wird hierbei noch die Pigmentierung zur Erklärung herangezogen. Dabei ist es gegenwärtig noch eine offene Frage, ob die überlegene Heilwirkung der pigmentbildenden Strahlen durch den Farbstoff selbst bedingt ist oder nur dessen Bildung parallel geht. Erstere Ansicht vertritt hauptsächlich Rollier, der in dem aus der Haut resorbierten Pigment den Überträger der Lichtwirkung auf den Gesamtorganismus sieht. Zweifelhaft bleibt dabei, ob der Farbstoff gewissermaßen als Lichtakkumulator wirkt oder einfach als physiologisch wirksamer, chemischer Körper. Tatsache ist jedenfalls, daß das gebildete Pigment in der Haut einer dauernden Verminderung unterworfen ist (Depigmentierung). Dieser Prozeß betrifft — wie oben gesagt — nur das durch Licht gebildete „photogene" Pigment, nicht aber das konstitutionell bedingte „fixe". Damit wird auch der Einwand gegen die therapeutische Bedeutung des Pigmentes hinfällig, der bezüglich des Pigmentreichtums der Negerhaut und der trotzdem häufigen Tuberkulose gemacht wurde (Rost). Denn das Negerpigment ist „fix", wird nicht aus der Haut abtransportiert und dem Stoffwechsel zugeführt, wie das „photogene", und ist daher therapeutisch inaktiv. Da über den Verbleib des aus der Haut verschwindenden Farbstoffes nichts bekannt ist, man jedoch sicher annehmen darf, daß er durch die Chromatophoren über das Lymphsystem in irgend einer Form in den Kreislauf gelangt und hier weiter umgesetzt wird, so ist seine Bedeutung für die sekundären Fernwirkungen des Lichtes durchaus möglich.

Eine andere Ansicht über die Rolle des Pigmentes ist die, daß dieses zwar nicht selbst Träger der Allgemeinwirkung ist, wohl aber Vorbedingung hierfür. Hertel hat an der Froschiris gezeigt, daß dort das Pigment sensibilisierend wirkt, d. h. die physiologische Lichtwirkung fördert. Die Annahme, daß bei der Allgemeinwirkung ein ähnlicher Vorgang stattfindet, hat daher viel für sich. Da das Pigment in diesem Falle nur diejenigen biologischen Prozesse, die auch ohne seine Gegenwart stattfinden, quantitativ aktiviert, so erklärt diese Theorie auch die geringere, aber sicher festgestellte Allgemeinwirkung der nichtpigmentierenden, erythemerzeugenden Strahlen. Aber auch ohne die Annahme einer besonders sensibilisierenden Wirkung des Pigmentes läßt sich seine den therapeutischen Effekt steigernde Rolle verstehen. Indem es nämlich durch seine dunkle Farbe die Absorption der Haut vergrößert und die bei heller Haut erhebliche Reflexion vermindert, ermöglicht es ihr die Aufnahme größerer Lichtmengen und bringt auch die Strahlen des sichtbaren Spektrums zur Absorption und damit zur therapeutischen Wirkung. Diese Ansicht steht allerdings in vollem Gegensatze zu der Auffassung von der Notwendigkeit des Erythems, indem sie gerade in der Transformierung möglichst großer Strahlungsmengen durch die lichtgewöhnte pigmentierte Haut unter Vermeidung des Erythems die Grundlage des therapeutischen Erfolges sieht (Verf.).

Wie dem nun auch sei, die praktische Erfahrung und der Vergleich zwischen den therapeutischen Wirkungen der pigmentierenden Strahlen einerseits und der erythemerzeugenden andererseits spricht unbedingt dafür, daß die allgemeine Lichtwirkung auf den Gesamtorganismus irgendwie mit der Pigmentbildung verkoppelt ist. So ist bekannt, daß z. B. bei schweren Tuberkulosen selbst bei tief brünetten Personen auch die intensivste Sonnenbehandlung keine wesentliche Pigmentation erzeugt. Solche Fälle verlaufen ausnahmslos ungünstig, wobei das Ausbleiben der Farbstoffbildung zusammen mit der Erfolglosigkeit der Therapie für einen inneren Zusammenhang beider Faktoren spricht. Ebenso zeigen rotblonde Personen mit schwacher Pigmentbildung oft einen besonders schweren Verlauf tuberkulöser Erkrankungen. Andererseits pigmentieren Angehörige der jüdischen Rasse sehr leicht und gut, womit zusammenstimmt, daß bei ihnen Tuberkulose seltener zu beobachten ist als bei Ariern. Ferner sind die Heilerfolge der Sanatorien bei Tuberkulösen im Winter stets schlechter als im Sommer, trotz der überall geübten Quarzlampenbestrahlung in jener Jahreszeit. Da jedoch mit dieser Lichtquelle nicht einmal das durch die Sonne im Sommer erzeugte Pigment erhalten werden kann, die Kranken vielmehr dabei schnell ausbleichen, so ist es naheliegend, in der mangelnden Pigmentierungsfähigkeit des Quarzlichtes die Ursache jener Erscheinung zu suchen. Für die Rachitis konnte Verfasser durch Parallelbehandlung mit natürlicher Sonne und Quarzlampe zeigen, daß der therapeutische Erfolg bei ersterer neben starker Pigmentierung weit größer war. Daran ändern auch die günstigen Beobachtungen Huldschinskis über die Quarzlichtwirkung bei Rachitis nichts, da ihnen der Vergleich mit der Sonnenwirkung fehlt. Selbstverständlich zeigen auch die wenig pigmentierenden, erythemerzeugenden Lichtquellen eine therapeutische Allgemeinwirkung, jedoch in weit geringerem Grade als die pigmentierungskräftigen, unter denen die Sonne an erster Stelle steht.

Die wirksamsten Mittel für die Lichttherapie mit dem Ziel der Beeinflussung des Gesamtorganismus sind demnach die pigmenterzeugenden Lichtquellen, d. h. diejenigen, die Wärme und ultraviolette Strahlung zusammen liefern (sog. Kombinationsstrahler), also Sonne, eingeschlossene Kohlenbogenlampen (Siemens-Aureol, Kohl-Heliol) sowie die Jupiterlampe. In geringerem Maße läßt sich eine solche Strahlung auch durch die Kombination von Quarzlampe mit Solluxlampe erreichen. Mit diesen Lichtquellen läßt sich bei geeigneter Anwendung eine Pigmentierung erzielen, die derjenigen bei intensiver Sonnenbehandlung weitgehend nahekommt und von einer entsprechenden Allgemeinwirkung begleitet ist.

Lichtwirkung auf den Stoffwechsel.

Die Stoffwechselwirkung des Lichtes erstreckt sich auf alle Teile des biologischen Stoffumsatzes, also auf den Zucker-, Fett-, Eiweiß- und Mineralstoffwechsel.

Zuckerstoffwechsel. Der Einfluß der Lichtbehandlung auf den Zuckerstoffwechsel wurde bereits oben kurz gestreift. Nach Rothmann erfolgt bei der Erythembildung eine Herabsetzung des Blutzuckerwertes, die dieser Autor als nervös bedingt (durch Sympathikuslähmung) auffaßt. Mit Abklingen der Hautrötung und beginnender Pigmentierung steigt jedoch der Zuckerspiegel wieder an und erreicht bald den ursprünglichen Wert. Aber auch nicht erythemerzeugende Lichtquellen können eine Verminderung des Blutzuckers bewirken, wie A. Andersen für die Kohlenbogenlampe nachgewiesen hat. Hierbei sind jedoch die Anfangsverhältnisse bestimmend für den Effekt der Lichtwirkung. Derselbe Autor konnte zeigen, daß die Senkung des Blutzuckers dann am energischsten erfolgt, wenn der Zuckerspiegel vorher abnorm erhöht war, also bei Diabetes. Dabei ließ sich auch eine interessante Gesetzmäßigkeit feststellen: Der Blutzucker sank zunächst während der Bestrahlung, stieg kurz nach deren Ende wieder an, um dann binnen $^1/_2$—$^3/_4$ Stunden wieder auf den tiefsten Stand zu sinken, der durch wiederholte Bestrahlungen wenigstens annähernd festgehalten werden konnte. Die größte Herabsetzung betrug nach halbstündiger Bestrahlung und halbstündiger Wartezeit $0{,}15\,^0/_0$ (von 0,20 auf $0{,}05\,^0/_0$). Bei ursprünglich normalem Zuckerspiegel war die Senkung geringer, ja, unter besonderen Umständen kann sogar eine Steigerung erfolgen, so z. B. bei mageren Personen und Hungergefühl. Hieraus ergibt sich, daß die Lichtbehandlung vor allem auf den pathologisch veränderten Zuckerspiegel einwirkt und je nach den Verhältnissen entgegengesetzte Erfolge haben kann: Sie wirkt nicht zwangsläufig in einer Richtung, sondern biologisch regulierend im Sinne einer Wiederherstellung der gestörten Funktion. Diese Erfahrung, die auch für einige andere Lichtwirkungen gilt (Fettstoffwechsel, Blutdruck), läßt sich mit der Rothmannschen Beobachtung wohl vereinigen: Die direkte Wirkung der Bestrahlung ist stets eine Zuckerspiegelsenkung, auf die aber dann je nach Umständen entweder eine dauernde Senkung, eine Rückkehr zum Ausgangswert oder sogar eine aktive Steigerung folgen kann. Diese letztere Dauerwirkung ist unabhängig vom Erythem und besonders ausgeprägt bei den sonnenähnlichen Lichtquellen. Für die Therapie ist besonders wichtig die Senkung des erhöhten Zuckerspiegels bei Diabetes. Bei leichteren Fällen gelingt es oft, durch energische Lichtbehandlung den Urin zuckerfrei zu bekommen und die Diät wesentlich mildern zu können. Wichtig ist hierbei, daß die Lichttherapie eine kausale Beeinflussung des Leidens zu ermöglichen scheint, d. h. eine Regulierung des gestörten Zuckerstoffwechsels im Gegensatz zur Diät- und Insulinbehandlung, die mehr palliativ wirken. Als geeignete Lichtquellen haben sich die natürliche Sonne, eingeschlossene Kohlenbogenlampen und vor allem die Jupiterlampe bewährt, besonders in Verbindung mit anderen physikalischen Mitteln, z. B. Hydrotherapie (Verfasser).

Fettstoffwechsel. Über die Lichtwirkung auf den Fettstoffwechsel liegen experimentelle Untersuchungen fast gar nicht vor. Immerhin zeigt die therapeutische Erfahrung, daß sie vorhanden ist. So ist die Lichtbehandlung eine wertvolle Unterstützung bei Entfettungskuren, und zwar in doppelter Weise. Einmal fördert die Lichtwirkung die oxydativen Vorgänge und damit die Verbrennung des Körperfettes bei verminderter Nahrungszufuhr. Darauf ist vielleicht auch die mehrfach beobachtete Zunahme der Atemtiefe bei Lichtbehandlung zurückzuführen (Hasselbach, Lenkei). Auch die Vermehrung des Hämoglobins bei gleichzeitiger Anämie (s. u.) dürfte eine günstige Wirkung auf den Fettabbau ausüben. Zum anderen bewirkt die Lichtbehandlung durch Steigerung der seelischen Leistungsfähigkeit, der Frische und Energie eine vermehrte körperliche Betätigung und damit sekundär einen vergrößerten Fettverbrauch. Sie verhindert somit die bei alleiniger Nahrungsbeschränkung sehr oft auftretende Mattigkeit und Depression und erleichtert die Durchführung der notwendigen Diät. Auch hier zeigt sich, daß die Lichtwirkung am ausgesprochensten unter pathologischen Verhältnissen angreift und deren Regulierung zur Norm erstrebt. Sie beeinflußt daher bestehende Hypo- und Hyperfunktionen in entgegengesetztem Sinne. Während sie bei Fettsüchtigen den Fettabbau unterstützt, begünstigt sie bei bestehender Magerkeit den Fettansatz. Der letztgenannte Fall ist von besonderer Bedeutung bei Abmagerungen infolge Daniederliegen des Stoffwechsels, weniger bei toxisch-konsumptiv bedingten. So sehen wir gute Erfolge bei unterernährten, nervösen und exsudativen Kindern, bei Chlorose, Schwächlichkeit und einfachen Ernährungsstörungen in der Pubertät und bei Erwachsenen, d. h. vor allem da, wo die Nahrungsaufnahme durch Appetitmangel zu wünschen übrig läßt. Hier bewirkt die Lichttherapie schnelle Besserung des Appetits, gutes Aussehen und Entwicklung eines normalen Fettpolsters. Sie ist daher auch bei den Fällen angezeigt, wo lang dauernde Bettlägerigkeit ungünstig auf die Nahrungsaufnahme und das Körpergewicht wirken, also bei Gelenkerkrankungen, chronischen Neuritiden, Ischias usw. Ist die Abmagerung dagegen toxisch bedingt, wie z. B. bei Tuberkulose, malignen Tumoren usw., so hängt der Erfolg natürlich in erster Linie von der Beeinflussung des Grundleidens ab. Jedoch unterstützt auch hier die Lichttherapie die kausale Behandlung durch Hebung des Allgemeinzustandes ganz wesentlich, besonders bei der Tuberkulose, wo sie zugleich auf die primäre Krankheit spezifisch wirkt. Den energischsten Einfluß auf den Fettstoffwechsel nach beiden Richtungen hat zweifellos die natürliche Sonne, daneben die sonnenähnlichen Lichtquellen (Jupiterlampe, Kohlenbogenlampen), weniger die Quarzlampe, die aber immerhin noch auf den Appetit sehr günstig wirkt.

Eiweißstoffwechsel. Die Lichtwirkung auf den Eiweißstoffwechsel ist verschiedentlich untersucht worden. Königsfeld fand, daß Bestrahlungen mit der Quarzlampe zunächst eine Vermehrung des Eiweißzerfalles und der N-Ausscheidung bewirken, der dann ein über diesen Verlust hinausgehender Ansatz von Eiweiß folgt. Der erstere Effekt ist dabei offenbar auf die starke Reizwirkung des verwendeten Lichtes zu beziehen, die ja auch das Erythem verursacht. Dementsprechend konnten Yoshiue am Hunde und Wiener am Menschen zeigen, daß kurze Bestrahlungen mit Quarz- und Kohlenbogenlampe einen Eiweißansatz, übermäßig lange aber einen gesteigerten Zerfall bewirken. Damit stimmen auch die therapeutischen Erfahrungen überein. Es ist bekannt, daß bei der Sonnenbehandlung die Gewichtszunahme neben dem Fettansatz auch durch eine Zunahme der Muskelmasse bedingt wird, wie Rollier und Kisch zeigen. Diese Wirkung ist jedoch fast nur bei der Anwendung natürlicher Sonne zu beobachten, weniger bei den sonnenähnlichen Kunstlichtquellen, fast gar nicht bei der Quarzlampe. Ihre therapeutische Bedeutung spielt in allen den Fällen eine Rolle, wo der Schwund der Körpersubstanz sich auch auf das Zellmaterial der Organe erstreckt, also bei den schwereren Formen der unter dem Fettstoffwechsel oben genannten Zustände. Während jedoch beim Gesunden und Leichtkranken die üblichen Dosierungen stets unter der Reizgrenze bleiben und daher nur fördernd auf den Eiweißansatz wirken, kann unter pathologischen Verhältnissen das

Gegenteil eintreten. Besonders bei schwereren Lungentuberkulosen (exsudative Form) mit erheblichem Fieber kommt es oft zu einem gesteigerten Eiweißzerfall und damit zu einer Verschlimmerung des Zustandes. Offenbar wirken hierbei die toxischen Produkte des Krankheitsprozesses sensibilisierend auf die Zellen und machen diese somit überempfindlich gegen die Lichtwirkung. Ähnlich konnte Pincussohn bei mit Eosin sensibilisierten Menschen (s. S. 23) eine Steigerung der N-Ausscheidung unter Lichtwirkung nachweisen. Daraus ergibt sich die Notwendigkeit, gerade bei der Tuberkulose sehr vorsichtig mit der Anwendung der Sonnenbehandlung zu sein und diese in jedem Falle der individuellen Widerstandsfähigkeit anzupassen. Aber auch sonst ist stets eine schonende Gewöhnung des Patienten an die Lichtwirkung durch langsam steigende Dosierung erforderlich, um die schädliche Reizung des Eiweißstoffwechsels zu verhindern, eine Methode, auf die besonders Rollier in der Sonnenbehandlung der Tuberkulose großen Wert legt.

Mineralstoffwechsel. Die Lichtwirkung auf den Mineralstoffwechsel ist im Zusammenhang mit der Rachitistherapie für Kalk und Phosphor näher untersucht worden. Lasch wies nach, daß bei Rachitikern sehr bald nach Beginn der Lichtbehandlung eine kräftige Kalkretention eintritt, die auch nach deren Ende noch einige Zeit fortdauert. Ein gleiches Verhalten zeigt nach Scheer und Salomon der Phosphatstoffwechsel. Auch hier ist der spezifische Einfluß des Lichtes um so energischer, je größer die vorher bestehende Unterbilanz des Mineralstoffwechsels war. Ungeklärt ist jedoch noch, wie diese Wirkung des Lichtes zustande kommt. Wahrscheinlich handelt es sich dabei um eine Beeinflussung der für den Kalkstoffwechsel maßgebenden Drüsen, vor allem also der Epithelkörperchen (Nebenschilddrüsen). H. Humphris fand in solchen Fällen eine Gewichtszunahme dieser Organe bis zu $51\,^0/_0$. Da dieser günstige Effekt der Bestrahlung an große Lichtdosen gebunden zu sein scheint bzw. an deren hautreizende Wirkung (langdauernde Sonnenbäder, Quarzlicht), so liegt die Annahme nahe, daß die dabei entstehenden Reizstoffe Ursache der gesteigerten Drüsenfunktion sind. Neuerdings wird jedoch, zuerst von amerikanischen Autoren (Steenbock, Daniels, Rosenheim, Webster und Heß), für die Heilwirkung bei Rachitis eine Theorie vertreten, die auf der Auffassung dieser Krankheit als Avitaminose basiert. Die genannten Untersucher konnten zeigen, daß gewisse, sonst wirkungslose Nahrungsmittel (Salat, Weizen, Mehl, Milch, Eigelb, Lein- und Kokosöl) durch Behandlung mit Quarzlicht antirachitische Eigenschaften erhielten (sog. „Jekorisation"). Als Träger dieser Wirkung ließen sich die darin enthaltenen Lipoide isolieren. Vor allem das Cholesterin wird durch die Bestrahlung chemisch nachweisbar verändert (unverseifbar), und dieses neu entstandene Produkt scheint das wirksame, antirachitische Agens zu sein. Diese Vitaminbildung in lipoidhaltigen Nahrungsmitteln ist übrigens nicht nur an das kurzwellige Licht der Quarzlampe gebunden, sondern wird auch durch das Sonnenlicht ausgelöst, z. B. bei Kokosöl aus an der Sonne getrockneter Kopra. Mit diesen Untersuchungen läßt sich auch die günstige Wirkung der Lichtbehandlung bei Rachitis erklären: Das Licht bildet aus dem im Hauttalg enthaltenen Cholesterin das antirachitische Vitamin, welches dann durch Rückresorption seine spezifische Wirkung auf den Mineralstoffwechsel entfaltet. Praktisch bedeutungsvoll ist der kalkansetzende Effekt der Lichtbestrahlung vor allem für die Behandlung der Rachitis. Huldschinsky wies als erster einwandfrei nach, daß das Licht einen spezifischen Einfluß auf diese Krankheit besitzt. Nach ihm tritt die Heilwirkung ausnahmslos in allen Fällen ein, erfolgt schneller als bei den bisherigen Methoden und dauert auch nach Aussetzen der Bestrahlung noch mindestens zwei Monate an. Die durchschnittliche Behandlungsdauer bis zur Heilung beträgt etwa acht Wochen. Diese außerordentlichen Erfolge sind vielfach von anderer Seite bestätigt worden. Damit ist die Lichttherapie bei der Rachitis als Methode der Wahl anzusehen, insbesondere ist sie der vorher üblichen Verwendung von Lebertran weit überlegen. Neben der Wirkung auf den Kalkansatz beeinflußt sie auch die bei Rachitikern meist vorhandene Muskelschwäche, die Motilitätsstörungen, den Meteorismus, die Schweiße und die Neigung zu Furunkulose (Meyer). Bei der Behandlung ist eine intensive Hautwirkung anzustreben, also durch lang dauernde Sonnenbäder oder Kohlenbogenlichtbestrahlung (Jupiterlampe) sowie durch Verwendung von Quarzlicht.

Die Besserung der Kalkbilanz ist ferner noch von Bedeutung für die Lichtbehandlung der kindlichen Spasmophilie. Allerdings sind hierbei die Erfolge etwas weniger günstig als bei der Rachitis. Die Wirkung tritt meist erst nach einigen Tagen ein, wobei die Manifestationen der Tetanie — eklamptische Krämpfe, Laryngospasmen, Karpopedalspasmen usw. — verschwinden oder doch weitgehend gebessert werden (Rohr). Der Erfolg scheint hierbei von der Heilung der meist vorhandenen Rachitis abzuhängen. Manche Fälle verhalten sich jedoch gegen die Lichtbehandlung refraktär, dieselbe kann unter Umständen sogar die Tetanie erst auslösen. Aber auch dann lassen sich oft durch die Kombination der Bestrahlung mit Kalklebertran noch günstige Erfolge erzielen (Birk und Schall). Bei den übrigen Störungen des Kalkstoffwechsels, Osteomalazie, Tetanie der Erwachsenen, ist ein wesentlicher Einfluß der Lichtbehandlung bisher nicht beobachtet worden.

Lichtwirkung auf das Blutbild.

Auch die Lichtwirkung auf das Blut kommt auf indirektem Wege zustande. Der direkte Einfluß der Strahlung auf das in den Hautkapillaren zirkulierende Blut ist demgegenüber sehr gering, da dieselbe Blutmenge jeweils nur während Bruchteilen von Sekunden dem Lichte direkt ausgesetzt ist. Daher sind die Bestrahlungsversuche an Blut in vitro für die Beurteilung der physiologischen Lichtwirkung nur sehr bedingt verwertbar. So ist nach Hausmann und Mayerhofer die Gerinnungszeit bei isoliert bestrahltem Blut verlängert. Traugott zeigte dagegen, daß bei intensiver Bestrahlung des Menschen das Blut nach der Entnahme rascher gerinnt und die Blutplättchenzahl vermehrt ist. Vermutlich liegt hierbei — wie bei der Beeinflussung des Kalkstoffwechsels — ein Reiz auf die spezifischen Drüsen zugrunde, wie ihn ja auch die Reizbestrahlung der Milz mit Röntgenstrahlen voraussetzt.

Rotes Blutbild. Die Lichtwirkung auf das rote Blutbild besteht in einer Zunahme der Erythrozyten und Vermehrung des Hämoglobins. Auch hier ist der Einfluß des Lichtes am stärksten bei vorheriger Herabsetzung beider Faktoren. Kestner zeigte, daß experimentell anämisierte Hunde nach Bogenlampenbestrahlung ihr Blut schneller regenerierten als ohne solche. Ebensolche Beobachtungen an menschlichen Anämien machten Hanssen mit Kohlenbogenlicht und Riedel mit Sonnenbestrahlung. Offenbar übt hierbei die indirekte Lichtwirkung einen Reiz auf die blutbildenden Zellen aus und erhöht deren Tätigkeit. Daneben wäre aber auch ein besonderer Einfluß auf den Eisenstoffwechsel durchaus möglich. Hervorzuheben ist, daß die Vermehrung des Hämoglobins und der roten Blutkörperchen an die Pigmentwirkung der verwendeten Strahlung gebunden zu sein scheint. Sie ist daher am bedeutendsten bei der natürlichen Sonne und den Kohlenbogenlampen, unmerklich oder überhaupt nicht nachweisbar bei der Quarzlampe (Berner, Riedel, Königsfeld). Therapeutisch wird diese günstige Wirkung des Lichtes auf das rote Blutbild in der Behandlung der Anämien ausgenützt. Am besten und schnellsten reagieren solche von chlorotischem Typ, d. h. mit ausgesprochenem Hämoglobinmangel infolge primärer Knochenmarkinsuffizienz. In Fällen von Blutarmut der Pubertät, bei allgemeiner Schwächlichkeit, Nervosität, ausschließlich geistiger Arbeit oder Zimmeraufenthalt, leichten Verdauungsstörungen usw. läßt sich durch die Lichtbehandlung, besonders mit Sonnenbädern, in einigen Wochen eine Zunahme des Hämoglobins um 20% und mehr erzielen. Nicht ganz so günstig, aber immerhin die Heilung unterstützend, ist der Erfolg bei den gleichartigen Anämien im Gefolge anderer Krankheiten, z. B. der Tuberkulose. Über die Lichtwirkung bei perniziösen Anämien mit gesteigertem Blutzerfall lagen günstige Erfahrungen bisher nicht vor. Jedoch konnte Verf. bei einem Fall Biermerscher perniziöser Anämie durch intensive Bestrahlung mit der Jupiter-Lampe eine wesentliche Besserung erzielen (Erythrozyten von 1,5 auf 3,5 Mill. vermehrt, Verringerung der Poikilozytose, Hämoglobin von 35% auf 70%).

Weißes Blutbild. Die Lichtwirkung auf das weiße Blutbild ist vielfach untersucht worden in dem Bestreben, auf diesem Wege eine Erklärung der sekundären Lichtwirkungen zu gewinnen. Die erhaltenen Resultate sind aber nichts weniger als übereinstimmend. Sie zeigen zwar, daß in allen Fällen ein Einfluß des Lichtes auf die Gesamtleukozyten nachweisbar ist. Im einzelnen kommen jedoch große Schwankungen vor, so daß fast jede Form der weißen Blutkörperchen gelegentlich sowohl vermehrt wie vermindert sein kann. Dieses Verhalten wird erklärlich, wenn man bedenkt, daß ein großer Teil der Versuche an Kranken, d. i. Individuen mit schon vorher verändertem Blutbild, gemacht worden sind. Greift man aus den Angaben der verschiedenen Autoren (Königsfeld, Baumann, Ziegler, Aschenheim, Meyer, Berner, Traugott, Laqueur und Rohn) das Wesentliche heraus, so ergibt sich: Direkt nach der Bestrahlung ist die Gesamtleukozytenzahl meist vermehrt. Bei fortdauernder Lichtbehandlung wird letztere wieder normal. Diese Senkung tritt auch bei vorheriger Leukozytose ein, so daß in diesem Falle sogar eine Verminderung unter den Ausgangswert resultieren kann. Neben diesen Schwankungen der Gesamtleukozytenzahl läßt sich auch stets eine Verschiebung des prozentualen Anteils der einzelnen Formen beobachten. Vor allem nehmen die Lymphozyten zu, auf Kosten der polymorphkernigen Leukozyten. Diese Lymphozytose ist bereits zwei Stunden nach der Bestrahlung nachweisbar und hält unter Umständen mehrere Wochen an. Am ausgeprägtesten ist sie bei tuberkulösen Versuchspersonen, bei denen die Neigung zur Vermehrung der Lymphozyten sowieso größer ist. Allerdings kann auch in solchen Fällen diese Reaktion ausbleiben, ein Verhalten, das für die Heilungsprognose ohne Belang ist. Wesentlich konstanter als alle anderen Veränderungen des weißen Blutbildes ist die Vermehrung der eosinophilen Zellen durch Lichtbehandlung. Diese Eosinophilie bleibt auch nach Beendigung der Bestrahlungen am längsten bestehen und überdauert die Lymphozytose ganz wesentlich.

Die therapeutische Bedeutung des Lichteinflusses auf das weiße Blutbild ist an sich gering. Lediglich die vielfach beobachtete Lymphozytose könnte mit zur Erklärung der Heilwirkung bei Tuberkulose herangezogen werden. Was die Lichtquellen betrifft, so sind die Änderungen des weißen Blutbildes am größten bei der Behandlung mit natürlicher Sonne, etwas geringer bei vorwiegend kurzwelliger Strahlung (Jupiterlampe mit Ultrakohlen, Quarzlampe), schwächer bei den Kohlenbogenlampen und fehlen bei den ausschließlichen Wärmestrahlern (Glühlampen).

Lichtwirkung auf den Kreislauf.

Die Lichtwirkung auf den Kreislauf setzt sich aus zwei Komponenten zusammen: Der direkten Wärmewirkung und der indirekten Strahlungswirkung. Der Einfluß der Wärme ist ausschließlich lokal und besteht in einer kräftigen arteriellen Hyperämie (s. S. 13). Hierdurch wird die Zirkulation erleichtert und — bei genügend großem Bestrahlungsfelde — der Blutdruck herabgesetzt. Da diese Wirkung die Bestrahlung selbst noch einige Zeit überdauert, so bedeutet sie eine wesentliche Erleichterung der Herzarbeit, wie sie bei drohender Insuffizienz von großem Wert sein kann. Hierbei deckt sich die Wirkungsweise der Lichtbehandlung mit der anderer Wärmeapplikationen (Wechselbäder usw.). Für die praktische Anwendung dieser Art von Lichttherapie, bei der es auf eine Hyperämisierung der ganzen Körperoberfläche ankommt, eignen sich am besten die Glühlichtbäder (s. Lichtquellen). Am stärksten ist auch hier die Wirkung bei vorher erhöhtem Blutdruck, vor allem bei der genuinen Hypertonie (= präsklerotischen). Durch regelmäßige Anwendung von Lichtbädern, womöglich in Verbindung mit Sonnen- und entsprechender Kunstlichtbehandlung, läßt sich der Blutdruck ganz wesentlich und mit nachhaltiger Wirkung herabsetzen.

Unabhängig von der Hyperämie wirkt jedoch die Strahlung auch direkt drucksenkend. Vor allem ist es der kurzwellige Anteil, der diesen Einfluß ausübt. Wie er zustande kommt, ist jedoch noch nicht eindeutig geklärt. Die Ansicht von einer primären Adrenalinverarmung infolge Pigmentbildung (s. S. 17) ist fast ganz verlassen. Rothmann nimmt dagegen an, daß die durch das Licht erzeugte Lähmung des Sympathikus Ursache der Blutdrucksenkung sei, eine Auffassung, die sich schwer mit den therapeutischen Erfahrungen vereinigen läßt. Denn nach diesem Autor soll die Tonusverminderung des Sympathikus am stärksten bei gleichzeitigem Erythem sein und mit zunehmender Pigmentierung verschwinden. Demgegenüber zeigt die Praxis, daß gerade Sonnenbäder bei starker Pigmentation den günstigsten Einfluß auf den Blutdruck ausüben. Die Erklärung für diesen Widerspruch ist vielleicht darin zu suchen, daß die Erythemstrahlung den Druck auch bei normalem Ausgangswert zwangsmäßig herabsetzt, die pigmentierende Strahlung jedoch nur auf den pathologisch erhöhten Druck regulierend einwirkt. Demgemäß beobachtet man auch, daß die Sonnenbehandlung bei normalem Blutdruck diesen völlig unverändert läßt, ja bei abnorm niederen Werten sogar eine Steigerung bewirkt, während hingegen Hypertoniker eine kräftige und nachhaltige Herabsetzung erfahren, die in günstigen Fällen das Ende der Behandlung mehrere Monate überdauert. Es stellt daher die Lichttherapie in dieser Form, wozu sich alle Lichtquellen mit genügend chemischer Strahlung eignen (Sonne, Kohlenbogenlampen, Jupiterlampe mit Ultrakohlen, Quarzlampe), ein äußerst wertvolles Mittel für die Behandlung der Hypertonien dar. Besonders in Verbindung mit den oben erwähnten Wärmeapplikationen läßt sich eine bedeutende Senkung des Blutdruckes und damit ein Hinausschieben der Arteriosklerose infolge Überlastung der Gefäßwand erzielen. Auch steht bei Wiederansteigen des Druckes einer wiederholten Behandlung mit gleichem Erfolge nichts im Wege.

Lichtwirkung auf das Nervensystem.

Die Lichtwirkung auf das Nervensystem ist noch wenig untersucht. Daß die Erythemstrahlung einen Zustand erzeugt, der einer Herabsetzung des Sympathikustonus entspricht, wurde bereits mehrfach erwähnt. Aber auch lokal wirkt das Erythem reizend auf die Empfindungsnerven der Haut ein. Die hierbei auftretenden Gefühle des Brennens, der Hitze und Spannung in den betroffenen Partien können bei empfindlichen Personen oder sehr starker

Lichtanwendung äußerst unangenehm werden. Später kann sich daran ein mehr oder minder intensives Jucken anschließen, was aber nicht immer der Fall zu sein braucht. Ist die gereizte Hautfläche sehr groß, etwa bei Ganzbestrahlungen oder Sonnenbädern, so kann die sensible Reizung auch eine sensorische nach sich ziehen, bestehend in Unruhe, Schlaflosigkeit, Reizbarkeit und dem Gefühle innerer Spannung. Diese Wirkung ist besonders ausgeprägt bei nervösen Personen, zumal bei solchen, die wenig pigmentiert und daher gegen Licht in höherem Grade empfindlich sind. Es braucht dabei gar nicht zur Bildung eines sichtbaren Erythems zu kommen, und selbst kurze Bestrahlungen mit wenig chemisch wirksamem Licht können solche Reizerscheinungen auslösen. Diese verschwinden jedoch stets, sobald die Haut an die Strahlung gewöhnt ist und die Pigmentbildung begonnen hat. Dann treten vielmehr die günstigen Wirkungen der Lichtbehandlung in den Vordergrund, die sich übrigens bei gesunden Menschen oft schon im Erythemstadium geltend machen. Diese bestehen hauptsächlich in einer gesteigerten Arbeitslust, größerer Leistungsfähigkeit, geringerem Schlafbedürfnis und vor allem in einer Hebung der Stimmungslage, die Hasselbach als „leichte Manie" sowie „Immunität gegen deprimierende Eindrücke" bezeichnet hat. Dieser Erfolg der Lichtbehandlung stellt somit den direkten Gegensatz zu den hauptsächlichen Beschwerden der Neurastheniker dar. Daher besitzen wir in der Lichttherapie ein vorzügliches und sehr wirksames Mittel zur Behandlung des nervösen Erschöpfungszustandes, vor allem der damit verbundenen Müdigkeit, Arbeitsunlust und seelischen Depression. Bedingung für den Erfolg ist allerdings, daß das hier besonders nachteilige Reizstadium möglichst vollkommen vermieden wird. Daher sehr vorsichtige Eingewöhnung durch langsam steigende Dosen und Verwendung wenig reizender Lichtquellen mit vorwiegender Pigmentwirkung. Die weitaus besten Erfolge ergibt die natürliche Sonne, danach die Kohlenbogenlampe. Die Quarzlampe erfordert zur Umgehung der Reizwirkung sehr kleine Dosen, wodurch die Gesamtwirkung zu gering wird.

Auch der Reiz des Erythems kann manchmal erwünscht sein. Solche Fälle liegen bei stark juckenden Hauterkrankungen vor. Hier läßt sich das quälende Jucken durch das intensive Brennen des Erythems oft wohltuend übertönen, zumal, wenn die Lichtbehandlung auch kausal heilend auf den Krankheitsprozeß einwirkt.

Zusammenfassung.

Die sekundären Lichtwirkungen auf den Gesamtorganismus bestehen demnach in:

1. Einer Senkung des Blutzuckerspiegels (Diabetes),
2. einer Begünstigung der Fettverbrennung bei Fettsucht, einer Förderung des Fettansatzes bei Magerkeit,
3. einer Steigerung des Eiweißansatzes,
4. einer Besserung der Kalk- und Phosphorbilanz (Rachitis, Tetanie!),
5. einer Vermehrung des Hämoglobins und der Erythrozyten (Anämie!),
6. einer Anregung der Lymphozytose (Tuberkulose!),
7. einer Senkung des Blutdruckes (Hypertonie!),
8. einer Leistungssteigerung der nervösen Funktionen (Neurasthenie!).

Alle diese Wirkungen sind am bedeutendsten unter pathologisch veränderten Verhältnissen und vollziehen sich im Sinne einer Normalisierung der gestörten Funktion.

III. Die Lichtquellen.

Für die praktische Lichttherapie stehen außer der Sonne eine große Anzahl von Kunstlichtquellen zur Verfügung, unter denen jeweils die Wahl zu treffen ist. Dabei kann es sich nicht darum handeln, eine bestimmte Lichtquelle oder Lampentype als die beste und zweckmäßigste zu bezeichnen, wie das unter dem Einfluß der auf diesem Gebiete herrschenden Reklame leider nur zu oft geschieht. Eine Universallampe für alle Zwecke gibt es nicht! Vielmehr hat jede der technisch verschiedenen Lichtquellen ihre besonderen therapeutischen Eigenschaften. Aufgabe der wissenschaftlichen Untersuchung ist es daher, für jede Lichtquelle die zugehörigen Indikationen zu bestimmen, denen sie kraft ihrer besonderen Strahlungsqualität am besten entspricht. Wer daher die therapeutischen Möglichkeiten der Lichtbehandlung ganz ausschöpfen will, wird stets mehrere Lichtquellen zur Verfügung haben müssen. Das gilt natürlich ganz besonders von den Speziallampen mit eng begrenztem Anwendungsgebiet (Finsen-, Kromayer-, Wessely-Lampe). Immerhin lassen sich auch mit einem einzigen Lampenmodell befriedigende Erfolge erzielen, wenn dasselbe wenigstens gewisse Änderungen in der Strahlenqualität und damit eine annähernde Anpassung an den gegebenen Fall ermöglicht. Von den vorhandenen Lichtquellen ist diese Möglichkeit allein bei der Jupiterlampe gegeben (s. S. 53), die dadurch tatsächlich fast universell verwendbar wird, und gerade für den praktischen Arzt wohl die geeignetste Lichtquelle darstellt.

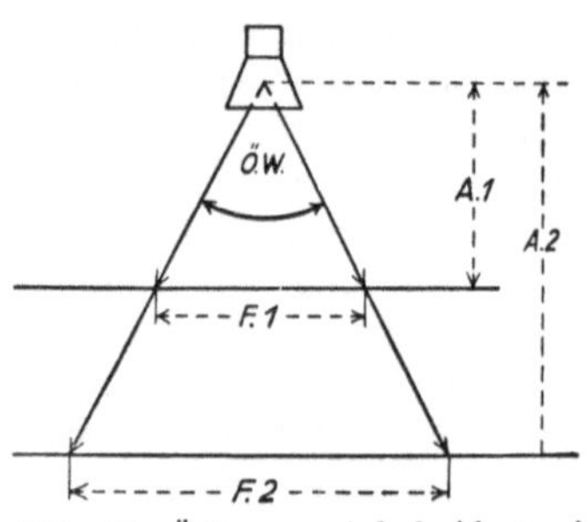

Abb. 10. Öffnungswinkel, Abstand und Feldgröße.

Für die Beurteilung jeder Lichtquelle sind zwei Faktoren von ausschlaggebender Wichtigkeit: 1. die Feldgröße und 2. die Strahlungsqualität.

Die Feldgröße (Abb. 10, F. 1 und F. 2) ist bei den Lichtquellen mit direkter Strahlung (Quarzlampen, Bogenlampen) abhängig vom Öffnungswinkel (ÖW), d. h. demjenigen Winkel, innerhalb dessen die Strahlung annähernd gleichmäßig ist und insbesondere keinen Intensitätsabfall nach den Seiten zu zeigt, und dem Bestrahlungsabstand, d. h. derjenigen Entfernung der Haut von der Lichtquelle, in der der biologische Effekt der Strahlung noch zu einer genügenden therapeutischen Wirkung ausreicht. Dieser letztere Faktor ist also bestimmt durch die Intensität der Lichtquelle. Ist diese gering, so darf, um eine ausreichende Wirkung zu erhalten, der Bestrahlungsabstand nur klein gewählt werden (A. 1 in Abb. 10), woraus ein kleines Bestrahlungsfeld resultiert (F. 1). Ist sie groß, so ermöglicht der größere Abstand (A. 2) bei gleichem Öffnungswinkel auch ein großes Bestrahlungsfeld (F. 2). Bei Lichtquellen mit Spiegeln und dadurch reflektierter Strahlung (Sollux- und Zeißlampe) ist der Öffnungswinkel veränderlich. Bei Verwendung paralleler Strahlen ist das Feld in jeder Entfernung dem Durchmesser des Spiegels gleich. Auch läßt sich bei diesen Lampen durch Konvergenz der Strahlung und dadurch bedingte Konzentrierung auf kleine Felder eine erhöhte örtliche Wirkung erzielen.

Nach der Strahlungsqualität, dem therapeutisch wichtigsten Faktor, lassen sich die Lichtquellen in drei Gruppen einteilen:

1. **Wärmestrahler**, d. h. solche Lichtquellen, deren Strahlung vorwiegend dem langwelligen Teil des Spektrums angehört,

2. **Ultraviolettstrahler,** d. h. solche Lichtquellen, die eine vorwiegend chemisch wirksame Strahlung aussenden.

3. **Kombinationsstrahler,** d. h. solche Lichtquellen, die gleichzeitig Wärme und kurzwellige Strahlung liefern, daher sonnenähnliche Wirkung haben.

Jede dieser Gruppen umfaßt wieder solche Lichtquellen, deren Feldgröße sie zur Ganzbehandlung geeignet macht, und solche, die der lokalen Behandlung kleinerer Felder dienen, sowie eine Reihe von Spezialmodellen für besondere Zwecke.

Gruppe 1. Wärmestrahler

mit vorwiegender Wärmewirkung. Als Lichtquelle dienen meist einfache elektrische Glühlampen oder hochkerzige Metallfadenlampen.

a) Für Ganzbehandlung.

Das Glühlichtbad (Abb. 11) stellt einen geschlossenen Kasten dar, der den auf einem Stuhle sitzenden Patienten aufnimmt und nur dessen Kopf frei

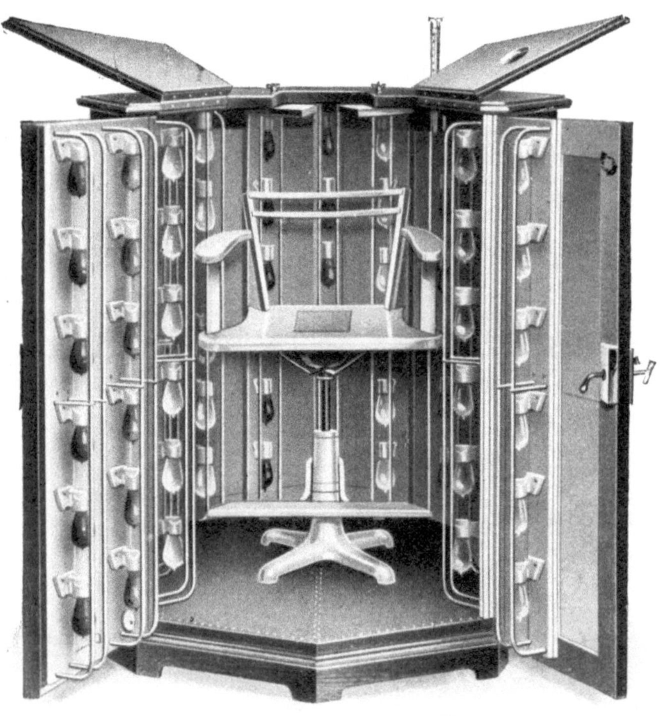

Abb. 11. Glühlichtbad.

läßt. Im Innern sind reihenweise die Glühlampen angeordnet, die die Erwärmung besorgen. Schutzgitter über denselben verhindern eine direkte Berührung der Lampen bei Unvorsichtigkeit des Badenden. Wichtig ist eine ausreichende Lampenzahl (30—70 je nach Kastengröße), damit das Lichtbad nicht zu lange ausgedehnt zu werden braucht. Auch soll der Kasten nicht zu klein und zu eng sein, da sonst sein Luftvolumen zu schnell mit Wasserdampf gesättigt ist

und die kühlende Wirkung des Schweißes aufhört. Zweckmäßig ist auch das
Aufstellen eines Ventilators (Föhn) neben der Kopföffnung, der das Gesicht des
Patienten mit seinem Luftstrom kühlt.

Neben den stationären Kastenlichtbädern werden auch transportable Licht-
badeeinrichtungen gebaut, von denen Abb. 12 und 13 ein Modell zeigen. Dasselbe
besteht aus einem ausziehbaren Holzgestell, welches
acht Glühlampen trägt und zum Gebrauche über
den liegenden Kranken ins Bett gestellt und mit
Wolldecken zugedeckt wird. Bei geringerem Aus-
zuge ist diese Vorrichtung auch zur Teilbehandlung einzelner Körperpartien (Arm, Bein, Kopf)
zu verwenden. Die Hitzewirkung ist bei den
wenigen Lampen allerdings nicht sehr stark, genügt aber vollständig zur Erzielung eines kräftigen
Schweißausbruches. Bei dem geringen Gewicht
(ca. 4 kg) und kleinem Raumbedarf in zusammen-
gelegtem Zustande eignet sich diese Konstruktion
vorzüglich zur Anwendung im Hause und bei
bettliegenden Kranken. Ähnliche Vorrichtungen
(sog. Glühlichtbögen) werden zur lokalen Hitze-
behandlung schon lange verwendet.

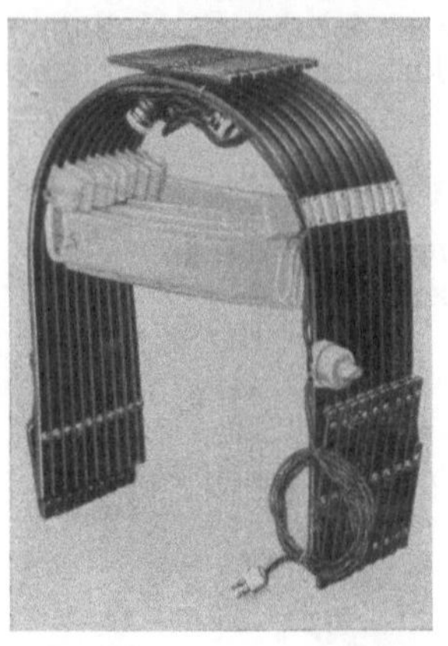

Abb. 12. Elektrisches Bett-
Lichtbad, zusammengelegt.

Die Wirkung aller Lichtbäder beruht auf der
intensiven Erwärmung des Körpers. Sie eignen
sich daher besonders für Schwitzprozeduren. Hier-
bei sind sie den Dampfbädern insofern überlegen, als die Verdunstung des
Schweißes im Lichtbade eine gleichzeitige Kühlung und damit eine leichtere
Verträglichkeit der Hitzewirkung bedingt. Daher stellt das Glühlichtbad die
schonendste Schwitzprozedur dar. Um eine möglichst·intensive Wärmewirkung

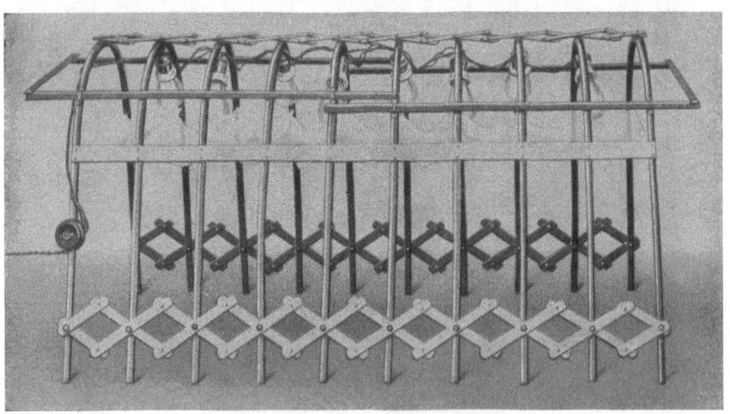

Abb. 13. Elektrisches Bett-Lichtbad, aufgestellt.

zu erhalten, müssen in Lichtbädern stets Kohlenfaden-, aber keine Metallfadenlampen verwendet werden.

Unter den Bestrahlungs-Glühlampen ist die Sollux-Lampe (Abb. 14)
am bekanntesten. Diese Lichtquelle besteht in ihrem wesentlichen Teil aus einer
gasgefüllten Spiraldrahtlampe von ca. 2000 Kerzen. Ein hinter der Lampen-
kugel angebrachter Parabolreflektor wirft die ganze Lichtmenge nach vorne
und ermöglicht durch Verschiebung je nach Bedarf einen divergenten (großes
Bestrahlungsfeld), parallelen oder konvergenten (kleines Feld) Verlauf der

Strahlen. Ein solides Stativ und allseitige Beweglichkeit der Lampe sind weitere schätzenswerte Vorteile dieses Modells. Ferner ist die Solluxlampe mit einem Halter für Farbscheiben ausgerüstet und kann so auch zur Blau- und Rotlichttherapie verwendet werden. Um das große Modell für Lokalbehandlung gebrauchen zu können, ist ein Konusansatz (s. Abb.) vorgesehen, der das Heraus-

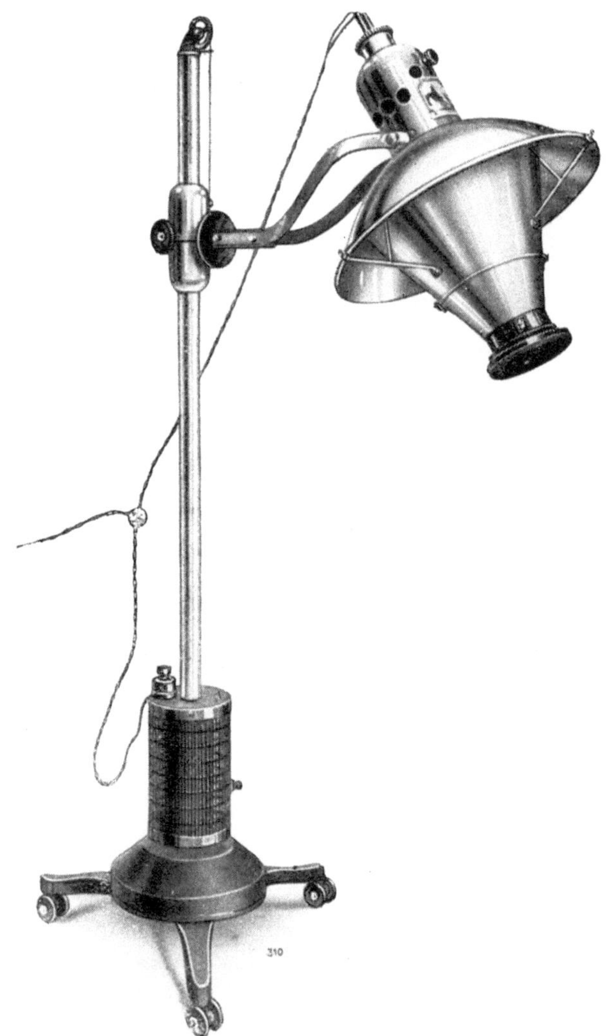

Abb. 14. Große Solluxlampe.

blenden kleiner Bestrahlungsfelder gestattet, ebenfalls bei Bedarf mit Farbscheiben. Somit stellt die Solluxlampe eine universell verwendbare Lichtquelle für die Behandlung mit strahlender Wärme dar.

Nach dem gleichen Prinzip ist auch die Spektrosollampe konstruiert, nur kommen bei ihr röhrenförmige Glühkörper zur Verwendung (Abb. 15). Daher eignet sich diese Type vor allem für Ganzbestrahlungen des liegenden Patienten, indem man den Längsdurchmesser des Reflektors der Körperachse parallel stellt. Farbenfilter lassen sich an dieser Lampe nicht anbringen, was indessen von geringer Bedeutung ist (s. S. 9).

Schließlich eignen sich auch die Bogenlampen sehr gut für die Behandlung mit strahlender Wärme, vor allem die Jupiterlampe mit Weißbrandkohlen. Näheres darüber s. unter Gruppe 3.

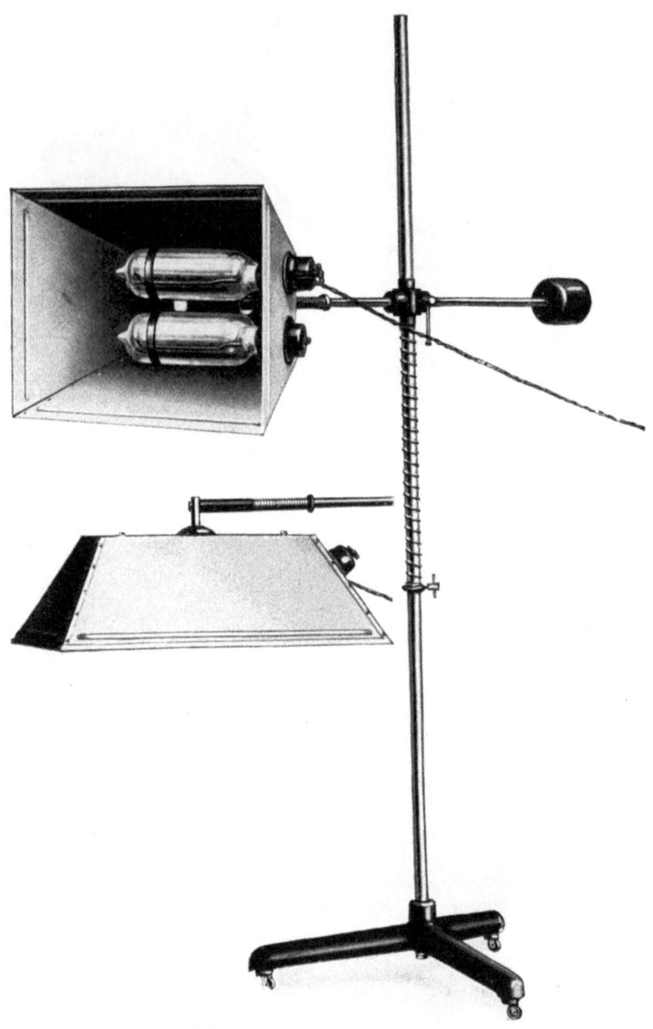

Abb. 15. Spektrosollampe.

Der Zweck der Ganzbehandlung mit den Wärmestrahlern ist die kräftige Hyperämie der Haut, die durch sie erzeugt wird. Daneben dienen sie vor allem zur Ergänzung der vorwiegend chemisch wirkenden Lichtquellen (Gruppe 2), um eine kräftige Pigmentierung zu erzielen.

b) Für Teilbehandlung.

Diese Lichtquellen sind meist kleinere Modelle der für die Ganzbehandlung gebrauchten. Die Teilglühlichtbäder (Abb. 16) für Kopf, Extremitäten und

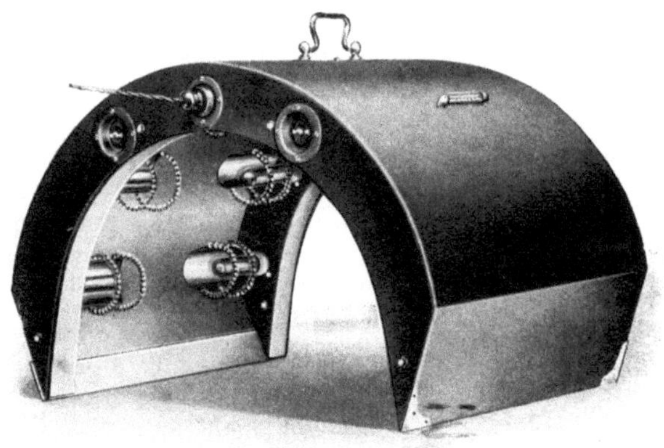

Abb. 16. Teil-Glühlichtbad.

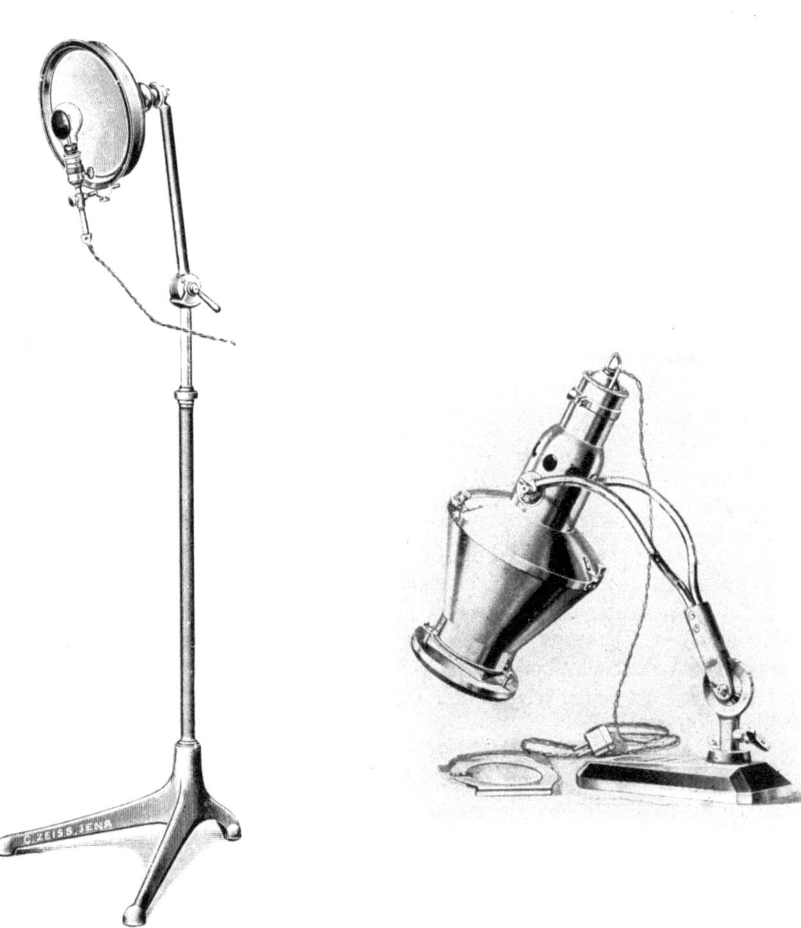

Abb. 17. Zeiß-Reflektor.   Abb. 18. Kleine Solluxlampe.

Gelenke sind kleinere Kästen mit wenigen Lampen, die dem zu behandelnden Körperteil angepaßt sind. Zweckmäßig für den Praktiker sind solche Modelle, die möglichst vielseitig verwendbar sind, d. h. offene Gestelle bei denen der Abschluß durch Decken usw. hergestellt wird. Wichtig ist hierbei, daß die Lampen nicht zu nahe an die Körperoberfläche heranreichen, da andernfalls deren Hitzewirkung sich unangenehm bemerkbar macht. Mit solchen Glühlichtkästen läßt sich eine intensive örtliche Durchwärmung und Hyperämisierung erzielen, die bei Gelenkerkrankungen, Neuralgien usw. sowie bei der postoperativen Darmlähmung von hervorragender Wirksamkeit ist.

Von den Bestrahlungslampen für lokale Wärmebehandlung ist die älteste der Zeiß-Reflektor (Abb. 17). Bei ihm steht eine zur Hälfte versilberte hochkerzige Glühlampe im Brennpunkte eines geschliffenen Hohlspiegels. Das von diesem reflektierte Licht der Lampe fällt als paralleles Bündel auf das

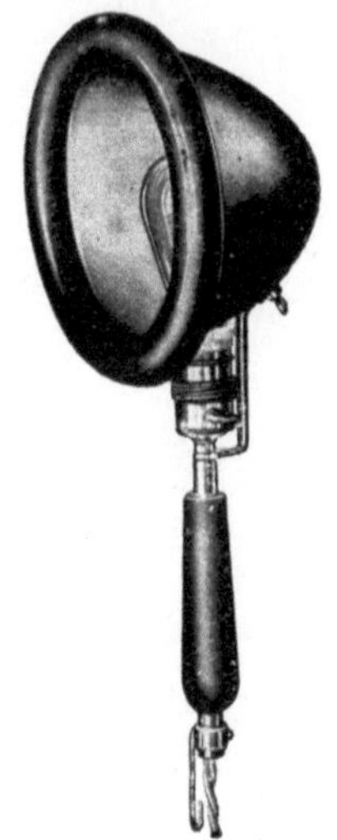

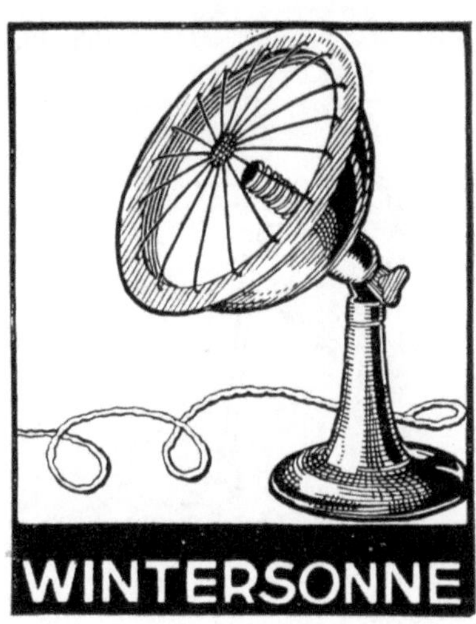

Abb. 19. Minin-Goldscheider-Reflektor.						Abb. 20. Wintersonne.

Bestrahlungsfeld. Der Zeißreflektor liefert also nur reflektiertes Licht, was jedoch für die Wärmewirkung ohne Belang ist.

Die kleine Solluxlampe (Abb. 18) entspricht in ihrer Konstruktion ganz dem großen Modell, und kann wie dieses auch mit dem hohen Stativ verwendet werden. Für Anwendung im Hause des Kranken wird ein leicht transportables Tischstativ geliefert. Passende Filteransätze ermöglichen auch bei dieser Type den Gebrauch von Farbscheiben. Da der Stromverbrauch der Lampe nur gering ist, kann man sie an jede, wie üblich mit 6 Ampères gesicherte Lichtleitung anschließen.

Für bescheidene Ansprüche genügt auch der Minin-Goldscheider-Reflektor (Abb. 19), der aus einer einfachen Kohlenfadenlampe in einem Parabolreflektor besteht. Durch Verwendung roter, grüner und blauer Glühbirnen ermöglicht er auch Farblichtbehandlung. Er ist ebenfalls an jede Lichtleitung anschließbar, ergibt jedoch nur kleine Bestrahlungsfelder. Eine Unbequemlichkeit ist es, daß er während der Bestrahlungsdauer mit der Hand gehalten werden muß. Daher ist für den stationären Gebrauch die Anschaffung eines passenden Statives sehr zu empfehlen.

Ähnlich wie diese letztgenannten Lampen sind auch die Efka-Fervosol- und Silberstrahl-Lampen konstruiert.

Schließlich sei an dieser Stelle noch die sog. „Wintersonne" (Abb. 20) als Quelle strahlender Wärme erwähnt. Auch bei ihr dient ein Parabolreflektor als Sammler für die Strahlung. Nur ist der Glühkörper in diesem Falle keine Lampe, sondern eine auf einem Porzellanträger montierte Drahtspirale, die durch den elektrischen Strom in helle Rotglut versetzt wird. Die Strahlung besteht daher in der Hauptsache aus nichtleuchtenden Wärmestrahlen. Ihre Hitzewirkung ist jedoch sehr intensiv, so daß die Wintersonne ein vorzügliches Mittel für die Hyperämiebehandlung darstellt. Da sich an Stelle der Glühspirale auch rote, grüne und blaue Kohlenfadenlampen einsetzen lassen, ist sie auch für die Farblichttherapie zu verwenden.

Die denselben Zwecken dienenden Azetylen- und Kalklichtscheinwerfer sind technisch wesentlich umständlicher. Da heute wohl überall elektrischer Strom vorhanden ist, sind sie durch die elektrisch gespeisten Lichtquellen völlig verdrängt und besitzen nur mehr historisches Interesse.

Die Indikationen für alle diese vorwiegend Wärmestrahlen liefernden Lichtquellen sind auf S. 14 näher angegeben.

Gruppe 2. Ultraviolettstrahler.

Diese Lichtquellen, deren hauptsächliche Intensität im unsichtbaren Ultraviolett liegt, beruhen auf dem Prinzip der Quecksilberdampflampe. Ein luftleeres Rohr aus Glas oder Quarz trägt an den Enden Metallelektroden. Im Innern des Rohres befindet sich Quecksilber. Zum Anzünden der Lampe wird das Rohr geneigt, so daß das Quecksilber die leitende Verbindung zwischen den Elektroden herstellt. Beim Zurückneigen des Rohres reißt dann der Queck-

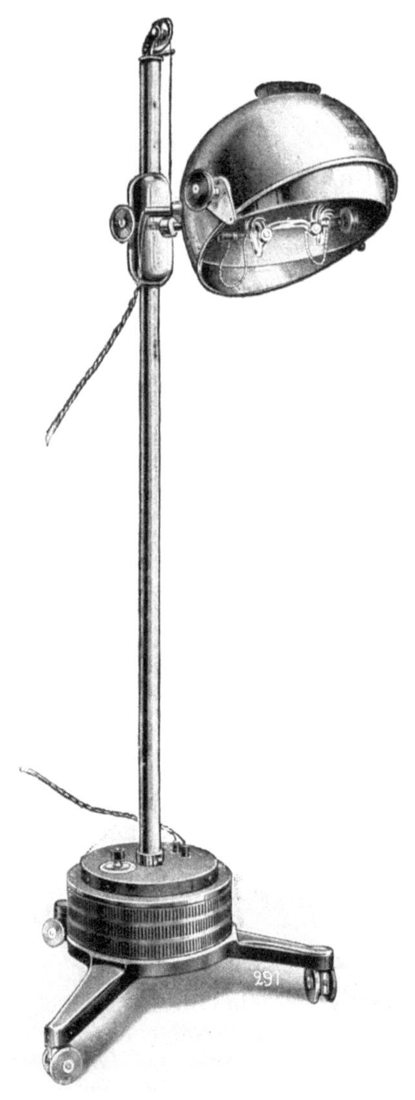

Abb. 21. Quarzlampe „Künstliche Höhensonne".

silberfaden ab und es entsteht ein Lichtbogen, der sich unter Bildung von Quecksilberdampf schnell über die ganze Länge des Rohres ausdehnt. Das von ersterem ausgestrahlte Licht ist die Linienstrahlung des Quecksilberdampfes und zeigt das für diesen charakteristische Spektrum (Abb. 4a). Das sichtbare Licht hat eine unangenehm grünlich-violette Farbe, die unsichtbare Strahlung reicht bei

Verwendung von Uviolglas als Lampenrohr bis 280 $\mu\mu$, bei Quarz bis ca. 220 $\mu\mu$. Mit letzterem (sog. Quarzlampe) liefert die Quecksilberdampflampe ein an kurzen Wellen sehr reiches Licht, das eine intensive Reizwirkung auf die Haut ausübt. Eine erhebliche Wärmeemission ist dabei nicht vorhanden.

a) Für Ganzbehandlung

ist die Hanauer Quarzlampe (Abb. 21) nach Bach, nicht ganz zutreffend „Künstliche Höhensonne" genannt, am bekanntesten. Bei ihr ist der Quarzbrenner in ein kugelförmiges Gehäuse eingebaut, dessen unterer Teil aufklappbar ist. Seitlich befindet sich der Handgriff, mittelst dessen der Brenner zum Zünden der Lampe für einige Sekunden gekippt wird. Bei den Gleichstrom-

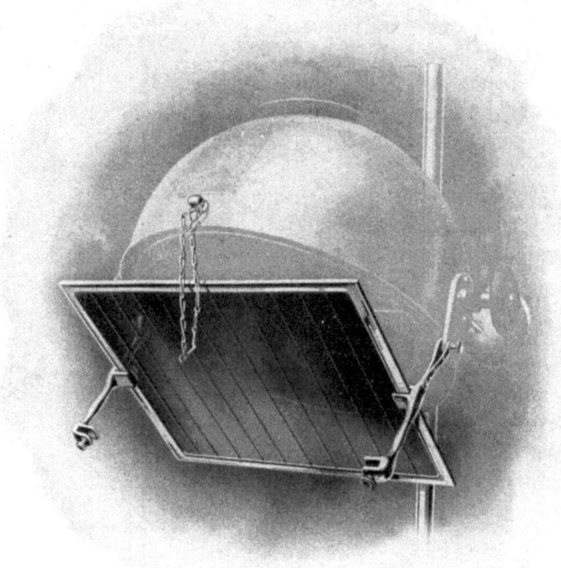

Abb. 22. Filter vor der Quarzlampe.

lampen befindet sich am Gehäuse noch die Zeigevorrichtung für den polrichtigen Anschluß des Leuchtrohres (Zeiger oder Glimmlichtlampe). Das Gehäuse selbst ist auf einem soliden Stativ vertikal verschieblich, in dessen Fuß der Widerstand bei Gleichstromlampen sowie der Transformator mit Drosselspule bei Wechselstromlampen eingebaut sind.

Für Ganzbestrahlung des sitzenden oder liegenden Patienten wird der untere Teil des Gehäuses ganz nach oben gedreht, dieses also ganz geöffnet. Für lokale Bestrahlung kleiner Felder wird die Haube geschlossen und eine der am Unterteil angebrachten Blendenöffnungen verwendet. Um eine mildere Strahlenwirkung zu erhalten, kann vor der Lampenöffnung ein Blauglasfilter (s. S. 9) angebracht werden (Abb. 22). Sollen dem Quarzlicht zur Erzielung sonnenähnlicher Wirkung Wärmestrahlen zugefügt werden, so verwendet man den Glühlampenring nach Hagemann (Abb. 23). Besser für diesen Zweck ist jedoch die Kombination der Quarzlampe mit der Solluxlampe.

Die **Jesioneklampe** (Abb. 24) enthält denselben Brenner wie die Höhensonne. Nur ist bei ihr das Gehäuse durch einen viereckigen Reflektor ersetzt. Diese Type ist vor allem zur Verwendung in sog. Lichtbaderäumen bestimmt (s. u.), wobei mehrere Lampen die in der Mitte stehenden Patienten bestrahlen (siehe Abb. 48).

Die Ganzbehandlung mit Quarzlampen dient hauptsächlich dazu, einen kräftigen Hautreiz (Erythem) zu erzielen, entweder zur therapeutischen Beeinflussung universeller Hauterkrankungen oder zur Erzeugung der Sekundärwirkungen (s. S. 25). Für

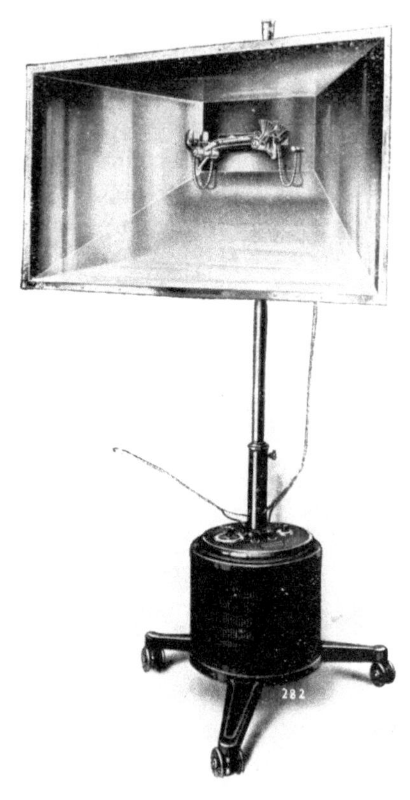

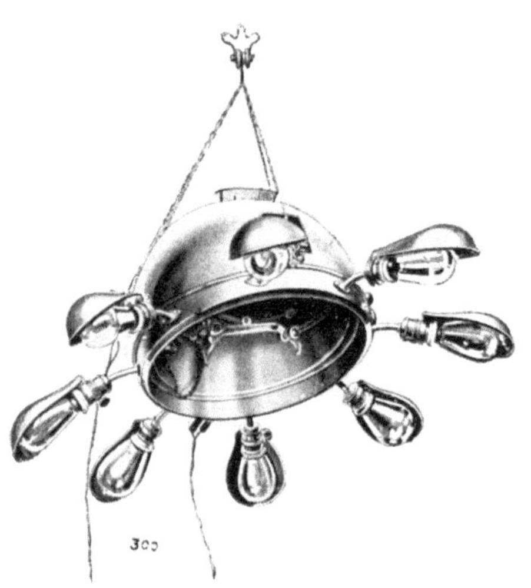

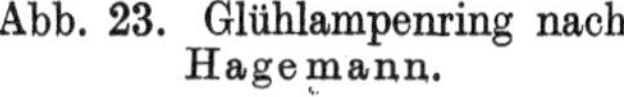

Abb. 23. Glühlampenring nach Hagemann.

Abb. 24. Jesioneklampe.

letzteren Zweck werden die Ultraviolettstrahler zwar von den Kombinationsstrahlern der Gruppe 3 übertroffen, haben aber den Vorzug einer einfacheren Handhabung und geringeren Stromverbrauches.

b) Für Teilbehandlung.

Ausschließlich für dermatologische Zwecke bestimmt ist die **Kromayerlampe** (Abb. 25). Bei ihr ist ein U-förmiger Quarzbrenner in ein größeres Quarzgefäß eingeschlossen und in ein Metallkästchen eingebaut. Letzteres trägt an der Vorderseite ein Quarzfenster zum Austritt der Strahlung. Die Lampe wird durch Neigen angezündet. Während des Betriebes zirkuliert in dem Quarzgefäß Wasser um den Brenner, welches durch zwei Schläuche zu- und abgeführt wird. Durch diese Wasserkühlung werden die Wärmestrahlen vollständig ausgeschaltet, so daß die Lampe direkt auf die Haut aufgesetzt werden kann. Für die Behandlung kleinerer Felder lassen sich besondere Ansätze auf das Lampenfenster stecken. Ferner eignet sich die Kromayerlampe auch zur Behandlung von Körperhöhlen (Nase, Mund, Ohr, Urethra, Vagina). Zu diesem Zwecke dienen massive Quarzstäbe verschiedener Dicke, die vor dem Fenster

befestigt werden. Infolge der totalen Reflexion des Lichtes an den Seiten-
flächen wird die Strahlung zusammengehalten und kann erst an der Spitze
des Stabes austreten. Außerdem läßt sich die Strahlung nach Bedarf durch
Aufsetzen eines Blau- bzw. Uviolblauglasfilters modifizieren. Der Durchmesser
des Fensters beträgt 50 mm. Die Kromayerlampe ist daher nur zur Behandlung
kleinerer Felder zu verwenden, wie solche in der Dermatologie gebraucht werden.
Die Bestrahlung erfolgt in geringem Abstande (10 cm) oder unter direktem Aufsetzen des Fensters auf die Haut. In letzterem Falle ermöglicht die Lampe
auch eine Kompressionsanämisierung (s. S. 13) durch festeres Aufdrücken,
um ein tieferes Eindringen der ultravioletten Strahlen zu erzielen. So angewendet ist die Kromayerlampe vorzüglich für die Therapie des Lupus und des
Naevus vasculosus verwendbar, ohne indessen die Finsenlampe (s. S. 51) ganz
ersetzen zu können. Mit angesetzten Quarzstäben dient sie der Behandlung

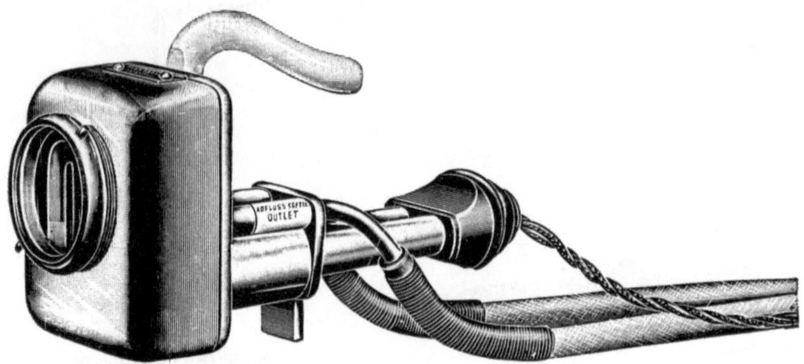

Abb. 25. Kromayerlampe.

von Erkrankungen der Schleimhäute in Körperhöhlen (z. B. Ozaena). Für gynä-
kologische Zwecke (Bestrahlung der Vagina) wird ein besonderer Ansatz geliefert, der mittelst Wasserkühlung jede Schädigung durch Wärme ausschließt.

Gruppe 3. Kombinationsstrahler.

Die Strahlung dieser Lichtquellen vereinigt Wärme und chemisch wirksames, kurzwelliges Licht. Sie sind meist reine Temperaturstrahler, so vor
allem die Sonne und die einfachen Kohlenbogenlampen. Dagegen stellt das
Licht der eingeschlossenen Bogenlampen und der Bogenlampen mit „mineralisierten" Kohlen eine Vereinigung von Temperatur- und Linienstrahlung dar,
indem letztere den kurzwelligen Anteil der ersteren erhöht. Infolgedessen ist
das quantitative Verhältnis dieser beiden Komponenten in der Gesamtstrahlung
je nach Art der Lichtquelle verschieden. Bei gleicher Wärmewirkung ist die
kurzwellige chemische Energie am geringsten bei einfachen Bogenlampen,
mittelstark bei der Sonne, den eingeschlossenen Bogenlampen und solchen mit
Magnesium- und Kupferkohlen, am stärksten bei den Bogenlampen mit Eisen-
kohlen.

a) Für Ganzbehandlung.

Der therapeutisch wichtigste Typ eines Kombinationsstrahlers ist die natürliche Sonne. Infolge der hohen Temperatur (etwa 6000 °) der strahlenden Oberfläche ist ihr Spektrum relativ reich an kurzwelligen Strahlen. Jedoch erleidet
die Sonnenstrahlung beim Durchgang durch die Erdatmosphäre eine sehr erheb-

liche Schwächung ihrer beiden Wirkungskomponenten. Dieselbe wird bedingt: Durch die Absorption des Lichtes in der Luft und in den darin befindlichen Gasen: Kohlensäure und Wasserdampf, daneben aber noch durch die Zerstreuung der Lichtwellen an schwebendem Staub und Wassertröpfchen, sowie an den Gasmolekülen selbst. Diese schwächende Wirkung ist daher in erster Linie abhängig von der Weglänge der Sonnenstrahlen in der Atmosphäre. Je höher die Sonne am Himmel steht, je näher der Senkrechten die Strahlen einfallen, desto kleiner ist die Luftdicke, die sie passieren müssen und desto geringer ist ihr Energieverlust. Eine Übersicht über die den verschiedenen Sonnenhöhen über dem Horizont entsprechenden Weglängen gibt nebenstehende Tabelle.

Dem kürzesten Weg von 8 km bei Sonnenstellung im Zenith gegenüber ist die Verlängerung bis zu einer Höhe von 50° über dem Horizont zunächst gering, nimmt aber dann sehr schnell zu: Bei 30° beträgt sie bereits das Doppelte, bei 10° das Sechsfache. Dementsprechend bewirkt auch die Absorption eine Schwächung der Strahlen. Die Sonnenhöhe über dem Horizont ist jedoch eine Funktion der geographischen Breite, sowie der Jahres- und Tageszeit. Ihren höchsten Wert erreicht sie in Mitteleuropa im Sommer zwischen 12 und 1 Uhr

Höhe	Weglänge
90°	8,0 km
70	8,5 „
50	10,5 „
30	16,0 „
20	23,4 „
10	46,6 „

mittags, wo sie ca. 65° beträgt. Dagegen erreicht sie im März und September mittags nur noch ca. 40°, im Dezember sogar nur den Minimalwert von ca. 18°. Daneben wechselt die Sonnenhöhe bekanntlich noch mit der Tageszeit: Sie ist mittags am größten, vor- und nachmittags geringer und im Moment des Auf- und Unterganges gleich 0°. Unabhängig von diesen Einflüssen nimmt die Wegelänge auch mit der Höhenlage des Wirkungsortes ab. So ist die Schichtdicke der Atmosphäre in 2000 m Höhe über dem Meere nur noch $^3/_4$, in 4000 m sogar nur die Hälfte des Betrages in Seehöhe. Und da hierbei gerade die unteren, unreinen, staubigen Schichten für die Absorption wegfallen, so zeigt die Sonnenstrahlung im Hochgebirge eine ganz bedeutend größere Intensität als in der Tiefebene. Dieses Übergewicht bleibt auch für die oben genannten astronomischen Änderungen der Weglänge bestehen. So erreicht die Hochgebirgssonne noch am späten Nachmittag die Wirkung der Mittagssonne im Tiefland, ebenso schon zeitig im Frühjahr und weit im Herbst diejenige der Sommersonne dort.

Die Gesamtintensität der Sonne ist also:

1. jährlich am größten im Sommer,
2. täglich am größten mittags,
3. um so größer, je höher der Wirkungsort gelegen ist.

Die Schwächung der Sonnenstrahlung durch die Atmosphäre betrifft jedoch nicht alle Spektralbezirke gleichmäßig. Vielmehr findet die Intensitätsabnahme am stärksten in den kurzwelligen Teilen, blau, violett und besonders ultraviolett statt, während die langwelligen Strahlen weniger davon betroffen werden. Die Tabelle (S. 48) gibt eine Übersicht über die Energiemengen, die nach der Absorption in entsprechenden Luftschichten noch übrig sind, gemessen in Prozenten der Ursprungsintensität. Sie zeigt, daß die violetten Strahlen in viel höherem Grade absorbiert werden als die roten. Bei niederem Sonnenstande, z. B. 7°, werden die violetten Strahlen sogar völlig ausgelöscht, während von den roten noch über die Hälfte vorhanden ist. Aus dem daraus resultierenden relativen Überwiegen der roten Strahlen erklärt sich auch die rote Farbe der auf- und untergehenden Sonne. Andererseits bedingt die Verringerung der Absorption an hochgelegenen Orten neben der Steigerung der Gesamtintensität ganz besonders noch eine relative Vermehrung der kurzwelligen Strahlen.

S-Höhe	Weglänge	Rot	Violett
90 ⁰	8 km	94,5 ⁰/₀	51 ⁰/₀
30 ⁰	16 „	85,5 „	25 „
19,5 ⁰	24 „	79,5 „	12 „
7 ⁰	64 „	55,0 „	0 „

Nach Elster und Hertel beträgt die ultraviolette Intensität in 3100 m über dem Meere etwa das 2,25-fache von derjenigen in der Ebene. Neben dieser quantitativen Vermehrung der chemischen Strahlen wird durch die Weg-verkürzung auch eine Verlängerung des Spektrums nach der kurzwelligen Seite hin erzeugt. Sie ist aber gering und beträgt für 600—800 m Erhebung nur je etwa 1 $\mu\mu$. Die größere chemische Wirkung der Sonne im Hochgebirge wird also fast nur durch Verstärkung der auch in der Ebene schwächer vorhandenen ultravioletten Strahlen bedingt. Während jedoch die Intensität der Wärme-strahlen ziemlich genau der jeweiligen atmosphärischen Weglänge entspricht, scheinen für die chemische Wirkung noch andere Faktoren mitzusprechen.

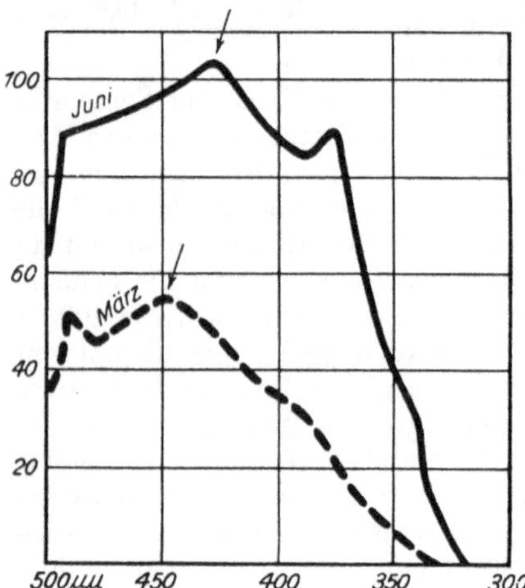

Abb. 26. Sonnen-Intensität nach Schanz.

So fand Dorno im Hochgebirge die ultra-violette Strahlung bei gleichem Sonnen-stande im Herbste bedeutend kräftiger als im Frühjahr. Auch sonst kommen örtlich und zeitlich bedeutende unregel-mäßige Schwankungen der chemischen Intensität vor.

Die jahreszeitlichen Veränderungen der Sonnenstrahlung im Tiefland hat Schanz untersucht und in einer über-sichtlichen Kurve dargestellt (Abb. 26). Danach beträgt die Intensität der Ge-samtstrahlung im März nur etwa die Hälfte des Betrages im Mouat Juni. Auch die relative Zunahme der chemischen Strahlung bei höherem Sonnenstande im Sommer ist deutlich ersichtlich. Sie äußert sich neben dem steileren An-steigen der Junikurve im Ultraviolett auch in einer Verschiebung des Maxi-mums (Pfeil!) nach rechts, welches im März bei 450 $\mu\mu$, im Juni dagegen bei 425 $\mu\mu$ liegt. Die reine Wärmestrahlung ist jedoch nach Untersuchungen des Verfassers im Juli am kräftigsten.

Aus diesen Tatsachen ergibt sich, daß die biologische Wirkung des Sonnen-lichtes am größten ist bei hohem Sonnenstande (Sommer und Mittag) sowie bei Höhenlage des Ortes. Da jedoch die Wirkungssteigerung durch Höhenlage in erster Linie durch Vermehrung der Strahlungsmenge, viel weniger durch qualitative Änderung bedingt ist, so lassen sich dieselben therapeutischen Effekte auch in der Ebene durch Verlängerung der Bestrahlungsdauer erzielen. Nur da, wo eine maximale Lichtwirkung erzielt werden soll, ist die Hochgebirgs-sonne vorzuziehen, zumal dort die Zahl der Sonnentage meist größer ist als im Tiefland. Für die Mehrzahl der Indikationen genügt jedoch die Flachlandsonne vollkommen. Sie hat überdies noch den Vorzug, milder zu wirken und die gerade bei Tuberkulösen nachteiligen Reizerscheinungen der Überdosierung zu ver-meiden.

Die therapeutische Anwendung des Sonnenlichtes erfolgt zweckmäßig in Sonnenbädern oder Solarien. Eine vorzügliche Einrichtung dieser Art zeigt Abb. 27 (Prof. Vulpiussche Freiluftklinik Bad Rappenau). Auf einer mit der Breitseite nach Süden orientierten Terrasse stehen in zwei Reihen die Liegebetten der Patienten. Solche Liegehallen lassen sich auch in mehreren Stockwerken übereinander anordnen (s. Abb. 28, ebenda). Infolge des in unseren Breiten auch im Hochsommer schrägen Strahleneinfalles ist bei genügender Höhe der Hallen (4 m) ausreichend besonnter Raum zur Aufstellung einer Reihe von Liegebetten vorhanden. Für südliche Länder mit hohem Sonnenstande empfiehlt sich jedoch die Anlage gestaffelter Liegehallen (Abb. 29), bei denen eine Beschattung durch die oberen Stockwerke unmöglich ist. Jedoch sind so bedeutende Anlagen zur erfolgreichen

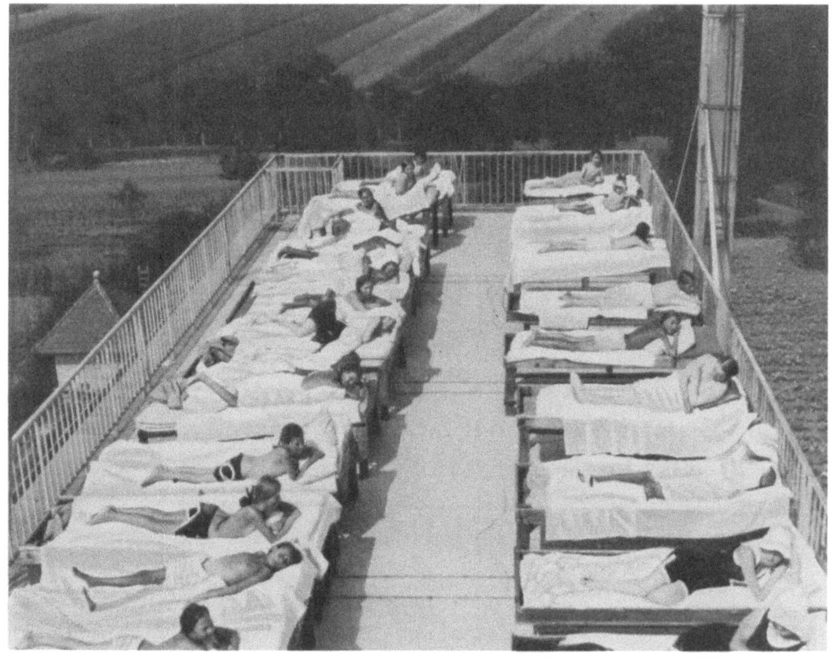

Abb. 27. Sonnen-Terrasse.

Anwendung der Sonnentherapie durchaus nicht notwendig. Abb. 30 zeigt ein kleineres Sonnenbad, wie es sich für Anstalten in Städten usw. eignet. Diese Bauart kann leicht auf einem flachen Dach angelegt werden. Statt einzelner Liegestühle wird zweckmäßig eine durchgehende, mit Zinkblech belegte Liegebühne verwendet, auf die nebeneinander Matrazen für die einzelnen Patienten gelegt werden. Bei Nichtgebrauch werden die Matratzen in dem kastenförmigen Unterbau der Liegebühne aufbewahrt. Die meist nötige Umwandung des Sonnenbades besteht im oberen Teil aus horizontal geriffelten Rohglasscheiben. Dieselben üben auf die einfallenden Strahlen eine Art Prismenwirkung aus und leiten sie teilweise ins Innere des Sonnenbades. Durch diese Scheibenstrahlung wird die direkte Sonnenstrahlung in ihrer Wärmewirkung kräftig unterstützt. Daneben wirkt die Umwandung als Windschutz, was die Anwendung des Sonnenbades auch im Frühjahr und Herbst ermöglicht. Immer soll jedoch die Wand möglichst niedrig sein, um auch bei tief stehender Sonne

keinen Schatten auf die Liegeplätze zu werfen. Ist wegen der Einsicht von
umliegenden Gebäuden eine hohe Umwandung erforderlich, so muß der Durch-

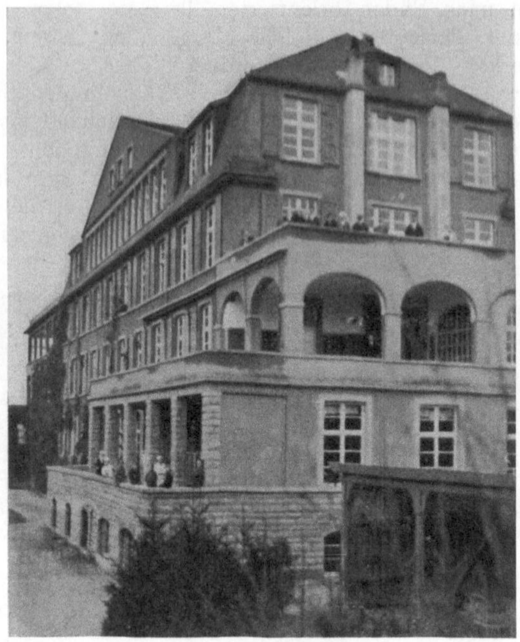

Abb. 28. Liegehallen.

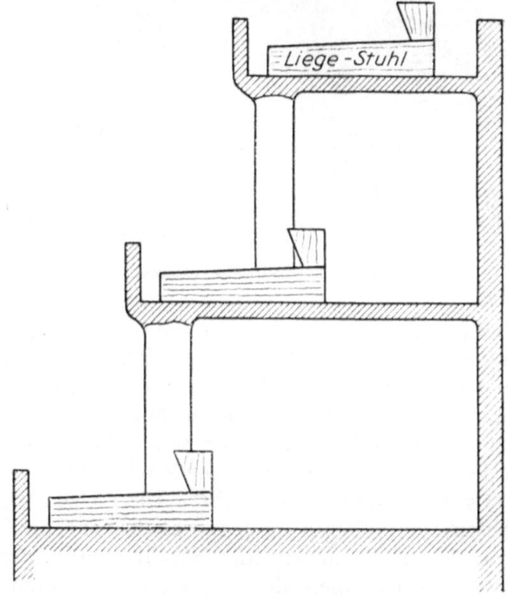

Abb. 29. Gestaffelte Liegehallen.

messer des Sonnenbades entsprechend größer genommen werden, eventuell
durch einen Vorbau auf der Südseite (s. Abb. 30).

Wichtig bei der Sonnenbehandlung ist auch ein ausreichender Schutz des Kopfes gegen die Strahlen. Für einfache Verhältnisse genügt hierzu ein passend befestigter Sonnenschirm oder ein breitrandiger Strohhut. An Liegestühlen

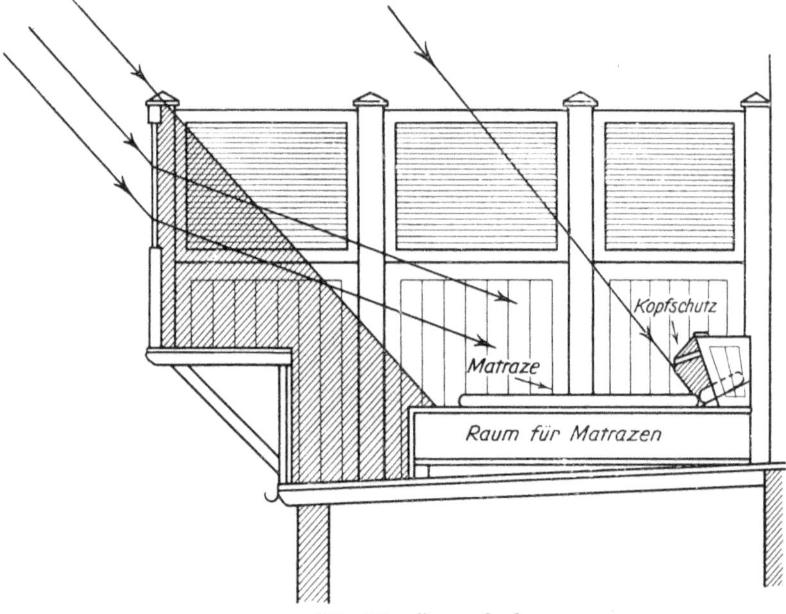

Abb. 30. Sonnenbad.

ist meist ein zusammenklappbares Eisengestell mit Tuchüberzug vorgesehen. Solche Einrichtungen sind bequemer und ermöglichen dem Patienten, während

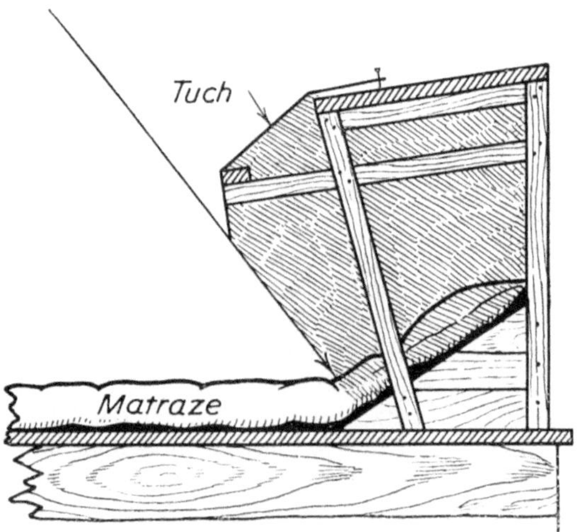

Abb. 31. Kopfschutz.

des Sonnenbades ohne Blendung zu lesen. Für die oben beschriebenen Liegebühnen eignet sich am besten ein durchgehender, gemeinsamer Kopfschutz (Abb. 31). Dieser besteht aus einem über dem Kopfende angebrachten Brett, von dessen Vorderkante über eine etwas tiefer befestigte Latte ein Tuchstreifen von der Länge der Liegebühne und etwa 60 cm Breite herabhängt. Der Tuchstreifen wird mit Ringen an entsprechenden Nägeln im oberen Brett aufgehängt und während des Nichtgebrauches abgenommen.

Neben diesen Einrichtungen ist jedoch auch eine Sonnenbehandlung mit improvisierten Mitteln im Hause des Patienten möglich. Sehr oft ist ein Balkon auf der Südseite vorhanden, der durch einfache Tuchwände gegen Sicht geschützt und als Sonnenbad verwendet werden kann. Ähnliche Einrichtungen lassen sich auch in Gärten und auf flachen Dächern herstellen. Schließlich genügt auch ein nach Süden gelegenes, möglichst hohes Fenster, das geöffnet und vor dem eine Matratze auf den Boden gelegt wird. Solche Behelfe ermöglichen die Anwendung der Sonnenbehandlung auch ohne besondere Anlagen und sollten mehr wie bisher herangezogen werden, da die therapeutische Wirkung der Sonne von keiner der Kunstlichtquellen erreicht wird. Bedingung hierfür ist jedoch, daß das Sonnenbad unbekleidet angewendet wird, da schon ein dünner Badeanzug gerade die wirksamen kurzwelligen Strahlen absorbiert.

Unter den sonnenähnlichen Lichtquellen ist die älteste der Bogenlicht-Scheinwerfer. Bei ihm werden die von einer Bogenlampe gelieferten Strahlen von einem Hohlspiegel gesammelt und auf den Patienten geworfen. Je nach der Spiegelstellung ist die Strahlung divergierend, parallel oder konvergierend. Eine Lampe dieser Art zeigt Abb. 32. Das Licht der einfachen Bogenlampe ist sonnenähnlich, insofern es sowohl Wärme wie auch kurzwellige Strahlung enthält. Da die Temperatur des Lichtbogens jedoch nur etwa 4000° C beträgt, mithin um 2000° C geringer ist als die der Sonne, ist der Anteil der chemisch wirksamen Strahlen an der Gesamtintensität verhältnismäßig geringer (s. S. 4). Zur Erzielung einer kräftigen Hautwirkung sind daher sehr lange Bestrahlungszeiten notwendig. Außerdem entspricht die brauchbare Feldgröße nur etwa dem

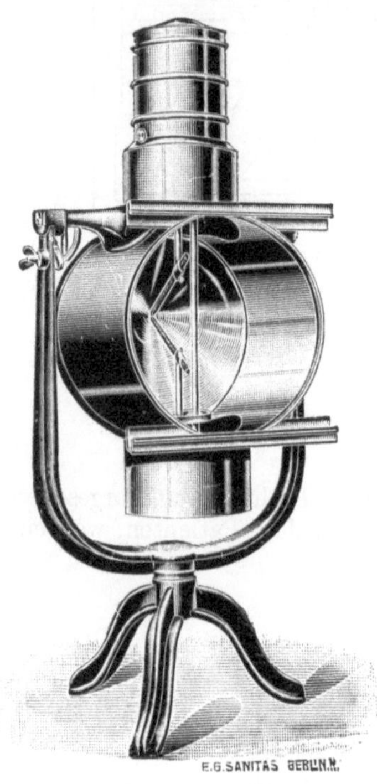

Abb. 32. Kohlenbogen-Scheinwerfer.

Durchmessers des Reflektors. Für Ganzbestrahlungen sind daher sehr große Apparaturen mit hohem Stromverbrauch erforderlich. Die therapeutische Verwendung der Kohlenbogen-Scheinwerfer ist infolgedessen beschränkt. Dagegen wird die intensive Wärmestrahlung des Bogenlichtes in den sog. Kombinationslichtbädern benützt, um die Wirkung der Glühlampen zu unterstützen. Solche Lichtbäder (Abb. 33) erzeugen schon bei relativ niederer Temperatur der Kastenluft einen kräftigen Schweißausbruch und sind daher etwas leichter erträglich als die einfachen Glühlichtbäder.

Um die geringe chemische Strahlung des einfachen Bogenlichtes zu verstärken, wird bei den neueren Lampentypen das kontinuierliche Spektrum der Kohlen durch ein angefügtes Linienspektrum verlängert (s. S. 5). Bei den sog. eingeschlossenen Bogenlampen befindet sich der Lichtbogen in einer Glocke aus Quarz oder Uviolglas. Die sich in dieser Glocke bildenden Gase, Zyan und

Kohlenoxyd, erzeugen ein an kurzwelligem Lichte reiches Bandenspektrum.
Lampen dieser Art sind die Heliollampe (Abb. 34) und die ihr ähnliche
Aureollampe. Das Spektrum der Heliollampe zeigt Abb. 4b. Mit diesen
Lichtquellen läßt sich eine intensive Hautwirkung und kräftige Pigmentierung
erzielen, die der Wirkung der Hochgebirgssonne weitgehend entspricht.

Bei den Bogenlampen mit „mineralisierten" Kohlen wird die Intensitäts-
steigerung im Ultraviolett durch das Linienspektrum des Imprägnationsstoffes
erzielt (s. S. 6). Eine solche Lampe ist die Jupiterlampe (Abb. 35). Bei
ihr brennen zugleich zwei Lichtbögen hintereinander geschaltet, wodurch der
verfügbare Strom besser ausgenützt wird. Da ein Lichtbogen nur etwa 40 bis

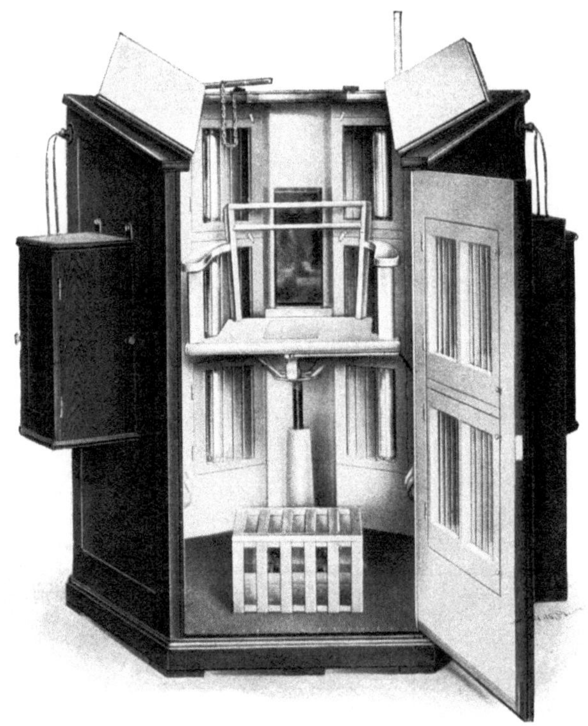

Abb. 33. Kombinations-Lichtbad.

50 Volt verbraucht, werden bei einflammigen Bogenlampen je nach der Netz-
spannung 50—75% des Stromes nutzlos im Widerstand vernichtet. Infolgedessen bedeutet die Verwendung von zwei Lichtbögen bei der Jupiterlampe
eine erhebliche Stromersparnis. Außerdem sind bei ihr die Kohlen parallel
angeordnet, wodurch eine maximale Lichtausbeute erzielt wird und überdies der
bei anderen Lampen oft zu Störungen Anlaß gebende Nachschiebemechanismus
wegfällt. Daher beträgt die Lichtstärke des abgebildeten Modelles bei nur
10 Amp. Stromverbrauch etwa 6000 Kerzen.

Die Zusammensetzung der Strahlung kann bei dieser Lampe durch Verwendung verschiedener Kohlensorten dem therapeutischen Zweck weitgehend
angepaßt werden. Bei Benützung der sog. Weißbrandkohlen entspricht das
Licht fast vollkommen der natürlichen Sonnenstrahlung. Es erzeugt also bei
entsprechend lang dauernder Einwirkung Pigmentbildung, aber fast kein

Erythem. Daneben ermöglicht die intensive Wärmewirkung der Jupiterlampe auch ihre Anwendung in all den Fällen, in denen die Wärmestrahler der Gruppe 1 indiziert sind. Die Ultrakohlen hingegen ergeben ein Licht, das auch die kurzwelligen ultravioletten Strahlen in reichem Maße enthält (s. Spektrum der Jupiterlampe, Abb. 7). Mit diesen Kohlen erfüllt die Jupiterlampe alle Indikationen der Gruppe 2, bei denen es auf eine intensive Erythemwirkung ankommt. Jedoch ist die Pigmentierung in diesem Falle wesentlich kräftiger als die durch die Quecksilberdampflampen erzielte. Bei intensiver Anwendung kommt sie sogar derjenigen der Sonne nahe. Daher darf die Jupiterlampe zur Zeit als die zweckmäßigste Lichtquelle für den praktischen Arzt bezeichnet werden, da sie infolge dieser Anpassungsmöglichkeit fast allen lichttherapeuti-

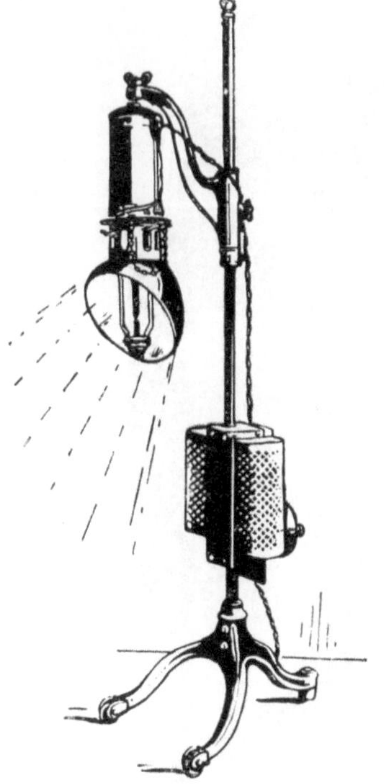

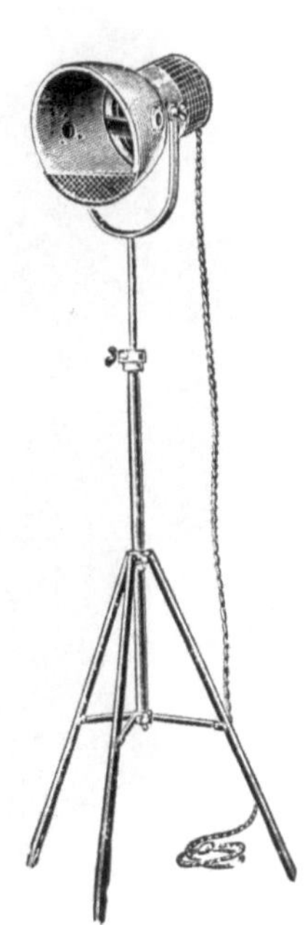

Abb. 34. Heliollampe.   Abb. 35. Jupiterlampe, Type 30.

schen Indikationen gerecht wird. Aber auch für größere Institute ist sie vorzüglich geeignet, da sie Handlichkeit, gefälliges Aussehen und eine von keiner anderen Konstruktion annähernd erreichte Ökonomie im Stromverbrauch vereinigt. Sie ermöglicht die Anwendung der therapeutisch weit wirksameren Kombinationsstrahlung mit fast ebenso geringen Kosten, wie sie die Quarzlampe für ausschließliche Ultraviolettstrahlung erfordert.

Auf dem gleichen Prinzip der imprägnierten Kohlen beruhen die doppelflammige Efka-Ultralux-Lampe und die Landekersche Ultrasonne. Erstere entspricht hinsichtlich ihrer Wirkung etwa der Jupiterlampe mit Ultrakohlen, erfordert aber hohen Stromverbrauch bei ungünstiger Anordnung des Strahlenkegels. Die Landekersche Ultrasonne liefert ein Licht ähnlich dem der Jupiterlampe mit Weißbrandkohlen. Sie eignet sich hauptsächlich nur für Schleimhautbestrahlungen, für Ganzbehandlung ist ihre Intensität etwas gering.

Die Ganzbehandlung mit Kombinationsstrahlern ist die wirksamste Form der Lichttherapie zur Erreichung der Allgemeinwirkungen (s. S. 25). Sie übertrifft darin weit die ausschließliche Ultraviolettstrahlung. Dazu geeignet sind besonders diejenigen Kombinationsstrahler, die neben intensiver Wärme auch eine hohe Intensität im Ultraviolett I und II aufweisen, also Sonne, Jupiterlampe und — in geringerem Grade — auch die eingeschlossenen Bogenlampen. Daneben eignen sich diese letztgenannten Lichtquellen aber auch zur Lokalbehandlung, besonders für dermatologische Zwecke.

b) Für Teilbehandlung.

Hierfür lassen sich alle oben genannten Bogenlampen durch entsprechende Abdeckung des Körpers verwenden. Für verschiedene Typen werden auch besondere Ansätze und Blenden geliefert (Jupiterlampe (Abb. 36), Ultrasonne), die lokale Bestrahlung kleinerer Felder ermöglichen.

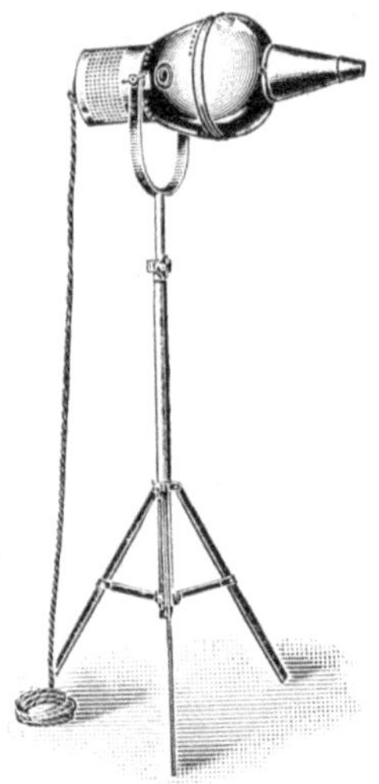

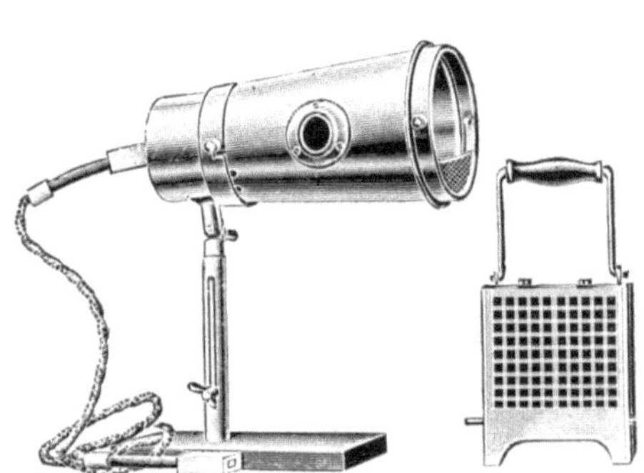

Abb. 36. Jupiterlampe nach Dr. Stein mit Ansätzen für Lokalbestrahlung.

Abb. 37. Kleine Jupiterlampe auf Tischstativ.

Unter den Spezialmodellen für Teilbehandlung ist in erster Linie die kleine, einflammige Jupiterlampe zu nennen (Abb. 37). Diese Type eignet sich auf dem Tischstativ auch zur Mitnahme ins Haus des Patienten, da sie leicht ist, an die Lichtleitung angeschlossen werden kann und in dem mitgelieferten Koffer (Abb. 38) wenig Raum beansprucht. Für die stationäre Behandlung kann sie auch mit einem Bodenstativ verwendet werden (Abb. 39). Ein kegelförmiger Ansatz ermöglicht es, kleinere Felder für zahn- und ohrenärztliche Zwecke herauszublenden. Die Lichtstärke beträgt etwa 3500 Kerzen bei sehr intensiver Wärmewirkung. Die chemische Strahlung kann durch Verwendung von Weißbrand- oder Ultrakohlen dem therapeutischen Zwecke angepaßt werden. Wie das große Modell eignet sich die kleine Jupiterlampe sowohl für reine Wärmewirkung wie auch für die lokale Behandlung mit kurzwelligem Licht.

Ähnliche kleine Bogenlampen werden auch von verschiedenen anderen in- und ausländischen Fabriken hergestellt. Jedoch sind die meisten Modelle nur mit einer Kohlensorte verwendbar und daher in ihrer Brauchbarkeit beschränkt.

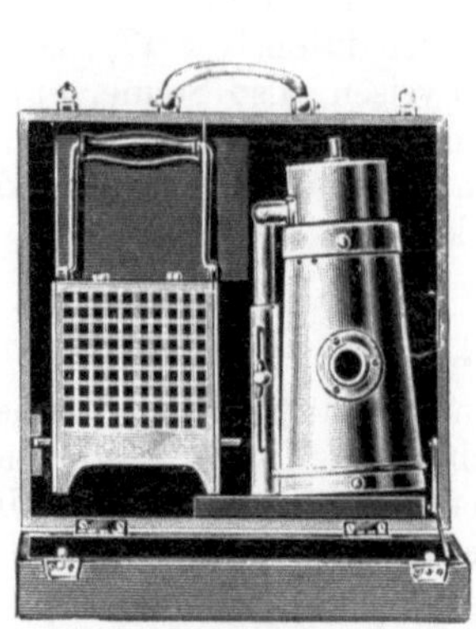

Abb. 38. Kleine Jupiterlampe in Trans-
portkoffer.

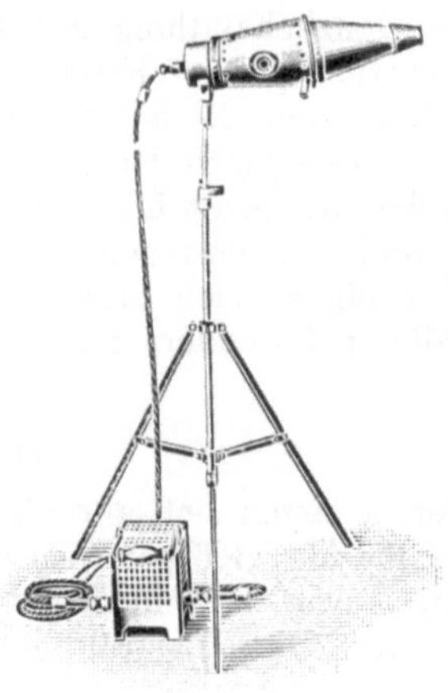

Abb. 39. Kleine Jupiterlampe auf hohem
Stativ mit Ansatz.

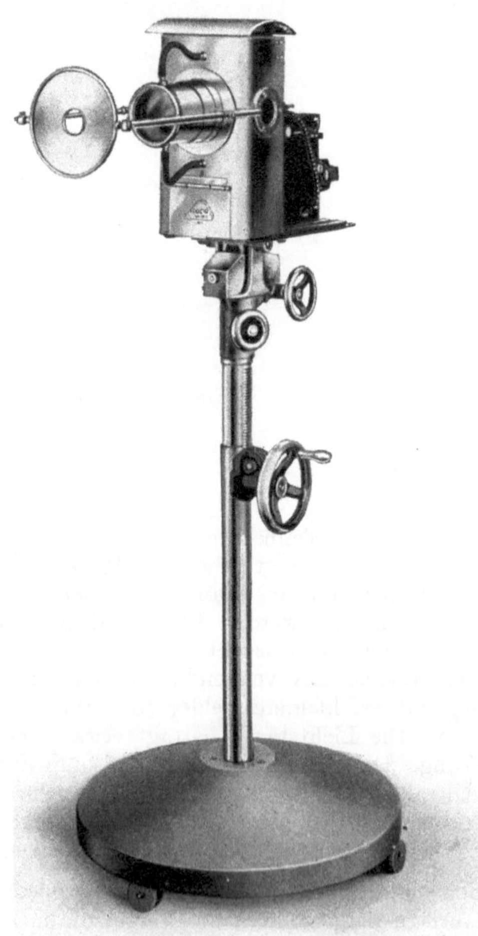

Abb. 40. Wesselylampe.

Eine Speziallampe für augenärztliche Zwecke ist die Bogenlampe nach Schanz. Bei diesem Modell ist der Lichtbogen in ein kastenförmiges Gehäuse eingebaut, welches an den Seiten vier Fenster aus Uviolglas trägt. Es können somit vier Patienten gleichzeitig behandelt werden.

Die Wesselylampe (Abb. 40) stellt eine Sonderkonstruktion für die Lichtbehandlung der Kehlkopftuberkulose dar. In der technischen Ausführung entspricht sie ungefähr der Finsen-Reyn-Lampe (s. unten), d. h. sie ist eine Kohlenbogenlampe, deren Strahlen durch ein optisches System parallel gemacht und durch eine mit Wasser gefüllte Kühlkammer von der Wärmewirkung befreit werden. Bei dieser Lampe werden mit Kupfer imprägnierte Kohlen verwendet, deren Licht sonnenähnlich, also reich an langwelligem Ultraviolett ist. Zur inneren Behandlung des Kehlkopfes sitzt der Patient der Lampe gegenüber auf einem mit Kopfstütze versehenen Stuhle. Nach Anästhesierung des Rachens wird der übliche Kehlkopfspiegel eingeführt und in richtiger Stellung an der Lampe befestigt. Ein zweiter größerer, dem gebräuchlichen Stirnreflektor

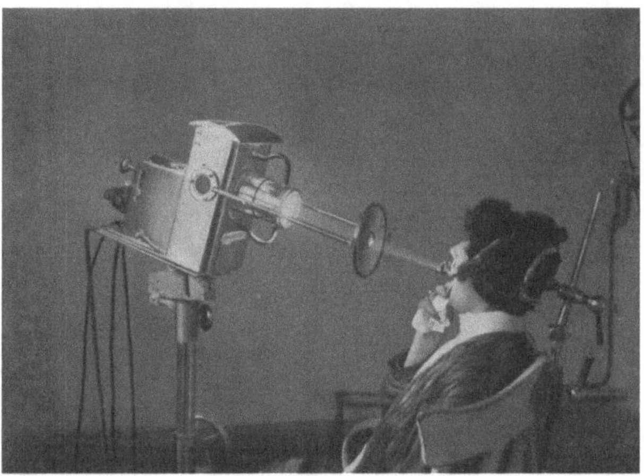

Abb. 41. Behandlung mit Wessely-Lampe.

ähnlicher Spiegel ist mit seiner Öffnung vor der Linse der Lampe angebracht. In ihm sieht der Patient das Kehlkopfbild und kann so dauernd die richtige Einstellung der ganzen Anordnung kontrollieren (Abb. 41). Neuerdings hat Wessely auch einen Spiegelhalter konstruiert, der den Kehlkopfspiegel am Kopf des Patienten selbst fixiert. Außerdem ist mit der Wesselylampe auch eine direkte Bestrahlung der erkrankten Schleimhaut nach Art der Killianschen Schwebelaryngoskopie möglich.

Die Finsenlampe (Abb. 42) ist die älteste aller therapeutischen Lichtquellen. Daß sie bis heute durch kein anderes Modell vollwertig ersetzt werden konnte, beweist ihren hohen therapeutischen Wert und ihre vorzügliche technische Eignung. Ihre Anwendung beschränkt sich allerdings auf ein enges Gebiet: auf die Lupusbehandlung. Hier ist sie durch keine andere Form der Lichtbehandlung zu ersetzen. Diese Überlegenheit verdankt die Finsenlampe ihrer spezifischen Strahlungsqualität. Das Finsenlicht enthält wenig Wärmestrahlen, dagegen einen großen Reichtum an blauen, violetten und langwelligen ultravioletten Strahlen, während das kurzwellige Ultraviolett fast ganz fehlt. Infolgedessen liefert diese Lampe eine kräftige, chemisch wirksame Strahlung, die aber zugleich infolge ihrer Zusammensetzung aus vorwiegend längerwelligem

Lichte sehr tief in die Haut eindringt. Diese Tiefenwirkung, die auch die Lupus-
herde der Subkutis noch mitfaßt, wird von keiner anderen Lichtquelle erreicht.
Unterstützt wird sie durch die von Finsen damit verbundene Kompressionsbehandlung zur Beseitigung der Lichtabsorption in den Hautkapillaren. Die
Finsenlampe besteht im wesentlichen aus einer sehr großen, gewöhnlichen Kohlenbogenlampe von etwa 75 Amp. Stromstärke. Dieselbe ist in ein Gehäuse eingeschlossen, welches die vier Bestrahlungsansätze trägt. Jeder dieser Ansätze

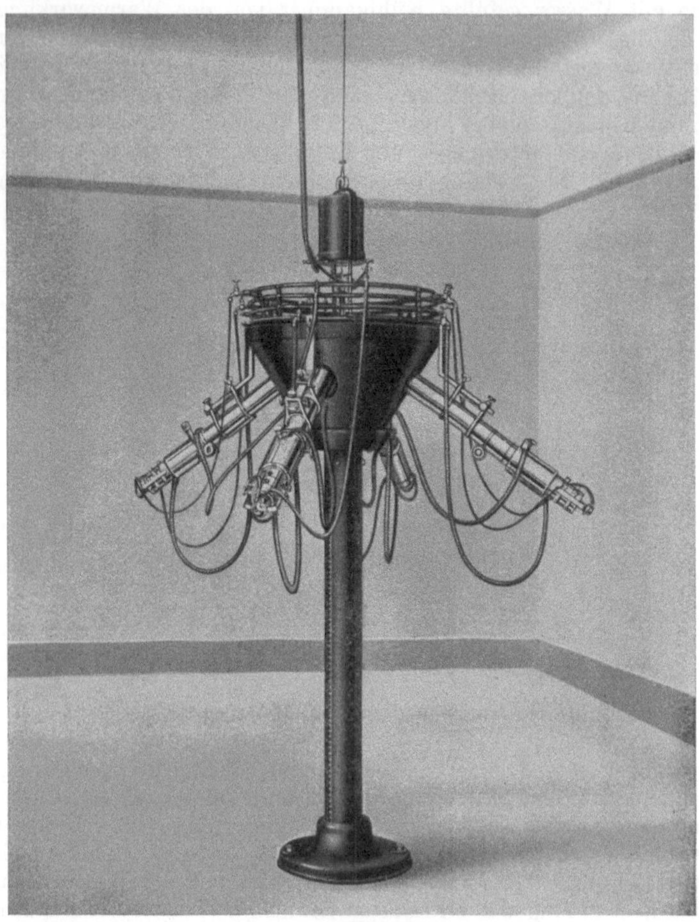

Abb. 42. Große Finsenlampe.

enthält ein System von Linsen aus Quarz, welches die Strahlung der Bogenlampe zu einem engen Lichtbündel konzentriert. Da durch diese Sammel-
wirkung auch die Wärmestrahlung unerträglich gesteigert werden würde, sind
in den Strahlengang jedes Ansatzes zwei getrennte Kühlkammern eingeschaltet,
in denen Wasser zirkuliert. Die aus dem unteren Ende des Ansatzrohres austretende Strahlung trifft auf das Kompressorium, welches direkt auf die zu
behandelnde Hautstelle aufgedrückt wird. Die Kompressorien bestehen aus
kleinen Kühlkammern mit zirkulierendem Wasser (Abb. 43). Ihre Unterseite
ist je nach dem Verwendungszweck besonders geformt (rund, eckig, konvex,

konkav), so daß sie sich dem Bestrahlungsfeld genau anpassen läßt. Ihr Zweck ist ein doppelter: 1. dienen sie zur Kühlung der bestrahlten Fläche, da die Wärme-

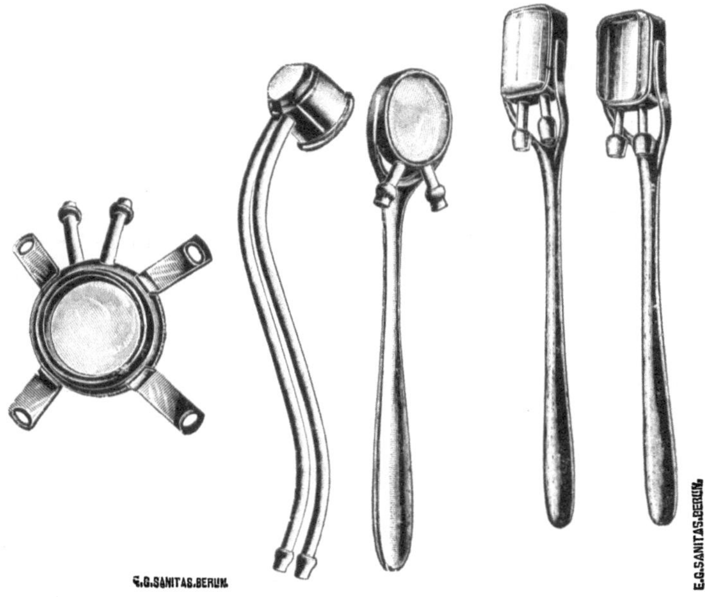

Abb. 43. Kompressorien zur Finsenlampe.

wirkung des Finsenlichtes trotz der beiden Kühlkammern im Ansatz immer noch sehr erheblich ist. 2. bewirken sie die Kompression der Hautkapillaren, indem sie mittels des angebrachten Handgriffes oder eines Gummibandes fest

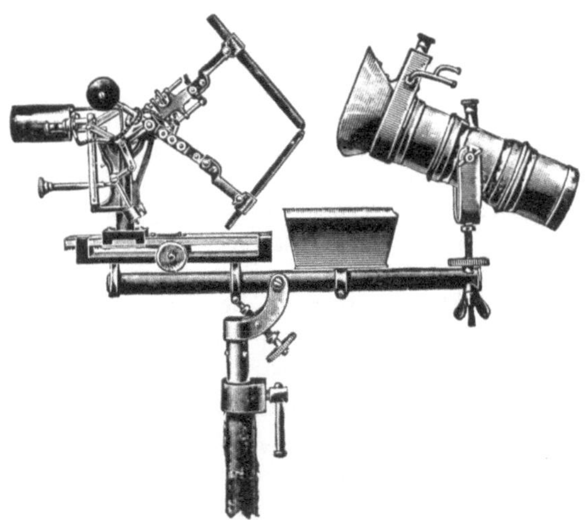

Abb. 44. Kleine Finsen-(Reyn-)Lampe.

auf das Bestrahlungsfeld aufgepreßt werden. Da die Kompressorien nicht an der Lampe selbst befestigt werden, sondern am Patienten fixiert sind, ist mit größter Sorgfalt darauf zu achten, daß sie stets im Lichtkegel des Ansatzes bleiben und sich nicht verschieben. Bei der langen Dauer der Einzelbehandlungen ($^1/_2$—$1^1/_2$ Stunden) ist daher eine bequeme Sitzgelegenheit mit Kopfstütze für den Patienten erforderlich. Während mit der großen Finsenlampe stets vier Kranke gleichzeitig behandelt werden, ist die kleinere Finsen-Reyn-Lampe (Abb. 44) nur· für einen Patienten bestimmt. Sie besteht aus einer sog. Scheren-Bogenlampe von 25 Amp. mit einem Ansatz, der in seiner Konstruktion einem Ansatz des großen Modells entspricht, also die Strahlen konzentriert und kühlt. Die Technik der Behandlung, die Verwendung von Kompressorien ist die gleiche wie bei der großen Finsenlampe.

Alle optischen Teile der Finsenlampen und der Kompressorien bestehen aus Quarz (Bergkristall), um auch die ultravioletten Strahlen zur Wirkung zu bringen. Die Bestrahlungsfelder sind jedoch sehr klein, pfennig- bis markstückgroß, so daß die Behandlung eines ausgedehnten Lupusherdes ein langwieriges Unternehmen ist, das Monate, ja selbst über ein Jahr dauern kann. Dafür sind die Heilerfolge aber auch überraschend, so daß die Finsenlampe das Mittel der Wahl für die Lupustherapie ist.

Bezugsquellen für die genannten Lampen siehe S. 85.

IV. Praxis der Lichttherapie.

1. Auswahl der Lichtquellen.

Der praktische Arzt, der mit einer möglichst einfachen Apparatur alle Möglichkeiten der Lichttherapie ausnützen will, bedarf vor allem einer Lichtquelle, die neben einer intensiven Hautwirkung auch kräftige Allgemeinwirkungen erzeugt, ferner braucht er zur Anwendung der Hyperämiebehandlung eine Lampe mit vorwiegender Wärmestrahlung.

Für ersteren Zweck eignen sich die Quarzlampe, die eingeschlossene Bogenlampe und die Bogenlampe mit imprägnierten Kohlen. Als Wärmestrahler können die Glühlampen (Sollux, Spektrosol), die „Wintersonne", aber auch die offen brennenden Bogenlampen dienen. Beide Anwendungsmöglichkeiten vereinigt (je nach Wahl der Kohlen) die Jupiterlampe in einer jeden Ansprüchen genügenden Weise. Daher ist die Anschaffung dieser Lampe jedem lichttherapeutisch tätigen Praktiker in erster Linie zu empfehlen. Die Quarzlampe jedoch bedarf, um allen Indikationen gerecht werden zu können, der Ergänzung durch einen Wärmestrahler. Dafür ist sie aber technisch leichter zu handhaben als die therapeutisch überlegenen Bogenlampen.

Für Spezialgebiete (Zahn-, Hals-, Nasen-, Ohren- und Hautbehandlung) eignen sich meist die kleineren Lampenmodelle, die sehr vielseitig verwendbar sind. Für besondere Zwecke wird aber oft die Anschaffung einer Speziallampe (Kromayer, Schanz-, Wessely-, Finsenlampe) nicht zu umgehen sein.

2. Installation.

Bei der Bestellung jeder Lampe sind zwei Punkte anzugeben, da von diesen die technische Konstruktion abhängt:

a) Die vorhandene Stromart (Gleich- oder Wechselstrom),

b) Die Spannung des Netzstromes in Volt (meist 110 oder 220 Volt).

Jede Lampe ist nur bei der für sie bestimmten Stromart und Spannung zu verwenden. Nur die Jupiterlampe kann bei verschiedenen Spannungen gebraucht werden. Sind an einem Ort verschiedene Netze vorhanden, so ist im allgemeinen Gleichstrom dem Wechselstrom, hohe Spannung der niederen vorzuziehen.

Nur für Bogenlampen ist eine niedrige Spannung günstiger. Auskunft hierüber gibt jeder Installateur oder das Elektrizitätswerk.

Der Anschluß jeder Lichtquelle für therapeutische Zwecke soll an den sog. Kraftstrom erfolgen, da dieser billiger berechnet wird als der für Beleuchtung gebrauchte Lichtstrom.

Je nach der von der Lampe verbrauchten Stromstärke muß die Leitung dimensioniert und mit Sicherungen versehen sein. Lampen mit einem Stromverbrauch über 6 Amp. dürfen — etwa im Hause des Patienten — nicht an die Lichtleitung angeschlossen werden! Die Stromstärke beträgt ungefähr bei:

der großen Finsenlampe	75 Amp.
Finsen-Reyn-Lampe	20 ,,
Kastenlichtbädern	15—30 ,,
Bogenlampen-Scheinwerfern	15—30 ,,
Eingeschlossenen Bogenlampen, Bogenlampen mit imprägnierten Kohlen	10—25 ,,
Jupiterlampe (Abb. 35)	10 ,,
Jupiterlampe, klein (Abb. 37)	6 ,,
Quarzlampen	4—8 ,,
Glühlampen (Sollux usw.)	4—9 ,,
Kleinere (Minin-Reflektor, Wintersonne)	0,5—3 ,,

Genauere Angaben finden sich in den Prospekten der einzelnen Lichtquellen. In jedem Falle sind die darin gegebenen Anweisungen für die Einrichtung und Handhabung genau zu beachten!

3. Die Glühlichtbäder.

Der Zweck der Glühlichtbäder ist eine intensive Wärmewirkung, bei der Ganzbehandlung ein intensiver Schweißausbruch. Für die letztgenannte Indikation eignet sich der Lichtbadkasten deshalb besonders, weil er auch von empfindlichen Personen leicht vertragen wird. Gegenüber Dampfbädern hat er den Vorzug, daß in der trockenen Luft des Lichtbades der verdunstende Schweiß zugleich eine gewisse Kühlung der Haut erzeugt. Gegenüber Heißluftbädern, daß der Kopf des Patienten sich in frischer Luft befindet und der Hitzewirkung entzogen ist.

Das Ganzglühlichtbad wird bis zum Ausbruch einer kräftigen Schweißsekretion ausgedehnt. Die hierfür erforderliche Anwendungsdauer hängt von verschiedenen Faktoren ab: Kastengröße, Lampenzahl, Außentemperatur und individuelle Bereitschaft zum Schwitzen. Daher ist eine schematische Verordnung nach der Zeit ganz unzweckmäßig. Vielmehr hat die Dosierung physiologisch zu erfolgen, indem der Patient im Lichtbade überwacht wird, bis ein ausreichender Schweißausbruch erfolgt ohne Rücksicht auf die Zeit. Stets tritt ein Moment ein, bei dem der Patient selbst empfindet, daß ihm die weitere Ausdehnung des Lichtbades unerträglich wird. Bis zu diesem Zeitpunkte soll die Anwendung ausgedehnt werden, aber nicht darüber. Wird diese Grenze überschritten, so stellen sich innerhalb sehr kurzer Zeit höchst unangenehme Sensationen ein: Herzklopfen, Gefühl von Angst und Unruhe, eventuell sogar Ohnmacht. Unterhalb dieser Grenze ist die Anwendung des Glühlichtbades als schonendste Schwitzprozedur wesentlich harmloser, als zumeist angenommen wird. Kompensierte Herzfehler, hoher Blutdruck, Arterienverkalkung, Neurasthenie, Schwächlichkeit und Menses bilden keine Gegenindikation! Wohl aber akute fieberhafte Krankheiten. Auch soll der Patient mindestens eine Stunde nach einer größeren Mahlzeit verstreichen lassen, ehe er behandelt wird. Recht zweckmäßig ist es, während des Lichtbades mehrmals einen Schluck kalten Wassers zu reichen. Nie darf aber der Patient im Lichtbade sich selbst überlassen bleiben, vielmehr ist eine dauernde Überwachung, am besten durch den Arzt, notwendig. Bei erstmaliger Behandlung ist es oft nötig, ängstliche Patienten durch entsprechende Unterhaltung abzulenken und so an die Anwendung zu gewöhnen.

Nach jedem Lichtbade muß für eine intensive Abkühlung der Haut gesorgt werden, um nachträgliches Frieren und größeren Wärmeverlust zu verhindern. Kurze kalte Duschen oder Wannenbäder eignen sich hierfür am besten. In dieser Weise können Lichtbäder nötigenfalls täglich ohne Bedenken angewendet werden. In der Anstalt des Verfassers wurden innerhalb von 25 Jahren etwa 30000 Lichtbäder ohne einen einzigen ernsten Zwischenfall verabfolgt.

Lokale Glühlichtbäder erfolgen in gleicher Weise: Anwendung, bis eine kräftige Durchwärmung erreicht ist, danach kalte Abwaschung der betreffenden Körperstelle.

4. Die Bestrahlung.

Die Einzelbestrahlung des ganzen Körpers erfolgt auf einem gut gepolsterten Liegetisch. Je nach der Art der Lichtquelle kann man sie als vertikale Be-

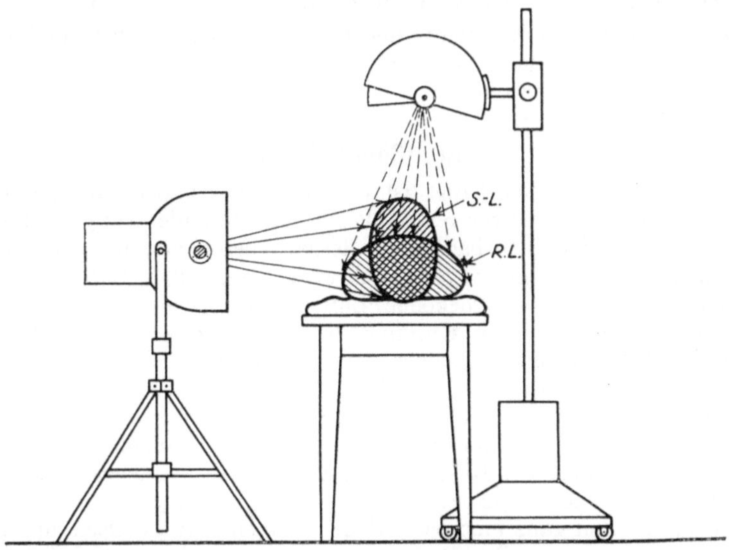

Abb. 45. Horizontale und vertikale Bestrahlung.

strahlung in Rücken- bzw. Bauchlage des Patienten (R.-L. in Abb. 45) oder als horizontale Bestrahlung in Seitenlage (S.-L. in Abb. 45) vornehmen. Erstere Methode eignet sich für Glüh- und Quarzlampen, letztere für Kohlenbogenlampen, bei denen ein Herabfallen glühender Kohleteilchen auf den Patienten vermieden werden muß. Soll bei solchen Methoden der ganze Körper inklusive der unteren Extremitäten bestrahlt werden, so empfiehlt sich die Anwendung von zwei nebeneinander aufgestellten Lichtquellen. In der Mehrzahl der Fälle genügt aber die Bestrahlung des Rumpfes mit einer Lampe (Abb. 46) zur Erzielung der gewünschten Wirkung. Manchmal, z. B. bei Kindern, gestaltet sich die Ausnützung der Lampenstrahlung günstiger, wenn die Behandlung im Sitzen vorgenommen wird (Abb. 47).

Für die gleichzeitige Bestrahlung mehrerer Patienten eignen sich die sog. Lichtbaderäume, die zuerst von Jesionek eingeführt wurden. Im Jesionekschen Lichtbad stehen 4—6 Jesioneklampen (Abb. 24) im Kreise an den Wänden ver-

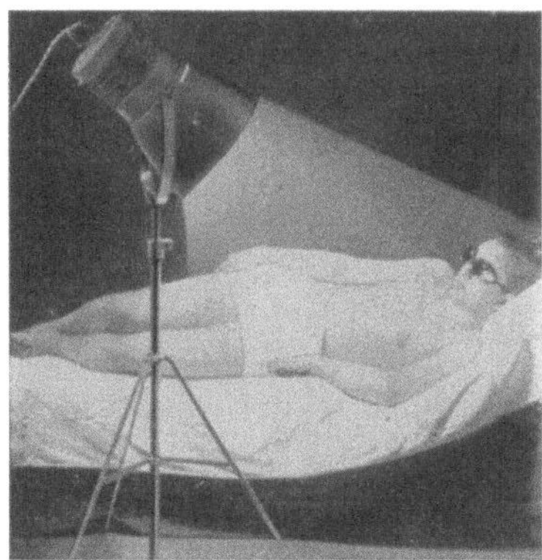

Abb. 46. Bestrahlung im Liegen.

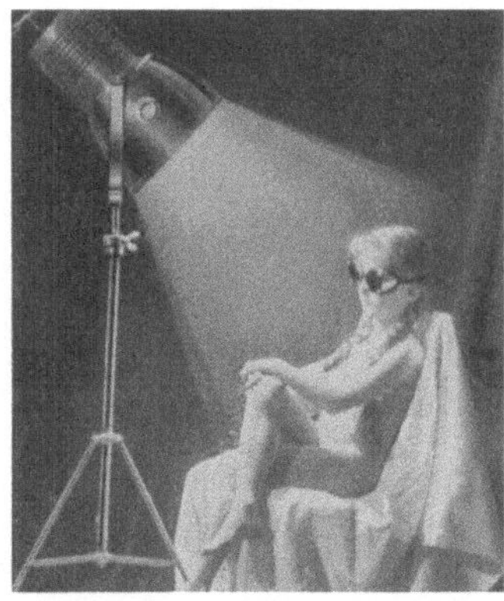

Abb. 47. Bestrahlung im Sitzen.

teilt (Abb. 48). Die Patienten gehen in der Mitte des Zimmers im Lichtkegel der Lampen herum und werden so gleichmäßig von allen Seiten bestrahlt. Auf dem Fußboden sind Kreise aufgemalt, die das Einhalten des vorgeschriebenen

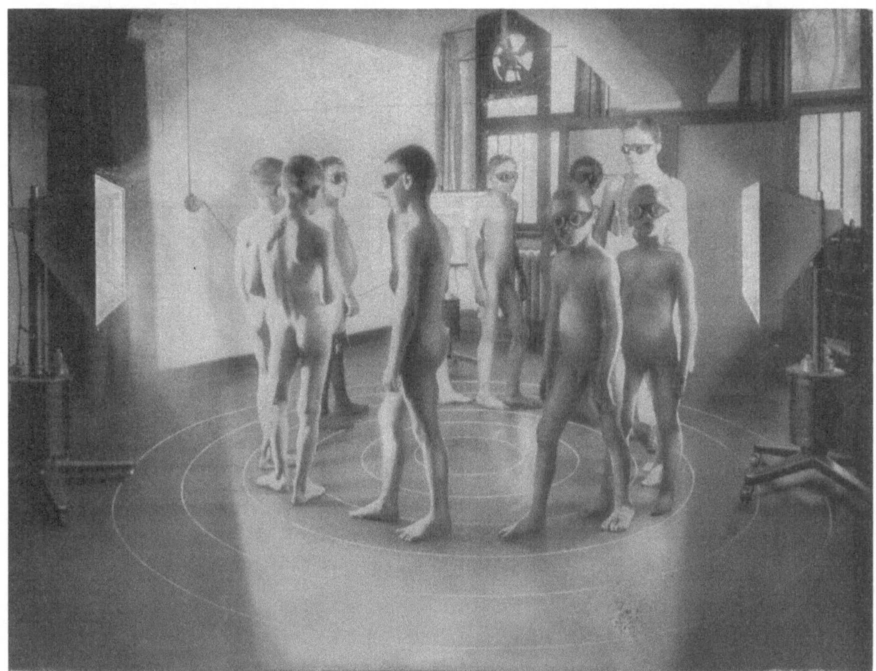

Abb. 48. Lichtbaderaum nach Jesionek.

Abstandes von den Lampen ermöglichen. Die Behandlung beginnt auf den inneren Kreisen und wird mit steigender Gewöhnung der Haut an die Strahlung auf den äußeren fortgesetzt.

Um die Reflexion der Lichtstrahlen an den Wänden zu verstärken, werden letztere mit einem glatten Kalk- oder Gipsbewurf versehen, eventuell auch mit Aluminiumbronze überstrichen. In gleicher Weise wie die Jesioneklampen

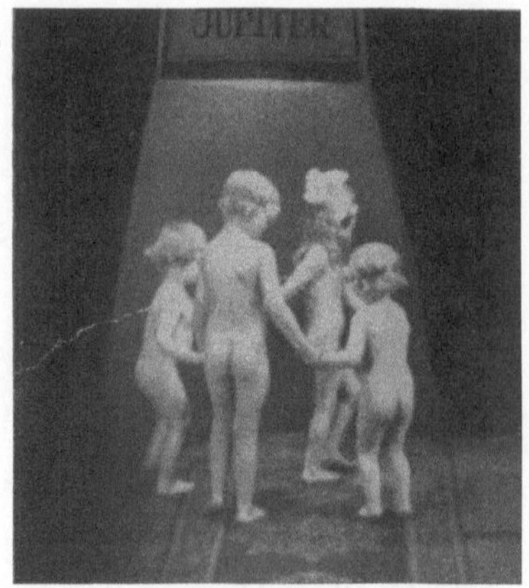

Abb. 49. Lichtbaderaum mit Jupiter-Deckenlampe.

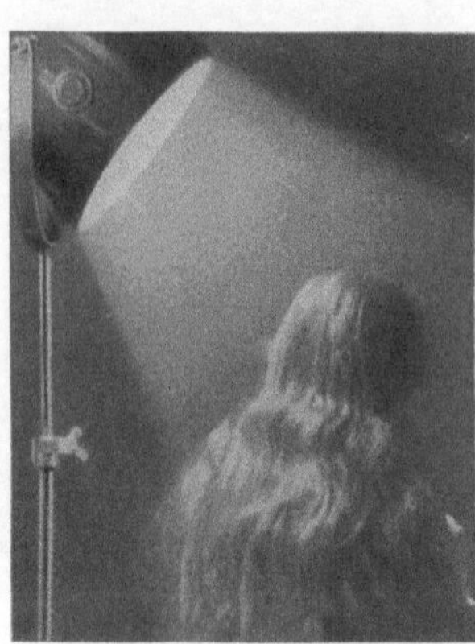

Abb. 50. Bestrahlung des Haarbodens.

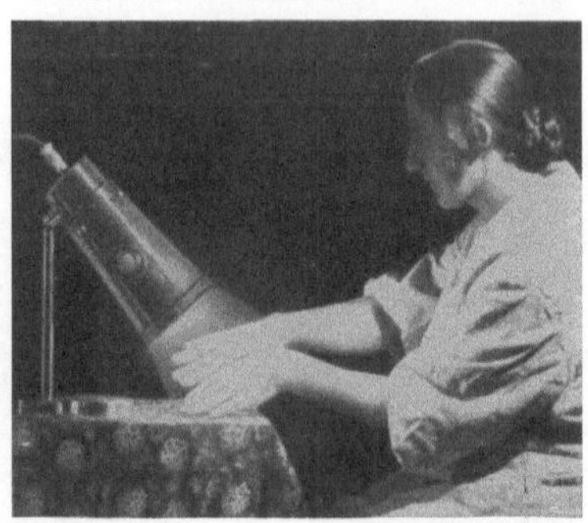

Abb. 51. Teilbestrahlung der Hände.

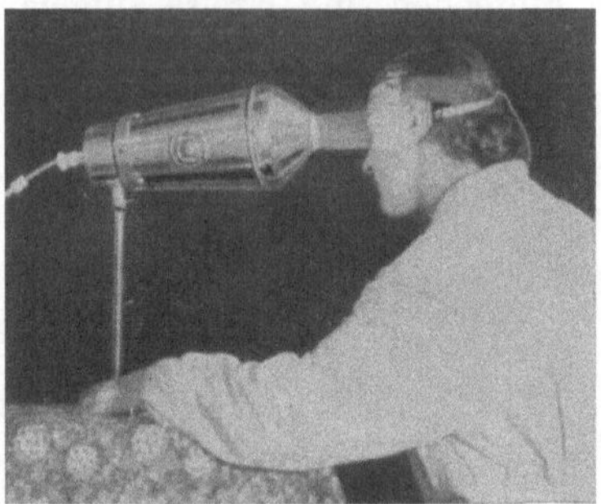

Abb. 52. Ohrbestrahlung mit Klammer.

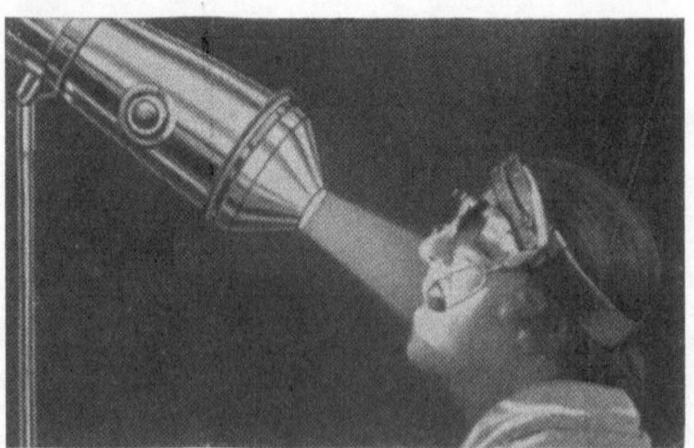

Abb. 53. Zahnbestrahlung mit Gabel.

lassen sich auch die großen Jupiterlampen zur Raumbestrahlung verwenden. In diesem Falle kann die seitliche Strahlung noch durch Beleuchtung von oben her mittelst der Deckenlampen ergänzt werden (Abb. 49).

Die Technik der Lokalbestrahlung richtet sich nach den örtlichen Verhält-
nissen und kann daher nur allgemein erläutert werden. So zeigt Abb. 50 die
Bestrahlung der behaarten Kopfhaut, Abb. 51 diejenige des Handrückens.
Für die Behandlung des Ohres (Abb. 52) wird eine besondere Klammer hergestellt, die die Ohrmuschel nach rückwärts zieht und so den Strahlen auch ein
Eindringen in den Gehörgang ermöglicht (Gehörgangsfurunkel!). Ebenso erfordert die Zahnbehandlung (Abb. 53) die Anwendung einer hakenförmigen
Gabel, die die Lippe zur Seite zieht und das Zahnfleisch für die Strahlenwirkung
bloßlegt (Zahnbleichung, Wurzelhautentzündung).

Für kleinere Felder bedient man sich zweckmäßig besonderer Ansätze an
die Lampe, die direkt auf die Haut aufgesetzt werden. Um eine Verbrennung
der Haut durch das Metall des Ansatzes zu verhindern, müssen diese mit wärme-
isolierenden Schutzringen versehen sein. Recht praktisch sind solche Einrichtungen, die neben dem Lichtkegel noch Öffnungen zur Beobachtung des Bestrahlungsfeldes aufweisen, z. B. die Ansätze der Jupiterlampe. So zeigt Abb. 54

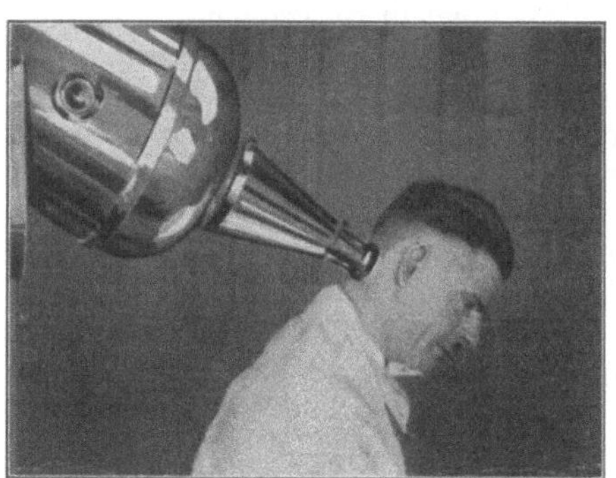

Abb. 54. Bestrahlung des Nacken-
furunkels.

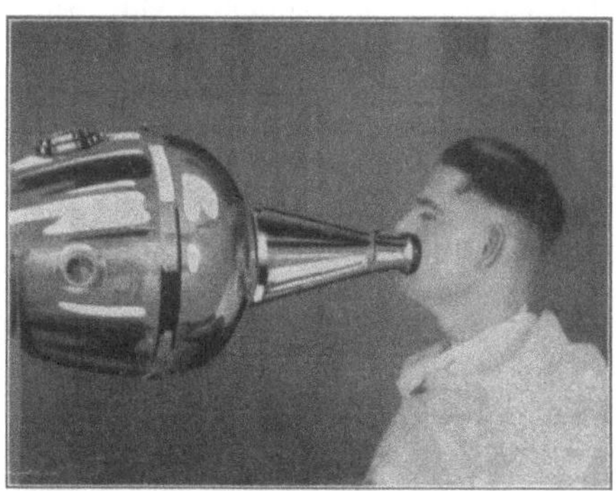

Abb. 55. Bestrahlung des Oberlippenfurunkels.

die Bestrahlung des Nacken-, Abb. 55 die des Oberlippenfurunkels mittelst
der Ansätze, wobei auch der von vier kurzen Armen getragene Schutzring zu
sehen ist.

Die Bestrahlungstechnik mit den Speziallampen geht aus den in den An-
leitungen gegebenen Anweisungen hervor, die stets mitgeliefert werden.

Da die Augen besonders gegen die Lichtwirkung empfindlich sind, ist die
Verwendung von Schutzbrillen bei allen Ganzbestrahlungen und den meisten
Teilbestrahlungen dringend geboten (Abb. 46, 47, 48). Für diesen Zweck
genügen einfache graue Gläser in Blechfassung. Sie sollen nicht zu dunkel
sein, damit sich der Patient auch mit aufgesetzter Brille zurechtfinden kann.
Aus diesem Grunde sind die vielfach verwendeten undurchsichtigen Schutz-
deckel aus Leder oder Pappe ganz unzweckmäßig, da der Patient zu leicht
an den Lampen und Liegetischen anstößt. Besonders wichtig ist die Verwendung
einer Schutzbrille bei denjenigen Lichtquellen, die reich an ultravioletten Strahlen
sind. (Quarzlampe, eingeschlossene Bogenlampe, Jupiterlampe mit Ultrakohlen). Hier kann die Unterlassung eines genügenden Augenschutzes zu sehr
unangenehmen Bindehautentzündungen führen!

5. Die Dosierung.

Die verschiedenen Meßmethoden für die Lichtwirkung eignen sich mehr
für wissenschaftliche Untersuchungen, als für die therapeutische Praxis (siehe

V. Meßmethoden). Der sicherste Maßstab für die Dosierung bei der praktischen Lichttherapie ist die Erfahrung. Hat man sich erst einmal mit einer Lichtquelle eingearbeitet, so fällt es nicht schwer, für jeden Fall die individuell verschiedene richtige Bestrahlungsdauer zu bestimmen. Bei den Wärmestrahlern kommt es vor allem darauf an, eine tiefgreifende Hyperämie zu erzielen. Eine Überdosierung ist in diesem Falle nicht zu fürchten. Anders bei denjenigen Lichtquellen, die eine starke, chemisch wirkende Strahlung liefern und daher bei längerer Anwendung kräftige Erytheme erzeugen. Hierbei kann eine Überdosierung sehr unangenehme Folgen haben.

In jedem Falle ist es zweckmäßig, stets dieselbe Entfernung der Lichtquelle von der Haut einzuhalten, um einer gleichmäßigen Wirkung sicher zu sein. Dieser „Bestrahlungsabstand" wird bei den Wärmestrahlern so gewählt, daß die Haut die durch die Strahlung erzeugte Temperatur gerade noch aushält. Die Dosierung hängt dann allein von der Zeitdauer der Behandlung ab. Bei den Ultraviolettstrahlern für Ganzbehandlung muß der Bestrahlungsabstand so groß sein, daß die davon abhängige Feldgröße wenigstens den Rumpf des Patienten einschließt (Abb. 10). Wenige, vorsichtige Probebestrahlungen lehren sehr bald, welche Zeit für die Erzeugung eines leichten Erythems notwendig ist. Diese „Hauterythemdosis" ist dann die Grundlage für die weiteren Dosierungen. Sie ist verschieden je nach der Konstitution des Patienten. Nimmt man die Erythemdosis eines dunkelblonden Menschen als Mittel, so beträgt der Wert für einen Hellblonden etwa die Hälfte, für einen tief Brünetten das Anderthalbfache bis Doppelte. Je nachdem, ob ein intensives Erythem gewünscht oder der Hauptwert auf eine milde Hautwirkung ohne stärkere Reizung gelegt wird, wird die Behandlungsdosis größer als die Erythemdosis oder kleiner gewählt. Bestrahlungszeiten über der doppelten Hauterythemdosis sind nur bei lokaler Behandlung von Hautkrankheiten zulässig, solche unter $^1/_3$ andererseits wirkungslos. Innerhalb dieser Grenzen bewegt sich also die Dosierung in der Mehrzahl der Fälle. Hat der Patient die Erstbestrahlung einmal hinter sich, so ist eine Überdosierung infolge der beginnenden Gewöhnung der Haut an das Licht viel weniger zu fürchten. Dann ist sogar eine Verlängerung der Bestrahlungszeit notwendig, um noch eine genügende Wirkung zu erzielen (s. S. 15). Der Grad dieser Verlängerung hängt von der Beschaffenheit der Lichtquelle und der individuellen Empfindlichkeit des Patienten ab. Während Wärmestrahler fast sofort mit maximaler Bestrahlungsdauer angewendet werden dürfen, erfordern Ultraviolettstrahler ein langsames Ansteigen. Geht man mit der ersten Behandlung bis nahe an die Grenze des Erythems und wiederholt man die Bestrahlung alle 1—3 Tage, so verhalten sich die optimalen Bestrahlungszeiten — in weiten Grenzen — etwa wie 1 : 2 : 3 : 4. Bei empfindlichen Patienten, hellblonden Personen, muß die Steigerung langsamer erfolgen, indem jede Dosis 2—3 mal wiederholt wird. Auch empfiehlt es sich, nach Eintritt der Lichtgewöhnung die dreifache Erythemdosis dauernd beizubehalten und nicht darüber hinauszugehen. Bei tief Brünetten darf die Steigerung schneller und weitgehender erfolgen. In jedem Falle ist aber die Reaktion auf eine Bestrahlung maßgebend für die Dosierung der folgenden. Hat erstere ein heftiges Erythem mit unangenehmen Allgemeinerscheinungen erzeugt, so wird die Bestrahlungsdauer herabgesetzt, eventuell auch eine Pause in der Behandlung eingeschoben. Es ist daher am besten, die Lichtbehandlung unter ärztlicher Aufsicht aufzuführen. Ganz unzweckmäßig ist es, Bestrahlungen durch Laienpersonal auf Grund schematischer Vorschriften nach Art eines Rezeptes vornehmen zu lassen! Nur eine fachmännische Kontrolle der jeweiligen Wirkung ermöglicht die für den Heilerfolg ausschlaggebende individuelle Dosierung.

Sehr wichtig ist eine vorsichtige Dosierung für das Sonnenbad. Bei der starken Allgemeinwirkung des Sonnenlichtes, die diejenige aller anderen Lichtquellen weit übertrifft, zieht eine übermäßige Ausdehnung sehr unangenehme Folgen nach sich. Besonders gilt dies für Tuberkulöse und nervöse Personen. Man beginnt daher mit einer Dauer von zehn Minuten für Vorder- und Rückseite und steigt jeden Tag um denselben Betrag. Die von Rollier eingeführte Anfangsbestrahlung einzelner Körperteile (zuerst Unterschenkel, dann Beine und erst später auch den Rumpf) ist meist nicht nötig. Ist erst Pigmentation eingetreten, so kann die Behandlung unbedenklich auf mehrere Stunden ausgedehnt werden. Recht zweckmäßig ist es, die Patienten mit den Sonnenbädern im Frühjahr beginnen zu lassen, da alsdann die Sonnenstrahlung milder und leichter erträglich ist. Bei der intensiven Wärmewirkung der Sonne, besonders an heißen Hochsommertagen, ist eine kühle Nachbehandlung mit Duschen oder eventuell Schwimmbädern notwendig, um die unangenehme Überhitzung und das nachträgliche Schwitzen in bekleidetem Zustande zu vermeiden.

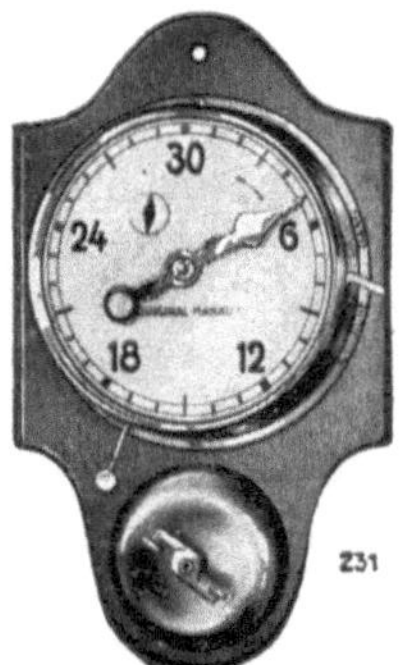

Abb. 56. Kurzzeitmesser.

Da die Dosierung bei allen Methoden der Lichtbehandlung in erster Linie nach der Zeit erfolgt, ist ein Zeitmesser erforderlich. Recht zweckmäßig sind hierfür die sog. Kurzzeitmesser (Abb. 56), d. h. Uhren mit einstellbarem Klingelalarm. Bei Beginn der Bestrahlung wird der drehbare Zeiger auf die gewünschte Minutenzahl gestellt und das Uhrwerk in Gang gesetzt. Nach Ablauf der Bestrahlungszeit ertönt die Klingel, wodurch das Personal auf die Beendigung der Behandlung aufmerksam gemacht und Überdosierungen vermieden werden.

6. Behandlung von Lichtschäden.

Lichtschäden werden fast immer durch eine relative oder absolute Überdosierung bedingt. Meist beschränken sie sich auf ein heftiges Erythem, eventuell auch mit sehr unangenehmer Konjunktivitis. Nekrosen der Haut kommen selten vor, da sie eine äußerst intensive Verbrennung voraussetzen. Unter Umständen kann aber auch eine an sich durchaus mäßige Lichtdosis tiefgehende Nekrosen bewirken, und zwar dann, wenn eine Behandlung mit Röntgenstrahlen vorausgegangen ist (s. S. 24). In solchen Fällen (z. B. lokale Röntgenbestrahlung tuberkulöser Halsdrüsen neben allgemeiner Lichtbehandlung) ist eine lichtsichere Abdeckung der Röntgenfelder bei der Bestrahlung mit Sonne oder Kunstlicht dringend geboten. Ebenfalls ist ein Schutz der umgebenden Haut dann erforderlich, wenn lokale Hauterkrankungen zum Zweck eines kräftigen Reizes mit hohen Lichtdosen behandelt werden müssen. Statt der sich leicht verschiebenden Masken aus Pappe oder Bleiblech empfiehlt sich in diesem Falle die Anwendung einer lichtabsorbierenden Schutzsalbe (Zeozonpaste, Antilux), die genau entsprechend den Grenzen des Bestrahlungsfeldes aufgetragen wird.

Leichte Grade des Lichterythems bedürfen keiner Behandlung. Empfindet der Patient das Brennen und nachfolgende Jucken sehr unangenehm, so bewirkt Puderbehandlung (Vasenol usw.) eine wesentliche Linderung der Beschwerden. In schwereren Fällen werden besser Salben verordnet: Zinkpaste mit Lein- oder Olivenöl verdünnt, Lanolin mit 30—50% Wasserzusatz, Unguentum leniens (Cold Cream) und schließlich die Kühlsalbe nach Unna (Ol. Lin., Aq. Calcis āā 20,0, Zinc. oxyd. Cerae āā 30,0). Für kleinere Hautpartien und zur Anwendung über Nacht eignen sich auch einfache Kompressen mit kaltem Wasser recht gut. Die Verordnung von Anästhetika in Salbenform ist gänzlich zwecklos, da sie den Hautreiz in keiner Weise beeinflussen. Das gleiche gilt für die Behandlung der Lichtkonjunktivitis, bei der Einreibungen mit Borsalbe das beste Mittel zur Linderung des lästigen Fremdkörpergefühls sind. Über Nacht legt man dazu noch einen Verband auf beide Augen an, um Bewegungen der Lider zu verhindern.

Für die Behandlung von Nekrosen empfiehlt Tugendreich das Eucupin nach folgendem Rezept:

$$\text{Eucupin. bihydrochlor.} \dots \dots \dots \quad 2{,}0$$
$$\text{Solve in Aq. dest.} \dots \dots \dots \dots \quad 50{,}0$$
$$\text{Adde Ol. Oliv.} \dots \dots \dots \dots \dots 100{,}0.$$

V. Die Meßmethoden.

Die verschiedenen Meßverfahren für therapeutische Lichtquellen eignen sich mehr für wissenschaftliche Untersuchungen, als für die Dosierung in der Praxis. Während zu letzterem Zwecke die persönliche Erfahrung das einfachste Hilfsmittel ist, sind für die experimentellen Messungen eine ganze Reihe von Verfahren herangezogen worden. Sie haben jedoch alle den Mangel, daß sie auf chemischen oder physikalischen Reaktionen beruhen und somit nur einen indirekten Anhalt für die biologische Wirkung der Strahlen auf die menschliche Haut liefern.

Nach der spezifischen Empfindlichkeit lassen sich zwei Gruppen von Meßmethoden unterscheiden:

1. Messungen der Wärmestrahlung,
2. Messungen der chemisch wirksamen Strahlung.

Eine praktisch brauchbare Charakterisierung einer Lichtquelle zur Bestimmung ihrer Verwendungsmöglichkeit ist nur durch gleichzeitige Anwendung beider Gruppen zu erlangen.

1. Messung der Wärmestrahlung.

Die Bestimmung der Wärmestrahlung erfolgt durch das sog. Schwarzkugelthermometer nach Kisch. Abb. 57 zeigt das in der Prof. Vulpiusschen Freiluftklinik Bad Rappenau verwendete Modell (hergestellt vom Verfasser). Ein 100-teiliges Celsiusthermometer ist allseitig beweglich aufgestellt. Seine Quecksilberkugel ist mit einer Rußschicht überzogen, die alle Wärmestrahlen absorbiert. Eine Haube aus dünnem Glas schützt die Quecksilberkugel vor Abkühlung durch Konvektion (Wind). Senkrecht zur beweglichen Thermometerplatte ist ein Stab angebracht, der durch Beobachtung seines Schattens eine gleichbleibende, zu der Strahlung senkrechte Einstellung des Thermometers ermöglicht.

Das Strahlungsthermometer des Verfassers (Abb. 58) stellt eine Verbesserung des oben beschriebenen Modells dar. Bei ihm ist das wesentlich größere Quecksilbergefäß kreisförmig und in eine runde, flache Metallkapsel eingeschlossen (Abb. 59), die als Kirchhoffscher, absolut schwarzer Körper wirkt und alle von der berußten Vorderfläche aufgenommenen Strahlen dem Meßgefäß zuführt. Die Skala befindet sich seitlich außerhalb der Kapsel. Durch diese Konstruktion ist die wirksame Meßfläche im Verhältnis zur Oberfläche des ganzen Thermometers etwa 10 mal so groß wie bei dem ursprünglichen Modell. Die Meßkapsel ist mittelst eines Gelenkes an einer parallaktisch montierten Achse befestigt. Dadurch braucht das Instrument, um es der Sonnenbewegung nachführen zu können, nur in einer Richtung gedreht zu werden. Das ganze Strahlungsthermometer kann auf einem photographischen Stativ aufgeschraubt und daher überall verwendet werden.

Die praktische Verwendung der Strahlenthermometer geht in folgender Weise vor sich: Die Quecksilberkugel oder Meßkapsel wird senkrecht zu den

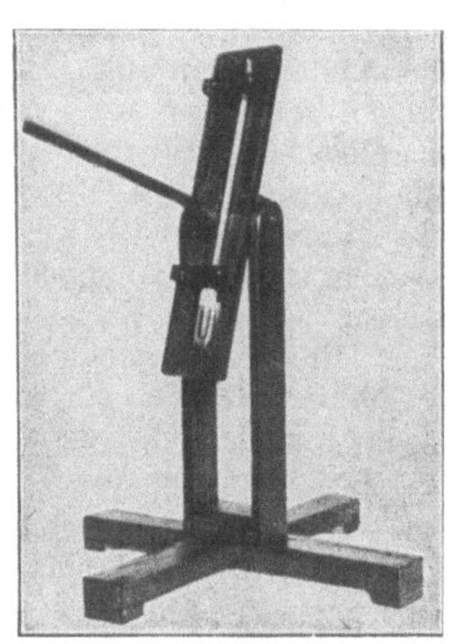

Abb. 57. Schwarzkugelthermometer nach Kisch.

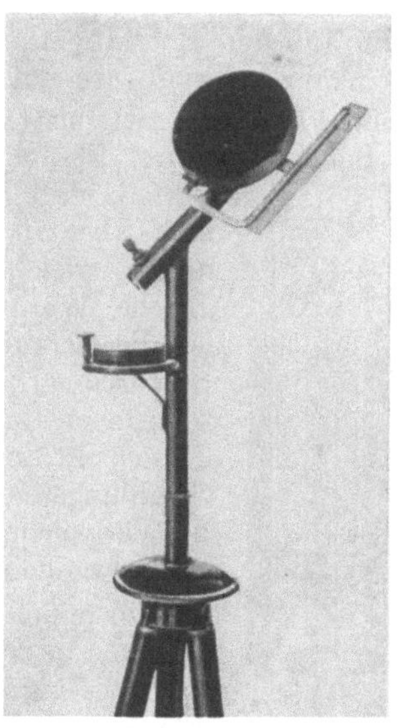

Abb. 58. Strahlungsthermometer nach Malten.

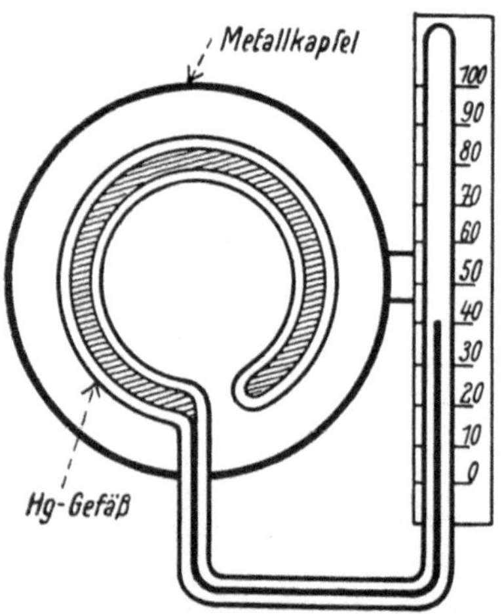

Abb. 59. Einrichtung des Strahlungsthermometers.

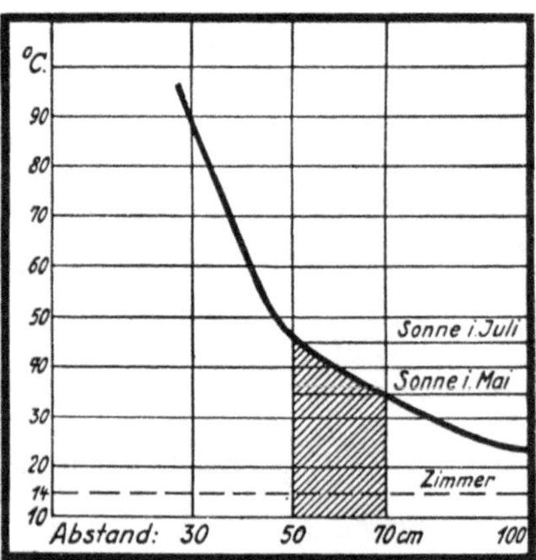

Abb. 60. Vergleichende Wärmekurve.

einfallenden Strahlen gestellt und diesen solange ausgesetzt, bis kein weiteres Steigen des Thermometers mehr erfolgt, bis also die Wärmezufuhr durch die Strahlung dem Wärmeverlust durch Ableitung gleich ist. Der so erhaltene Wärmewert läßt einen Rückschluß auf die Intensität der Wärmestrahlung zu.

So zeigen Messungen in verschiedenen Abständen von der Lichtquelle die Zunahme der Wärmestrahlung bei Annäherung an den Strahlungskörper. Auch läßt sich die Wärmeintensität zweier Lichtquellen miteinander vergleichen. Abb. 60 zeigt die Wärmekurve der Jupiterlampe, gemessen in 30, 50, 70 und 100 cm Abstand. Daneben sind noch die Werte für die Sonnenstrahlung im Mai und Juli angegeben. Aus dieser Zusammenstellung ergibt sich, daß die Jupiterlampe in 60 und 70 cm Entfernung dieselbe Wärmestrahlung liefert wie die Sonne im Juli und Mai. Innerhalb dieser Grenzen entspricht diese Lampe also in ihrer Wärmewirkung der mittleren Sonnenintensität.

Solche Vergleiche zwischen verschiedenen Lichtquellen sind sehr wertvoll für die Beurteilung ihrer Eignung als Wärmestrahler. Dabei ist jedoch zu beachten, daß die Strahlungsthermometer nur für relative, nicht aber für absolute Messungen brauchbar sind. So bedeuten gleiche Meßwerte bei gleichem Instrument auch gleiche Wärmeintensitäten. Bei verschiedenen Meßzahlen ist die Strahlenintensität jedoch durchaus nicht denselben proportional. Noch weniger lassen sich die Angaben verschiedener Instrumente vergleichen. So fand Verfasser bei derselben Sonnenstrahlung mit drei Instrumenten eine Strahlungstemperatur von 70, 60 und 45° C. Es ist also bei Vergleichsmessungen stets ein- und dasselbe Instrument zu verwenden.

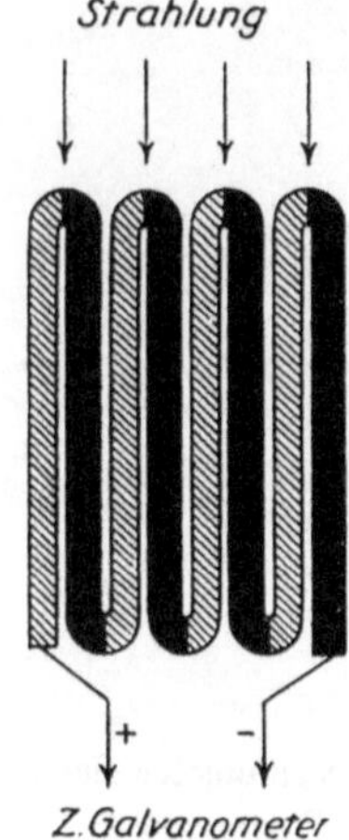

Abb. 61.
Thermosäule.

Für feinere Messungen ist die Thermosäule zu verwenden. Dieselbe besteht aus einer blockförmigen Zusammenstellung von 20—100 einzelnen Thermoelementen (Abb. 61). Jedes Element wird aus zwei Streifen verschiedener Metalle gebildet, die durch Lötung hintereinander geschaltet sind. Die 1., 3., 5. usw.-Lötstelle befindet sich auf der Vorderseite, die 2., 4., 6. usw. auf der Rückseite der Thermosäule. Wird durch eine Bestrahlung z. B. der Vorderseite eine Temperaturdifferenz zwischen gerade- und ungeradezähligen Lötstellen erzeugt, so entsteht zwischen den Endpolen der Säule eine Spannungsdifferenz, die durch ein empfindliches Galvanometer gemessen werden kann und einen Maßstab für die Intensität der Strahlung abgibt. Je mehr Elemente eine Säule enthält, um so größer ist die elektrische Spannung.

Die Thermosäule stellt ein äußerst empfindliches Meßinstrument dar. Sie eignet sich daher besonders dazu, in der durch ein Prisma zerlegten Strahlung die relative Intensität der einzelnen Spektralbezirke zu messen. Allerdings spricht sie auch in den kurzwelligen Teilen nur auf die Wärmewirkung an und läßt die spezifisch chemisch wirksamen Eigenschaften dieser Strahlungen unberücksichtigt.

2. Messung der chemisch wirksamen Strahlung.

Für diesen Zweck sind mehrere Methoden herangezogen worden. Die einfachste ist die Auswertung des photographierten Spektrums. Verwendet man hierzu einen Spektrographen mit Quarzoptik, so zeigt die Länge des abgebildeten Spektrums ohne weiteres an, welche Strahlen in dem untersuchten Lichte überhaupt vorkommen. So reicht das Spektrum der Weißbrandkohlen in Abb. 7 bis 250 $\mu\mu$, das der Ultrakohlen jedoch bis 230 $\mu\mu$, während gewöhnliches Fensterglas alle Wellenlängen unterhalb 330 $\mu\mu$ zurückhält. Unter Berücksichtigung des Schwärzungsgrades, den die verschiedenen Spektralbezirke auf der Platte erzeugen, lassen sich die Bilder des Spektrums auch kurvenmäßig auswerten. So zeigt Abb. 62 die Spektralkurve der Aufnahme Abb. 7 (WK. = Weißbrandkohlen, UK. = Ultrakohlen). Diesen Kurven haften allerdings wesentliche Mängel an: Einmal ist die Empfindlichkeit der photographischen Platte in verschiedenen Spektralbezirken verschieden. Zweitens erfolgt die Intensitätsbestimmung aus der Schwärzung durchaus gefühlsmäßig und willkürlich. Drittens hängt die Schwärzung in hohem Grade von der Belichtungszeit ab. Ist diese genügend lang, so wird auch eine Strahlung von geringer Intensität in einem bestimmten Spektralbezirk schließlich eine maximale Schwärzung hervorbringen. Vergleicht man ein solches Spektrum mit dem einer Lichtquelle von viel größerer Intensität im selben Spektralbezirk, so ist keine dem tatsächlichen Unterschied entsprechende Schwärzungsdifferenz nachzuweisen. Die Spektrographie eignet sich daher in erster Linie nur für die qualitative Untersuchung der Strahlung, d. h. für die Bestimmung der Art des Spektrums (ob kontinuierliches oder Linienspektrum) und seiner Ausdehnung im Ultraviolett. Dagegen ist die quantitative Beurteilung der Strahlung aus dem Spektrogramm nur in geringem Ausmaße möglich und überdies unzuverlässig.

Eine einigermaßen brauchbare Bestimmung der chemisch wirksamen Strahlenmenge ist nur durch solche Reaktionen möglich, die für das kurzwellige Licht spezifisch sind.

Ein derartiges Verfahren auf chemischer Grundlage ist die Meyer-Behringsche Jodmethode. Setzt man eine Jodkalium-Schwefelsäuremischung (Sol.

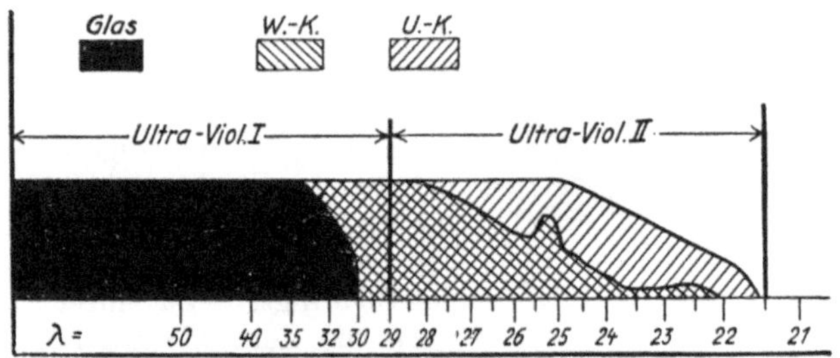

Abb. 62. Spektralkurve.

Kal. jod. 1%, Sol. Acid. sulf. 5,3% āā 25,0) in flacher Schale einer chemisch wirksamen Strahlung aus, so wird proportional der Intensität dieser Strahlung Jod abgeschieden. Diese Jodmenge wird dann durch Titrierung mit $^1/_{400}$ Normal-Thiosulfatlösung bestimmt. Die Jodmethode hat den Vorzug, bei vorwiegend kurzwelliger Strahlung (Quarzlampe) weitgehend der durchschnittlichen Erythemwirkung des verwendeten Lichtes zu entsprechen. Jedoch ist sie umständlich in ihrer Anwendung und daher praktisch kaum brauchbar. Auch enthält sie vielfache Fehlermöglichkeiten, die das Resultat beeinträchtigen können. So ergibt die gleichzeitige Anwesenheit von Wärme in der untersuchten Strahlung eine wesentlich größere Jodausfällung als der tatsächlichen chemischen Intensität entspricht.

Eine in ihrer spezifischen Empfindlichkeit der Jodmethode etwa gleiche Reaktion liegt dem von Keller ausgearbeiteten Erythem-Dosimeter zugrunde. Bei diesem Instrument wird die Schwärzung des photographischen Chlorsilberpapieres durch Licht zur Messung benützt. Da das Chlorsilber jedoch hauptsächlich durch die längerwelligen Strahlen des Ultravioletts oberhalb 300 $\mu\mu$ geschwärzt wird, die Erythemwirkung des Lichtes aber von den kurzwelligen Strahlen abhängt, verwendet Keller noch eine besondere Filterungsmethode.

Ein Streifen Chlorsilberpapier (Abb. 63) wird unter verschiedenen Verhältnissen belichtet. Der Abschnitt 1 liegt ohne Bedeckung auf einem Vergleichs-
feld, dessen Tönung einem bestimmten Schwärzungsgrad des Papiers entspricht.
Der Abschnitt 2 ist mit einem Fenster aus Uviolglas, der Abschnitt 3 mit einem
solchen aus gewöhnlichem Glase bedeckt. Der Streifen wird nun solange der
Strahlung ausgesetzt, bis sein Abschnitt 1 in der Farbe dem darunterliegenden
Vergleichsfelde (V. in Abb. 63) entspricht. Die hierfür erforderliche Zeit wird
möglichst genau gemessen. Dabei haben sich die unter den Fenstern liegenden
Abschnitte 2 und 3 ebenfalls, und zwar in verschiedenem Maße, geschwärzt.
Die Unterschiede in der Tönung dieser Felder sind die Grundlage der Messung.
Liefert die Lichtquelle nämlich hauptsächlich längerwellige Ultraviolettstrahlen
(etwa über 350 $\mu\mu$), so wird der Unterschied in der Schwärzung der drei Meß-
felder sehr gering sein, da diese Strahlen durch die beiden Glassorten ungeschwächt hindurch gehen (s. Abb. 8). Ist die untersuchte Strahlung jedoch reich
an kurzen Wellenlängen, die auf den unbedeckten Teil 1 des Meßstreifens ein-
wirken können, von dem Uviolglasfenster über 2 und in noch höherem Grade

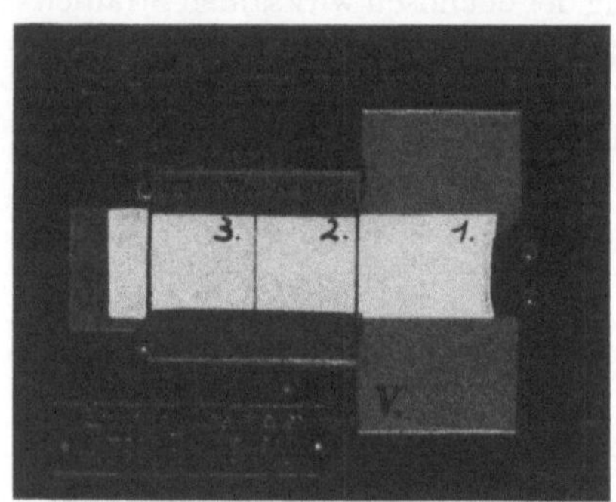

von dem Glasfenster über 3 jedoch
zurückgehalten werden, so zeigen die
drei Felder einen erheblichen Schwär-
zungsunterschied. Je größer dieser ist,
desto mehr überwiegen in der Strahlung
der Lichtquelle die kurzwelligen Spek-
tralteile und desto intensiver ist die
Erythemwirkung. Letztere wird bei dem
Erythemdosimeter in sog. „Höhen-
sonnen-Einheiten" gemessen (= HSE.).
Eine HSE. ist diejenige Zeit, in der die
untersuchte Strahlung bei mittlerer Lichtempfindlichkeit der Haut und erstmaliger
Anwendung gerade ein leichtes Erythem
hervorbringt. Zu ihrer Bestimmung
wird die Zeit, die zur Schwärzung des

Abb. 63.
Erythem-Dosimeter nach Keller.

Feldes 1 erforderlich ist, mit dem sog. Verlängerungsfaktor multipliziert. Dieser
ergibt sich aus dem Vergleich der Tönung der Felder 2 und 3 mit einer Schwär-
zungsskala unter Heranziehung einer Tabelle. Eine praktische Messung geht
also in folgender Weise vor sich:

    a) Zeit für Erreichung der Vergleichsschwärzung auf Feld 1 . . 30 Sek.
    b) Verlängerungsfaktor aus Skala und Tabelle 8
    c) Zeit für 1 HSE. = 30 × 8 = 240 Sek. . . . . 4 Min.

Die untersuchte Lichtquelle erzeugt also in der Meßentfernung das Lichterythem in 4 Minuten.

Das Kellersche Erythem-Dosimeter ergibt für die vorwiegend kurzwellige
Strahlung der Quarzlampe recht genaue Resultate und kann dazu dienen,
die allmähliche Abnahme der Erythemwirkung bei älteren Quarzbrennern zu
bestimmen und durch Verlängerung der Bestrahlungszeit zu kompensieren.
Wichtig ist in diesem Falle, die Messung erst dann vorzunehmen, wenn die Lampe
mindestens fünf Minuten gebrannt und die Strahlung ihren Höchstwert erreicht hat. Bei Lichtquellen mit längerwelligem Ultraviolett und Wärmestrahlen ist es nicht brauchbar, da es hier (Sonne, Kohlenbogenlampe) die chemische Wirkung zu hoch, die Erythemzeit also viel zu kurz angibt.

Außer der eigentlichen Meßvorrichtung mit Vergleichsskala und Tabelle
ist das Erythemdosimeter noch mit einer drehbaren Lochscheibe mit fünf
Öffnungen versehen. Dieser „Hautempfindlichkeitsmesser" nach Keller er-

möglicht die Bestrahlung von fünf kleinen Feldern mit verschiedenen Lichtdosen (etwa 1, 2, 3, 4 und 5 Min.) zur Bestimmung der individuellen Erythemempfindlichkeit. Bei der geringen Ausdehnung der Probefelder schadet auch
eine kräftige Überdosierung nichts. Man bestrahlt mit dieser Vorrichtung einen

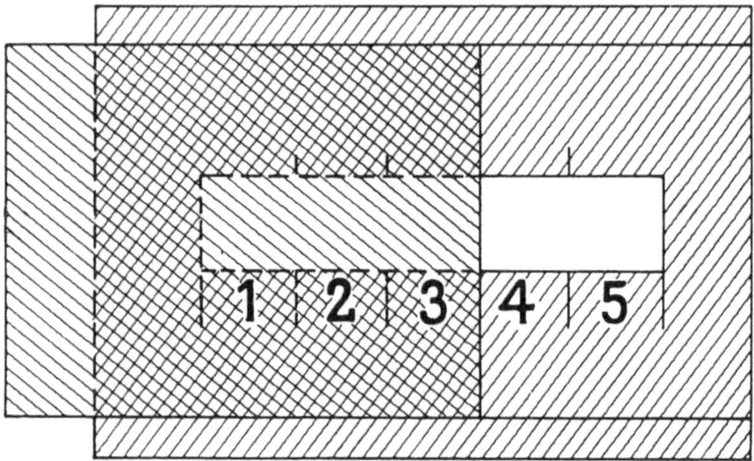

Abb. 64. Maske für Probebestrahlung.

Tag vor der eigentlichen Behandlung und wählt dann die passende Bestrahlungszeit nach den verschiedenen Erythemgraden der Probefelder aus. Dasselbe
Verfahren läßt sich übrigens auch behelfsmäßig mittelst einer Pappmaske mit
schmalem, rechteckigem Ausschnitt anwenden. Eine derartige Maske (Abb. 64)

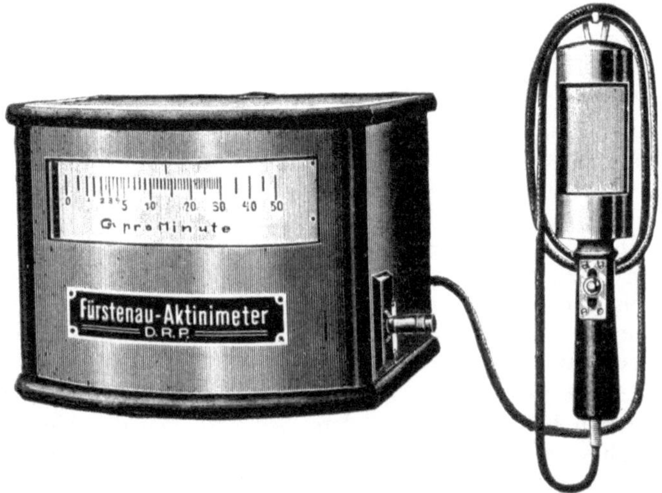

Abb. 65. Aktinimeter nach Fürstenau.

wird längs des Ausschnittes mit einer fünfteiligen Skala versehen. Bei der
Probebestrahlung wird ein Stück schwarzen Papiers auf den Ausschnitt gelegt
und jede Minute um einen Skalenteil verschoben. Jedes Feld enthält dann eine
Bestrahlungszeit, die seiner Nummer entspricht.

Neben den genannten chemischen Meßmethoden haben sich noch solche auf elektrischer Grundlage bewährt.

Das Aktinimeter nach Fürstenau (Abb. 65) benützt die Eigenschaft des Selens, seine Leitfähigkeit für den elektrischen Strom unter Lichteinwirkung zu verändern. Der wesentlichste Bestandteil des Aktinimeters ist daher die Selenzelle. Diese wird von einem konstanten Strom durchflossen und zur Messung dem Lichte ausgesetzt. Bei dem Fürstenauschen Instrument ist die Selenzelle (in Abb. 65) rechts in eine Kapsel mit Handgriff eingebaut und durch ein Kabel mit dem Meßinstrument verbunden, welches fest aufgestellt werden muß. Der Strom wird von einer im Apparat befindlichen Trockenbatterie geliefert, die Widerstandsänderungen der Selenzelle werden nach der Brückenmethode durch ein Galvanometer gemessen. Die ganze Anordnung entspricht also durchaus dem Fürstenauschen Intensimeter für Röntgenstrahlen. Die Meßeinheit ist 1 Q (= Quarz). Für die Quarzlampe entsprechen etwa 40 Q. der Hauterythemdosis bzw. 1 HSE. nach Keller. Das Galvanometer des Instrumentes zeigt die Einheiten pro Minute an. Bei einem Zeigerausschlag von 10 Q. sind also vier Minuten, bei einem solchen von 20 Q. zwei Minuten zur Erzielung der Erythemdosis nötig.

Die Messung mittelst des Fürstenau-Aktinimeters beginnt damit, daß der Zeiger an einem links befindlichen Knopfe auf 0 eingestellt wird. Sodann muß der Batteriestrom auf einen konstanten Wert gebracht werden. Zu diesem Zwecke wird der rechts befindliche Hebel auf „Prüfen,‘ gestellt, wobei der Zeiger bis zu dem roten Strich der Skala ausschlagen soll. Falls das nicht geschieht, wird er durch Drehen an einem Knopf auf der Oberseite des Apparates auf diese Marke eingestellt. Sodann kann die eigentliche Messung vorgenommen werden. Die Selenzelle wird auf die zu bestrahlende Stelle gelegt, der seitliche Hebel auf „Ein" gestellt und nun die Intensität der Strahlung in Q/Min. auf der Skala abgelesen.

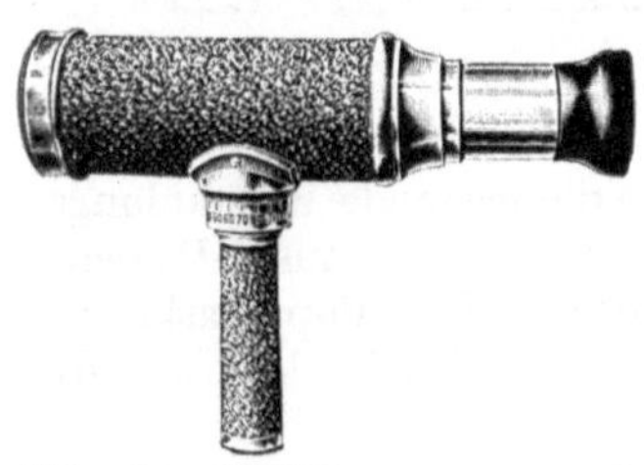

Abb. 66.   UV-Photometer nach Röver.

Die Messungen mit dem Fürstenau-Aktinimeter sind für ein- und dieselbe Lichtquelle zur Bestimmung der Erythemwirkung durchaus brauchbar. Ein Vergleich verschiedenartiger Strahlungen ist aber nicht möglich, da das Selen hauptsächlich auf längerwelliges Licht (Blau, Violett und Ultraviolett I) anspricht.

Demgegenüber verwendet das UV-Photometer von Dember die Ionisierung der Luft durch kurzwellige Strahlen zur Messnng ihrer Intensität. Das Instrument ergibt sehr genaue Resultate, eignet sich aber mehr für wissenschaftliche Arbeiten als für die Praxis. Mit ihm ist z. B. die Intensitätskurve des Sonnenlichtes nach Schanz (Abb. 26) aufgenommen worden.

Das UV-Aktinimeter nach Röver (Abb. 66) beruht auf der Vergleichung zweier beleuchteten Felder. Das eine derselben wird von den biologisch wirksamen UV-Strahlen unter Vermittlung eines Fluoreszenzschirmes erhellt, das andere durch die direkte, sichtbare Lichtstrahlung der Lampe. Geeignete Lichtfilter stellen die notwendige Farbengleichheit beider Felder her. Mittelst des drehbaren Handgriffes wird nun das zweite Feld soweit abgeblendet, daß es an Helligkeit dem ersten gleich ist, worauf die UV-Intensität in Prozenten der sichtbaren Strahlung abgelesen werden kann. Für absolute Messungen kann das zweite Feld durch eine 4-Voltbirne erhellt werden, die jedoch immer mit genau gleicher Stromstärke betrieben werden muß. Die Messungen mit diesem

Instrument erfordern einige Übung, vor allem ist der Vergleich der manchmal sehr lichtschwachen Felder nicht einfach. Für verschiedenartige Lichtquellen sind die Resultate nicht vergleichbar.

VI. Indikationen
für die Anwendung der Lichttherapie.

Die angegebenen Indikationen berücksichtigen nur solche Fälle, bei denen eine sichere therapeutische Wirkung festgestellt ist. Darunter sind diejenigen, die besonders günstig auf Lichtbehandlung reagieren, durch Sperrdruck hervorgehoben.

Abkürzungen:
Lq. = Lichtquelle, T = Bestrahlungstechnik.

1. Tuberkulose.

In der Behandlung der tuberkulösen Erkrankungen stellt die Lichtbehandlung das wertvollste therapeutische Mittel dar. Daneben können und sollen jedoch nach Bedarf auch die anderen bewährten Heilmethoden herangezogen werden (Tuberkulin, Partialantigene, Goldpräparate, Röntgen, orthopädische und chirurgische Maßnahmen).

Die wichtigste Form der Lichttherapie bei Tuberkulose ist Allgemeinbehandlung, die sich gegen die tuberkulöse Durchseuchung des Organismus richtet und die Heilungstendenz verstärkt. Daneben kommt in einzelnen Fällen auch die lokale Lichtbehandlung in Anwendung.

Allgemeinbehandlung.

Lq.: Kombinationsstrahler mit kräftigem Ultraviolett. Natürliche Sonne, auch im Flachland, ist stets vorzuziehen. Als Ersatz: Jupiterlampe, eingeschlossene Kohlenbogenlampen, Quarzlampe, zusammen mit Wärmestrahlern.

T.: Ganzbestrahlung. Vorsichtige Eingewöhnung, strenge Vermeidung von Überdosierung und starker Allgemeinreaktion (Temperaturkontrolle!), dabei aber möglichst intensive, tägliche Behandlung! Sonne: eine bis mehrere Stunden, Lampen 5—10—60 Min.).

Spezielle Indikationen.

Drüsentuberkulose. Allgemeinbehandlung. — Bei fistelnden Fällen lokal Wärmestrahler. Bei geschlossenen Formen ist Röntgenbehandlung vorzuziehen.

Gelenktuberkulose. Allgemeinbehandlung. — Bei Karies mit Fisteln lokal Wärmestrahler. Fungöse Formen reagieren besser auf Röntgenbehandlung. Notwendig ist Unterstützung durch Entlastung und Ruhigstellung.

Larynxtuberkulose. Allgemeinbehandlung unter Berücksichtigung eines vorhandenen Lungenprozesses. Lokalbestrahlung mit fixiertem Spiegel nach Noll oder Wessely. Lq.: Sonne, Jupiterlampe, Quarzlampe mit Uviolblauglasfilter, Wesselylampe. Bei starken Granulationen vorher Ätzung. Daneben Unterstützung durch Aufspritzung von Mentholöl, event. äußerliche Röntgenbestrahlung.

Lungentuberkulose. Allgemeinbehandlung. — Am besten reagieren die zirrhotischen und azinös-nodösen Formen. Besondere Vorsicht bei exsudativen Formen und bei Neigung zu Hämoptoe!

Lupus. Allgemeinbehandlung. — Lokal wirkt Kompressionsbehandlung mit Finsenlampe am besten, ist aber langwierig. Statt dessen kann die Kombinationsbehandlung mit der Kromayerlampe angewendet werden: Nach mehreren Bestrahlungen mit unfiltriertem Licht einige unter Uviolblauglasfilter. Zwischen solchen Serien Pausen von 1—2 Wochen, eventuell mit einer schwachen Röntgendosis. Neuerdings gute Erfolge mit offenen Bogenlampen (Jupiterlampe).

Peritonealtuberkulose. Allgemeinbehandlung. — Lokal Wärmestrahler oder Röntgen.

Skrofuloderma. Allgemeinbehandlung. — Lokal: Jupiterlampe, einmal 5 Minuten mit U-Kohlen, dann mit W-Kohlen oder einmalige Bestrahlung mit Quarzlicht, Weiterbehandlung mit Kombinationsstrahlern oder mit Quarzlampe unter Blaufilter.

Skrofulose s. unter 4.

2. Hautkrankheiten.

Acne c. rosacea. Kräftige Behandlung mit kurzwelligem Licht (Jupiterlampe mit U-Kohlen, Quarzlampen), eventuell Finsen- und Kromayerlampe mit Kompression.

Acne vulgaris. Tägliche Behandlung mit Kombinationsstrahlern. Eventuell zur Einleitung kräftige Erythemdosis (Schälung!).

Alopecia areata. Mehrmalige, energische Bestrahlung mit Erythemdosen (Jupiterlampe mit U-Kohlen, Quarzlicht), bei hartnäckigen Fällen Finsenlampe. Beste und wirksamste Methode!

Comedonen. Wie Acne vulgaris.

Defluvium capillitii, Haarausfall. 1—2 mal wöchentlich Bestrahlung mit kurzwelligem Licht (Jupiterlampe mit U-Kohlen, Quarzlampe). Bei noch dichtem Haar (Frauen) besser Kombinationsstrahler.

Dermatitis herpetiformis. Bei der Verschiedenheit der so benannten Krankheiten sind die Erfolge der Lichtbehandlung sehr wechselnd. Gut wirken manchmal Kombinationsstrahler. Auch Blaulicht wird empfohlen.

Eczema acutum. Tägliche Bestrahlung mit Rotlicht ($^1/_2$ Stunde) oder Weißlicht ohne UV. (Glühlampen, Jupiterlampe mit W-Kohlen, einfache Bogenlampen).

Eczema chronicum. Behandlung wie bei der akuten Form, daneben vorsichtig vereinzelte Bestrahlungen mit kurzwelligem Licht (Jupiterlampe mit U-Kohlen usw., Quarzlampe).

Ekzematoid, seborrhoisches. Tägliche Behandlung mit Kombinationsstrahlern.

Erysipel. Mehrmalige Bestrahlung in Abständen von 1—3 Tagen mit kurzwelligem Licht (Jupiterlampe mit U-Kohlen, Quarzlampe) bis zu leichtem

Erythem. Wenn im Gesicht lokalisiert, dürfen die Augen nur durch festes Schließen, nicht durch Brille geschützt werden. Auch tägliche Bestrahlung mit Rotlicht oder Glühlampen wird empfohlen.

Erythrasma. Mehrmalige Behandlung mit Jupiterlampe mit U-Kohlen, Quarzlampe oder Kombinationsstrahlern bei mittelgroßen Dosen.

Favus. Tägliche Bestrahlung mit Wärme- oder Kombinationsstrahlern zur Unterstützung der üblichen Therapie. Erfolg fraglich.

Furunkel. Täglich ein- oder mehrmalige Lokalbestrahlung ($^1/_2$—1 Stunde) verhindert oft die eitrige Einschmelzung (Lq.: Glühlampen, einfache Bogenlampen, Jupiterlampe mit W-Kohlen) (Abb. 54 u. 55). Auch nach notwendiger Inzision wirkt die Wärmebestrahlung sehr günstig. Bei Furunkulose neben der Lokalbehandlung noch Ganzbestrahlung mit Kombinationsbestrahlern oder Quarzlampe.

Herpes zoster. 1—3malige kräftige Erythemdosis, die auch die weitere Umgebung mitfaßt (Jupiterlampe mit U-Kohlen), dann Kombinationsstrahlung (Jupiterlampe mit W-Kohlen). Wirkt oft sehr günstig auf die Hauterscheinungen, auch bei der gangränösen Form. Auf begleitende Neuralgien jedoch ohne Einfluß.

Hidroadenitis wie Furunkel.

Hyperhidrosis. Lokalbehandlung mit kurzwelligem Licht (Quarzlampe). Erfolg jedoch fraglich.

Interdigitale Mykose. Manchmal Heilung nach mehrmaliger, kräftiger Behandlung mit kurzwelligem Licht. Andernfalls ist Röntgenbehandlung zu versuchen.

Intertrigo. Lokalbehandlung mit Kombinations- oder Wärmestrahlern.

Lupus erythematodes. Kräftige lokale Ultraviolettbestrahlung (Jupiter-, Quarzoder Kromayerlampe) manchmal erfolgreich. Verschiedene Autoren lehnen die Lichtbehandlung jedoch ab.

Naevus vasculosus. Behandlung mit tiefdringenden UV-Strahlen (Finsen- oder Kromayerlampe) unter Kompression.

Pemphigus. Tägliche Behandlung durch Kombinationsstrahler mit wenig UV (gewöhnliche Kohlenbogenlampen, Jupiterlampe mit W-Kohlen). Erfolg fraglich.

Perniones. 2—3 mal wöchentlich Bestrahlung mit Jupiterlampe mit U-Kohlen oder Quarzlampe, daneben täglich Wärmestrahler.

Prurigo. Täglich mehrmalige Bestrahlung mit Rotlicht oder Wärmestrahlern ($^1/_2$—1 Stunde). Mildert oft den Juckreiz erheblich.

Pruritus cutaneus. Intensive UV-Bestrahlung bis zu kräftigem Erythem (Jupiterlampe mit U-Kohlen, Quarzlampe) wirkt meist sehr günstig.

Pruritus vulvae et ani. Lokalbestrahlung mit Rot- und Blaulicht werden empfohlen. Erfolg fraglich.

Psoriasis. Wöchentlich 1—3malige Behandlung mit kräftiger UV-Strahlung (Jupiterlampe mit U-Kohlen, Quarzlampe).

Pyodermie (Ekthyma). Tägliche Behandlung mit Kombinationsstrahlern, eventuell auch UV-Strahlung in kleinen Dosen (Jupiterlampe mit U-Kohlen).

Seborrhoea oleosa. Wöchentlich 2—6 Behandlungen mit Jupiterlampe mit U-Kohlen oder Quarzlampe.

Trichophytia superficialis. Mehrmals wöchentlich Bestrahlung mit UV-reichem Licht (Jupiterlampe mit U-Kohlen, Quarzlampe) in mittleren Dosen. Bei der tiefen Form ist Epilation durch Röntgenbehandlung notwendig.

Ulcus varicosum. Zur Einleitung kräftige UV-Bestrahlung (Jupiterlampe
mit U-Kohlen, Quarzlampe), dann Kombinationsstrahler. Auch Blaulicht wird empfohlen.
Ulcus nach Röntgenschädigung. Wie bei Ulcus varicosum.
Urtikaria. Zur Milderung des Juckreizes täglich Rotlicht oder Wärmestrahler.

3. Innere Krankheiten.

Adipositas. Behandlung mit Sonnenbädern und Kombinationsstrahlern (Jupiterlampe). Daneben 2—4 mal wöchentlich Glühlichtbäder. Gute Erfolge bei
alimentärer und leichter konstitutioneller Fettsucht, zur Unterstützung
der diätetischen und sonstigen Behandlung.
Anämie. 2—6 mal wöchentlich Ganzbestrahlung mit Kombinationsstrahlern
(Lq.: Sonne am wirksamsten! Jupiterlampe, eingeschlossene Kohlenbogenlampe, Quarz- mit Glühlampen). Am besten reagieren chlorotische Anämien, etwas weniger gut sekundäre Anämien bei konsumierenden Krankheiten und in der Rekonvaleszenz.
Anämie, perniziöse (Biermersche). Wesentliche Besserung durch intensive
Bestrahlung mit hochwertigen Lichtquellen (Jupiterlampe mit U-Kohlen,
täglich 2 Felder à 10—15 Min. Fall des Verf.).
Angiospasmen (kalte Hände und Füße). Allgemeinbehandlung mit Jupiterlampe
oder Quarzlampe. Lokal Wärmestrahler und Teilglühlichtbäder.
Arteriosklerose s. Hypertonie.
Arthritis deformans. Täglich intensive Lokalbehandlung mit Wärmestrahlern
oder Teilglühlichtbädern. Erfolg fraglich.
Arthritis rheumatica. 2—6 mal wöchentlich Lokalbehandlung mit Wärme-
strahlern oder Teilglühlichtbädern. Eventuell 1—2 Ganzglühlichtbäder
pro Woche.
Arthritis urica. 2—4 mal wöchentlich Lokalbehandlung mit Wärmestrahlern
oder Teilglühlichtbädern. Daneben 2—4 Ganzglühlichtbäder sowie event.
Ganzbestrahlung mit UV-reichem Licht (Jupiterlampe mit U-Kohlen,
Quarzlampe).
Asthma bronchiale. Blaulichtbestrahlung auf Brust und Hals, täglich 20 Min.,
ist manchmal von guter· Wirkung.
Bleivergiftung. Mehrmals wöchentlich Ganzglühlichtbäder zur Ausscheidung
des Metalles. Dabei oft rascher Rückgang vorhandener Lähmungen.
Bronchitis chronica. 2—3 mal wöchentlich Ganzglühlichtbäder, daneben Ganz-
bestrahlung mit Kombinationsstrahlern.
Diabetes melitus. 2—6 mal wöchentlich Ganzbestrahlungen mit UV-reichem
Licht (Sonne, Jupiterlampe, Quarzlampe) zur Unterstützung der spezifi-
schen Therapie. Gute Wirkung (Senkung des Blutzuckerspiegels, Hebung
der Toleranz), besonders in leichten Fällen.
Erkältungskrankheiten (Bronchitis und Tracheitis, Schnupfen). 2 bis
4 Ganzglühlichtbäder pro Woche.
Herzinsuftizienz siehe Hypertonie.
Heuschnupfen. Ganzbestrahlung mit Jupiter- oder Quarzlampe. Lokalbehand·
lung der Nasenschleimhaut durch Quarzstäbe oder Ansätze mit den gleichen
Lq. Oft wirkt auch die Inhalation der Lampengase (Ozon) günstig.
Hypertonie. Ganzbestrahlungen mit UV-reichem Licht in kräftigen Dosen
(Lq.: Jupiterlampe mit U-Kohlen, Quarzlampe) 2—6 mal wöchentlich.
Wirkt am besten bei präsklerotischer (genuiner) Hypertonie. Daneben zur
Unterstützung bei Arteriosklerose, Kreislaufschwäche und leichten Fällen
von Herzinsuffizienz.

Malaria chronica. Oft guter Erfolg durch längere Anwendung von 1—3 Ganzglühlichtbädern wöchentlich.

Migräne. Im Anfall Lokalbehandlung mit Wärmestrahlern bis zum Nach-
lassen der Schmerzen. Sonst täglich $^1/_2$—1 Stunde Bestrahlung mit denselben Lichtquellen.

Neuralgien (Ischias, Trigeminus- und Interkostalneuralgie, Lumbago).
Lokalbehandlung mit Wärmestrahlern (täglich $^1/_2$—1 Stunde) oder mit
Teillichtbädern. Daneben wöchentlich 1—2 Ganzglühlichtbäder.

Neurasthenie. Ganzbehandlung mit Kombinationsstrahlern, am besten durch
Sonnenbäder oder Jupiterlampe. Täglich Bestrahlung mit kleinen Dosen,
vorsichtige Eingewöhnung, Vermeidung jedes Hautreizes, im Sonnenbad
Kopfschutz. Unter diesen Bedingungen guter Erfolg!

Niereninsuffizienz bei chronischen Nephritiden und Nephropathien. Vorsichtige
Anwendung von Ganzglühlichtbädern (1—3 wöchentlich) wirkt oft günstig
und beseitigt eventuell vorhandene Ödeme.

Pleuritis sicca et exsudativa. Lokale Behandlung mit Wärmestrahlern (täglich
$^1/_2$—1 Stunde) wirkt schmerzlindernd und resorptionsfördernd.

Rekonvaleszenz nach akuten Krankheiten. Roborierende Behandlung wie
unter „Anämie“ angegeben.

Senium praecox. Neben roborierender Allgemeinbehandlung (s. „Anämie“) wird
Lokalbehandlung des Skrotums mit Wärme- sowie Kombinationsstrahlern
empfohlen. („Verjüngungstherapie“ nach v. Borosini.)

4. Kinderkrankheiten.

Anämie. 3—6 mal wöchentlich Ganzbestrahlung. Am besten mit natürlicher
Sonne, sonst Kombinationsstrahler mit kräftigem UV (Jupiterlampe mit
U-Kohlen, Quarzlampe, je 3—30 Minuten). Auch als reborierende Behandlung bei Unterernährung, Ernährungsstörungen, Neuropathie, allgemeiner Schwächlichkeit.

Chlorose s. „Anämie“.

Enuresis nocturna. Allgemeinbehandlung wie unter „Anämie“. Lokalbestrahlung der Dammgegend mit Rotlicht wirkt — vielleicht als Suggestion —
oft gut.

Ernährungsstörungen. Zur Unterstützung Allgemeinbehandlung wie unter
„Anämie“.

Frühgeburt. Zur Rachitis-Prophylaxe Ganzbestrahlung mit Kombinationsstrahlern (Jupiterlampe mit U-Kohlen, eingeschlossene Kohlenbogenlampe)
oder Quarzlampe, 3 mal wöchentlich 3—10 Minuten.

Impetigo contagiosa. Lokalbehandlung mit UV-reichem Licht (Jupiterlampe mit U-Kohlen, Quarzlampe) in mittelstarken Dosen. Meist prompter
Erfolg.

Nabelinfektion. Lokalbehandlung mit Wärmestrahlern, täglich 10—30 Minuten,
eventuell auch vorsichtige Bestrahlung mit UV-reichem Licht (Jupiterlampe
mit U-Kohlen, Quarzlampe).

Neuropathie. Roborierende Ganzbestrahlung wie unter „Anämie“.

Noma. Manchmal günstiger Einfluß von lokaler Wärmebestrahlung oder Rotlicht.

Orchitis bei Parotitis epidemica. Lokalbehandlung des Skrotums mit Wärmestrahlern, täglich 20—60 Minuten.

Parotitis epidemica (Mumps). Lokalbehandlung der Drüsen mit Wärmestrahlern,
täglich 20—60 Minuten.

Pemphigus neonatorum. Vorsichtige Behandlung mit UV-reichem Licht (3 mal wöchentlich 3—10 Minuten) hat oft günstige Wirkung. Lq.: Jupiterlampe mit U-Kohlen, Quarzlampe.

Pertussis convulsiva (Keuchhusten). 2—6 mal wöchentlich Ganzbestrahlung mit UV-reichem Licht oder Kombinationsstrahlern (Jupiterlampe mit U-Kohlen, eingeschlossene Bogenlampen, Quarzlampe) vermindert oft die Zahl und Schwere der Anfälle, ohne die Dauer der Erkrankung zu beeinflussen.

Rachitis. Ganzbehandlung wöchentlich 3—6 mal 3—15 Minuten mit UV-reichem Licht. (Lq.: Am besten Sonne, sonst Jupiterlampe mit U-Kohlen oder Quarzlampe). Auch Bestrahlung der verabreichten Nahrung soll günstig wirken ($^{1}/_{2}$ Liter Milch wird in flacher Schale zweimal 20 Minuten kräftiger UV-Strahlung ausgesetzt).

    Eventuell zuerst orthopädische Maßnahmen am weichen Knochen, Behandlung nach Anlegen eines Gipsverbandes.

    Prompter und sicherer Erfolg. Beste Behandlungsmethode. Heilungsdauer bei beginnender Rachitis 1—3 Monate, bei schwerer, florider Rachitis 3—6 Monate.

Schwächlichkeit, allgemeine. Roborierende Behandlung wie unter „Anämie“.

Skrofulose. Allgemeinbehandlung 3—6 mal wöchentlich mit UV-reichem Licht (Lq.: am besten Sonne, sonst Jupiterlampe mit U-Kohlen, eingeschlossene Bogenlampen, Quarz- mit Glühlampe). Nach Eingewöhnung kräftige Dosen. Spezielle Maßnahmen daneben bei:

Conjunctivitis scrophul. Lokalbehandlung mit mild wirkenden Kombinationsstrahlern (Jupiterlampe mit W-Kohlen, Bogenlampen, Schanzlampe) in kleine Dosen oder — vorsichtig — Quarzlampe. Bei Blepharospasmus eventuell Lidhalter!

Eczematoid, scrophul. Lokalbehandlung mit UV-reichem Licht (Jupiterlampe mit U-Kohlen, Quarzlampe) in kleinen Dosen.

Lymphadenitis scrophul. Lokalbehandlung mit Wärmestrahlern, täglich $^{1}/_{2}$—1 Stunde.

Rhinitis scrophul. Lokalbehandlung mit Kombinationsstrahlern (Jupiterlampe, eventuell auch mit Quarzlampe) (kleine Dosen mit Quarzstab).

Strophulosus infantum. Ganzbestrahlung mit UV-reichen Kombinationsstrahlern (Jupiterlampe oder Quarzlampe). Allmähliche Wirkung, indem die Schübe an Intensität abnehmen.

Tetanie (Laryngospasmus, Karpopedalspasmen, Bronchotetanie). Ganzbestrahlungen wie bei Rachitis. Erfolg wechselnd, oft anfängliche Verschlimmerung. Manchmal bessere Wirkung bei Kombination mit Phosphor-Lebertran.

5. Chirurgische Krankheiten.

Abszesse. Lokalbehandlung mit Wärmestrahlern, täglich $^{1}/_{2}$—1 Stunde. Eventuell vorher operative Eröffnung des Abszesses.

Anästhesie. Bei Inzisionen, Naht kleiner Wunden usw. soll vorherige Blaulichtbestrahlung ($^{1}/_{2}$ Stunde) anästhesierend wirken.

Darmlähmung, nach Abdominaloperationen. Intensive Wärmebehandlung des Abdomens, mehrmals $^{1}/_{2}$—1 Stunde, wirkt anregend auf die Peristaltik. Lq.: Glühlampen, Teillichtbäder, sog. Glühlichtbogen.

Empyem. Nach operativer Entleerung lokale Behandlung mit Wärmestrahlern, täglich $^{1}/_{2}$—1 Stunde. Günstige Wirkung auf Sekretion und Heilungstendenz.

Fisteln nach eitrigen Knochenerkrankungen. Lokalbehandlung mit Wärme-
oder Kombinationsstrahlern (Jupiterlampe, täglich 15—60 Minuten). Eventuell vorher Auskratzung und Entfernung vorhandener Sequester.
Frakturen. Lokale Wärmebestrahlung der Bruchstelle zwecks Hyperämisierung
täglich $^1/_2$—1 Stunde. Bei Gipsverbänden Fenster über der Bruchstelle.
Gelenkversteifung nach Frakturen, Luxationen, Gipsverbänden oder Entzündungen. Lokale Wärmebehandlung (Lq.: Wärmestrahler, Teilglühlichtbäder) während der mediko-mechanischen Übungen.
Kontusionen. Lokale Wärmebehandlung (täglich $^1/_2$—1 Stunde) wirkt resorptionsfördernd. Daneben kann Blaulicht zur Schmerzstillung angewendet
werden.
Narbenkeloide. Intensive UV-Behandlung mit tiefwirkenden Strahlen. Lq.:
Finsenlampe oder Kromayerlampe mit Blaufilter, $^1/_2$—1 Stunde. Falls
refraktär, Versuch mit Röntgenstrahlen.
Operationen. Zur Erwärmung des Patienten während der Narkose Anwendung
von Bestrahlungsglühlampen (Sollux, Spektrosol usw.). Die Solluxlampe
mit Tageslichtfilter eignet sich auch zur Beleuchtung des Operationsfeldes
und erleichtert die Beurteilung nach der Farbe. Ebenso die Jupiterlampe
mit W-Kohlen.
Prostatahypertrophie. Lokalbehandlung der Dammgegend mit Wärme- oder
Kombinationsstrahlern bewirkt oft Linderung der Beschwerden.
Sehnenscheidenentzündung. Lokalbehandlung mit Wärmestrahlern oder Teil-
glühlichtbädern, täglich $^1/_2$—1 Stunde.
Tetanus. Ganzbehandlung mit UV-reichem Licht (Lq.: Jupiterlampe mit
U-Kohlen, eingeschlossenen Kohlenbogenlampen, Quarzlampe) wirkt manch-
mal günstig.
Wundbehandlung (Alte Trauma- und Operationswunden, Brandwunden,
Ulcera cruris, mit schlechter Heilungstendenz). Einmalige Bestrahlung mit
UV-reichem Licht in kräftiger Dosis zur Beseitigung schlaffer Granulationen,
Jupiterlampe mit U-Kohlen, Quarzlampe). Weiterbehandlung mit milde
wirkender Kombinationsstrahlung, wöchentlich 3—6 mal je 5—20 Min.
(Lq.: Sonne, Jupiterlampe mit W-Kohlen, Kohlenbogenlampen, Quarz-
lampe mit Blaufilter und Glühlampe). Auch Wärmestrahler allein wirken
günstig.

6. Gynäkologische Krankheiten.

Adnexentzündungen (gonorrhoische, septische, tuberkulöse). Wärmebestrahlung des Abdomen. Vaginalbestrahlungen mit Wärme- oder Kombinationsstrahlern (Jupiterlampe) 3—6 mal wöchentlich 10—20 Minuten.
T.: Entfaltung der Vagina durch Gitterspekulum, Schutz der äußeren
Genitalien, oder Speziallampen mit besonderen Vaginalansätzen (z. B. Ultra-
sonne).
Dysmenorrhoe. Abdominal intensive Wärmebestrahlung (täglich $^1/_2$—1 Std.).
Daneben eventuell vaginale Bestrahlung mit UV (Jupiterlampe, Kromayer-
lampe mit Vaginalansatz) oder Kombinationsstrahlern, mit ersteren 1 bis
6 Minuten, mit letzteren 10 bis 20 Minuten.
Endometritis. Abdominale Wärmebestrahlung (täglich $^1/_2$—1 Stunde), Be-
strahlung der Vagina und Zervix mit UV- oder Kombinationsstrahlern
(Jupiterlampe.)
Fluor albus. Bei ursächlicher Anämie Allgemeinbehandlung (siehe unter 3.).
Lokale Wärmebestrahlung des Abdomen. Vaginalbehandlung mit UV- oder
Kombinationsstrahlern, eventuell auch Bestrahlung der Zervix (Kromayer-

lampe 1—6 Minuten, Jupiterlampe und Ultrasonne mit Vaginal- und Zervikalansatz, 10—20 Minuten).

Gonorrhoe. Wärmebehandlung des Abdomen (Glühlampen, Teillichtbäder), Vaginalbestrahlung wie unter Fluor alb. angegeben.

Hypoplasie, genitale (Infantilismus, Amenorrhoe, Frigidität, Sterilität). Wärmebehandlung des Abdomen und der Dammgegend (täglich $\frac{1}{2}$—1 Stunde). Vaginalbestrahlung mit Ultraviolett- oder Kombinationsstrahlern in kräftigen Dosen. (Jupiterlampe mit U-Kohlen, Kromayerlampe mit Quarzstab, Ultrasonne).

Klimax praecox. Behandlung wie Hypoplasie.

Kolpitis granul. Vaginalbehandlung mit Kombinationsstrahlern oder mit UV-reichem Licht in kleinen Dosen.

Mastitis acuta. Lokale Wärmebehandlung (täglich 1—3 mal je $\frac{1}{2}$—1 Stunde). Wirkt auch noch nach eventuell notwendiger Incision.

Parametritis (parametrale Exsudate und Adhäsionen). Lokale Wärmebestrahlung auf Abdomen und per vaginam, täglich 1—2 mal je $\frac{1}{2}$ Stunde.

Portioerosionen. Bestrahlung der Portio mit UV- oder Kombinationsstrahlern (Kromayerlampe mit Quarzstab, Jupiterlampe oder Ultrasonne), erstere in kleinen, letztere in mittleren Dosen (1—6 und 5—15 Minuten).

7. Hals-, Nasen- und Ohren-Krankheiten.

Angina lacunaris. Lokalbestrahlung der Tonsillen mit Wärmestrahlern oder Kombinationsstrahlern, täglich $\frac{1}{2}$ Stunde.

Gehörgangsfurunkel. Lokalbehandlung mit Wärmestrahlern, täglich $\frac{1}{2}$ bis 1 Stunde. Bei tiefsitzendem Furunkel muß die Ohrmuschel mit Heftpflasterstreifen oder Klammer (s. Abb. 52) nach hinten gezogen werden.

Laryngitis chronica. Lokalbestrahlung auf die Vorder- und Seitenpartien des Halses mit Wärmestrahlern, täglich $\frac{1}{2}$—1 Stunde. Daneben wöchentlich 2—4 Ganzglühlichtbäder.

Mastoiditis. Lokale, intensive Wärmebestrahlung (täglich 1—3 mal je $\frac{1}{2}$ bis 1 Stunde). Gute Wirkung, auch bei bestehendem Fieber. Bei septischen Fällen (Schüttelfrost) ist operatives Vorgehen angezeigt.

Nasenkatarrh. Äußerlich Wärmebestrahlung (täglich $\frac{1}{2}$—1 Stunde). Daneben 2—5 Ganzglühlichtbäder pro Woche.

Nebenhöhlenentzündung. Lokale, intensive Wärmebestrahlung (täglich $\frac{1}{2}$—1 Stunde). Günstige Wirkung auch nach eventuell notwendiger operativer Eröffnung.

Otitis media acuta. Intensive Wärmebestrahlung äußerlich auf die Ohrgegend (täglich 1—3 mal je $\frac{1}{2}$—1 Stunde), eventuell auch direkt auf das Trommelfell (Ultrasonne mit Ohransatz). Wirkt schmerzlindernd, resorbierend auf das Exsudat und verhindert meist die Eiterbildung. Auch nach Parazentese oder Perforation günstige Wirkung.

Ozaena. Lokalbehandlung der Nasenhöhle mit UV-reichem Licht (Kromayerlampe mit Quarzstab, 1—3 mal wöchentlich je 1—6 Minuten).

Parotitis epidemica. Lokale Wärmebestrahlung der kranken Drüsen (siehe unter 4).

Pharyngitis chronica. Lokalbehandlung des Rachens mit Kombinationsstrahlern (Jupiterlampe, 2—4 mal wöchentlich je 10—30 Minuten). Daneben Kopfglühlichtbäder.

Stomatitis ulcerosa. Lokalbehandlung mit Kombinationsstrahlern (Jupiterlampe. 2—6 mal wöchentlich je 10—30 Minuten).

8. Augenkrankheiten.

Bei Bestrahlung des Auges ist dem Patienten stets ein Punkt ausserhalb der Lichtquelle zum Fixieren anzugeben, um Schädigungen der Fovea zu verhindern.

Blepharitis. Lokalbehandlung mit Wärme- oder milde wirkenden Kombinationsstrahlern (Jupiterlampe).

Chorioiditis. Lokale Wärmebestrahlung (Kopfglühlichtbäder, Glühlampen, Jupiterlampe, Schanzlampe) täglich 20—60 Minuten.

Conjunctivitis chronica. Lokalbehandlung mit Kombinationsstrahlern (Jupiterlampe, Schanzlampe) oder Quarzlampe bei großem Abstand (3—6 mal wöchentlich je 5—10 Minuten).

Conjunctivitis scrophul., Phlyktaene. Siehe unter 4.

Glaskörpertrübung. Lokale Wärmebehandlung wie bei Chorioiditis.

Keratitis acuta. Lokale Wärmebestrahlung (Glühlampen, Jupiterlampe, Schanzlampe) täglich 20—60 Minuten.

Keratitis interstitialis. 3—6 mal wöchentlich Bestrahlung mit UV in kleinen Dosen (Jupiterlampe mit U-Kohlen, Schanzlampe, Quarzlampe in großem Abstand, 70—100 cm).

Keratoconjunctivitis eczematosa. Lokalbestrahlung wie bei interstitieller Keratitis. Je stärker die entzündliche Reizung, um so mildere Lichtbehandlung! Bei vorhandener Skrofulose daneben Allgemeinbehandlung (siehe unter 4).

Leukoma corneae. Lokalbehandlung mit UV in kleinen Dosen (Jupiterlampe mit U-Kohlen, Schanzlampe, Quarzlampe in großem Abstande) wirkt oft günstig.

Pannus. Lokalbehandlung mit UV in mittleren Dosen (Jupiterlampe, Schanzlampe, Quarzlampe).

Ulcus corneae. Lokalbehandlung mit Wärme- und milde wirkenden Kombinationsstrahlern (Bogenlampen, Jupiterlampe mit Weißbrandkohlen) im akuten Stadium. Später zur Anregung der Regeneration des Epithels kleine Dosen UV-reichen Lichtes (Jupiterlampe mit U-Kohlen, Quarzlampe). Zur Erzielung größerer Wirkung mit sehr kleinen Lichtdosen kann vorherige Sensibilisierung mit Eosin (1 %) versucht werden, welches vor der Bestrahlung eingeträufelt wird (Vorsicht!) Ebenso: Floreszein, Rose bengale.

9. Zahnkrankheiten.

Abszeß, paradentaler. Lokale Behandlung mit Wärmestrahlern, täglich ½—1 Stunde.

Alveolarpyorrhoe. Nach den notwendigen operativen Maßnahmen Nachbehandlung mit Kombinationsstrahlern (Jupiterlampe, Ultrasonne) täglich 10—30 Minuten.

Bleichung verfärbter Zähne. Lokalbehandlung mit UV-reichem Licht (Quarzlampe, Kromayerlampe, dabei sorgfältige Abdeckung der Umgebung) oder mit Kombinationsstrahlern (Jupiterlampe, Ultrasonne). Während der Bleichung kein Perhydrol verwenden, da dieses stark schäumt

Dentitio difficilis. Lokalbehandlung mit Wärmestrahlern oder milde wirkenden Kombinationsstrahlern, täglich 15—60 Minuten.

Extraktion. Zur Nachbehandlung Wärme- oder Kombinationsstrahler wirken schmerzlindernd und beseitigen die Anämie nach Anästhesierung unter Verwendung von Suprarenin.

Kieferklemme bei entzündlichen Prozessen und Dentitio difficilis. Intensive Lokalbehandlung mit Wärmestrahlern, mehrmals $1/_2$—1 Stunde.

Periodontitis, Wurzelhautentzündung. Lokalbehandlung mit Wärmestrahlern (täglich 1—3 mal je $1/_2$—1 Stunde) oder Kopflichtbädern.

Periostitis wie unter „Periodontitis".

Wurzelgranulom. Lokalbehandlung mit Kombinationsstrahlern (Jupiterlampe, Ultrasonne) täglich 15—30 Minuten.

Wurzelhautentzündung. Siehe unter „Periodontitis".

10. Geschlechtskrankheiten.

Gonorrhoe:

> **Arthritis gonorrhoica.** Lokalbehandlung mit Wärmestrahlern oder Teil-glühlichtbädern. Daneben wird Blaulicht zur Schmerzlinderung empfohlen.
>
> **Epididymitis gonorrhoica.** Lokalbehandlung mit Wärmestrahlern, täg-lich $1/_2$—1 Stunde.
>
> **Gonorrhoe der Urethra, akute.** Lokalbestrahlung von Damm und Penis mit Wärme- oder besser Kombinationsstrahlern (Jupiterlampe, Kohlen-bogenscheinwerfer) täglich 20—60 Minuten.
>
> **Gonorrhoe der Urethra, chronische.** Lokalbehandlung wie bei der akuten Form. Daneben Schleimhautbestrahlung der Urethra mit UV in kleinen Dosen (Kromayerlampe mit Quarzstab, Kombinationsstrahler nach Einstellung im Urethroskop).
>
> **Prostatitis gonorrhoica.** Perineale Lokalbehandlung mit Wärme-strahlern, täglich $1/_2$—1 Stunde.
>
> **Rheumatismus, gonorrhoischer.** Ganz- und Teilglühlichtbäder, 2—4-mal wöchentlich.

Lues.

> **Allgemeinbehandlung** (neben der spezifischen).
>
> 1. Ganzbestrahlung mit UV-reichem Licht (Sonnenbäder, Jupiter-lampe mit U-Kohlen, eingeschlossene Kohlenbogenlampen, Quarz-lampe mit Wärmestrahlern), 2—6 mal wöchentlich zur Förderung der Immunkörperbildung.
> 2. Ganzbestrahlung mit Glühlampen während der Einreibung von Hg zur Vermehrung der Inhalation.
> 3. Nachbehandlung mit Ganzglühlichtbädern zur raschen Ausscheidung von Hg, Bi und As.
>
> **Anämie, luetische.** Ganzbehandlung wie oben unter 1.
>
> **Gumma, ulzeriertes.** Zuerst einmalige Bestrahlung mit kräftigem UV (Jupiterlampe mit U-Kohlen, Quarzlampe), dann milde wirkende Kombinationsstrahler (Jupiterlampe mit W-Kohlen, Ultrasonne, Kohlenbogenlampen), wöchentlich 3—6 mal.
>
> **Ulcus durum** (luetischer Primäraffekt). Lokalbehandlung mit Kombina-tionsstrahlern, wöchentlich 3—6 mal je 10—30 Minuten.
>
> **Ulcus luetic., tubero-serpiginöses Syphilid.** Lokalbehandlung mit mildem UV (Kombinationsstrahler), täglich 10—30 Minuten.

Ulcus molle.

> **Bubo inguinalis.** Lokale Behandlung mit Wärmestrahlern, täglich $1/_2$—1 Stunde. Auch nach Entleerung durch Punktion oder Inzision wirksam.
>
> **Ulcus molle.** Zuerst 3—4 Bestrahlungen mit UV-reichem Licht (Jupiter-lampe mit U-Kohlen, Quarzlampe), dann milde wirkende Kombinations-strahler, 3—6 mal wöchentlich je 15—30 Minuten.

Bezugsquellen
(ohne Vollständigkeit).

Jupiterlicht A. G. (Kersten & Brasch), Berlin W 9, Bellevuestr. 14. Jupiterbestrahlungslampen, kleine und große Typen, Decken-Bestrahlungslampen, Schutzbrillen.

Fritz Kohl, G. m. b. H., Leipzig, Brüderstr. 3. Heliollampe, Finsenlampe, Schanzlampe, Minin-Goldscheiderreflektor, Ultraluxlampe, Fervosollampe, UV-Photometer nach Dember.

L. S. Mayer, Frankfurt a. M., Taunusstr. 21. Wintersonne-Wärmestrahler.

Quarzlampen A. G., Hanau a. M., Postfach 438. Quarzlampen „künstliche Höhensonne", Kromayerlampe, Solluxlampe, Erythemdosimeter nach Keller, Schutzbrillen, Kurzzeitmesser.

„Radiologie A. G." Berlin W 35, Kurfürstenstr. 148. Aktinimeter nach Fürstenau, UV-Aktinimeter nach Röver, Rötungsmesser nach Finkenrath.

Sanitas, Elektr.-Ges., Berlin N 24, Friedrichstr. 131d. Glühlichtbäder für Ganz- und Teilbehandlung, Kombinationsglühlichtbäder, Bogenlicht-Scheinwerfer, Finsenlampe, Finsen-Reynlampe.

Reiniger, Gebbert und Schall, Veifawerke, Frankfurt und Erlangen. Glühlichtbäder, Teilglühlichtkästen, Finsen- und Finsen-Reynlampe, Spektrosollampe.

Siemens u. Halske, Siemensstadt bei Berlin. Teilglühlichtbäder. Aureollampe.

Thiergärtner, G. m. b. H., Baden-Baden. Marmorglühlichtbäder.

Ultra-Heilstrahlenapparate A. G. Berlin W 50, Kurfürstendamm 229. Ultrasonne nach Landeker.

Optische Anstalt G. P. Goerz, Wien X. Sonnleithnergasse 5. Wesselylampe.

Sachregister.

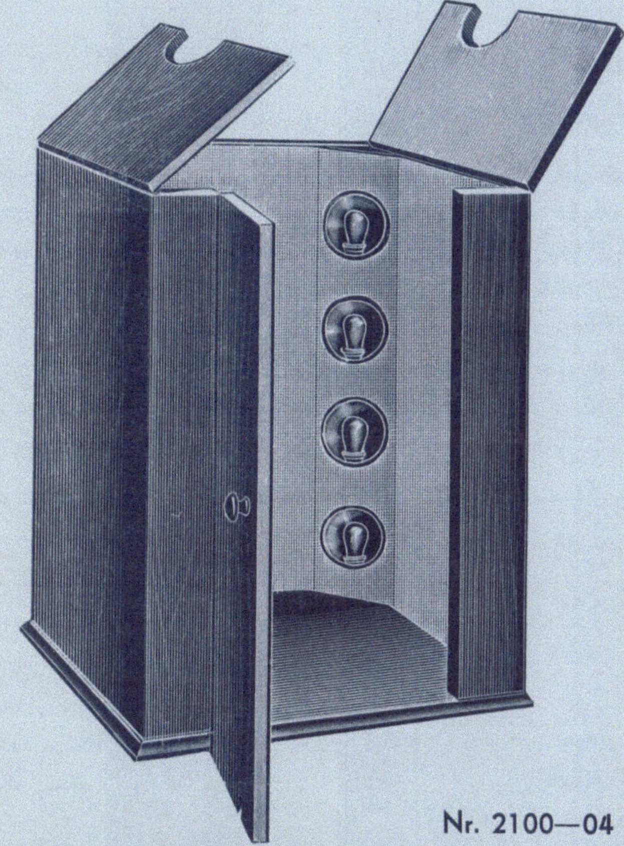

Nr. 2100—04

Vollichtbad
Modell „ERASUPER"

schwere, doppelwandige Ausführung

Größe innen ca. 85X85 cm
Höhe ca. 120 cm.

In den vier Ecken des Apparates sind tiefe Parabolreflektoren eingebaut, die eine starke Strahlung und größte Konzentration des Lichtes und der Wärme gewährleisten. In Verbindung mit der doppelwandigen Ausführung, die eine Wärmeabgabe nach außen verhindert, ist eine restlose Ausbeute des Heizstromes vorhanden, wodurch die Apparate im Betrieb äußerst rentabel arbeiten. Deckel aufklappbar, die Tür ist nach außen zu öffnen. Jede Säule für sich von außen oder innen zu schalten. (Bei Bestellung anzugeben). Fußboden mit Linoleumbelag. Innen weiß emaillelackiert, außen natur poliert.

Nr. 2100.   RM
Mit 16 Parabolreflektoren 290.—

Nr. 2102.
Mit 20 Parabolreflektoren 320.—

Nr. 2104.
Mit 24 Parabolreflektoren 350.—

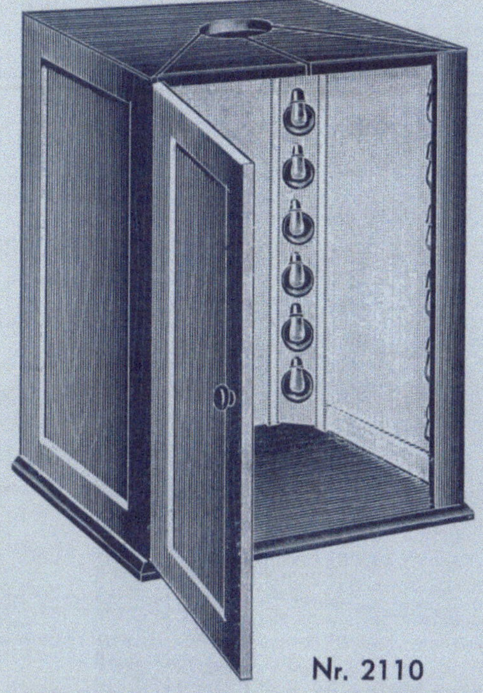

Nr. 2110

Nr. 2108.   Vollichtbad
Modell „ERASIMPLEX"

wie oben, aber anstatt der Parabolreflektoren messingvernickelte Spiegel hinter den versenkt eingebauten Lampen. Sonst gleiche Ausführung wie Mod. „Eratherm" Mit 24 Lampen . . . . RM 275.—

Nr. 2110.   Vollichtbad
Modell „ERATHERM"

Größe innen ca. 80X80 cm, Höhe ca. 120 cm

leichte Ausführung, zusammenlegbar. Je 2 Wände sind zusammenzustellen, die Lampensäulen sind abzunehmen. Leichteste Transportmöglichkeit, Auf- und Abbau in Minuten möglich. Mit 24 Lampen, unter hochglanzvernickelten Reflektoren, jede Säule für sich zu schalten. Außen naturpoliert, innen weiß emaillelackiert.

Preis . . . . RM 290.—

Elektrische Heißluftapparate - Orig. „ERA"
mit nichtglühender Widerstandsheizung.

Stufenschaltung mit selbsttätig springenden Schaltzahlen. — Sparsamster Stromverbrauch. Bewährte Konstruktion. — Sachgemäße Verarbeitung. — Elegantes Aussehen. — Leichtes Gewicht. / Die Apparate werden in 3 Ausführungen hergestellt: Serie **P**: Außenmantel, sowie Seitenteile naturpoliert, mit dunklen Schutzleisten. — Serie **S**: Seitenteile poliert, Außenmantel mit gehämmertem Aluminiumbezug und hellen Schutzleisten. — Serie **E**: Seitenteile poliert, Außenmantel aus elfenbeinfarbenem „ERASIT", abwaschbar, unempfindlich gegen Säuren, Blut. Desinfizierbar, in jeder Weise unverwüstlich; Schutzleisten hell. Die Apparate sind durchweg doppelwandig gearbeitet, daher geringster Wärmeverlust.

Nr.	Apparatbezeichnung	Innenmaße			Preise in Ausführung		
		Länge	Breite	Höhe	Serie P	Serie S	Serie E
5010	Rumpfbad, groß	50	58	40	90.—	98.—	110.—
5012	Rumpfbad, klein	40	55	40	86.—	94.—	105.—
5014	Arm- und Beinbad	50	40	30	82.—	90.—	100.—
5016	Arm- und Beinbad, doppeltbreit . .	50	50	30	90.—	98.—	110.—
5018	Arm-, Hand-, Fuß- und Kniebad . .	35	25	30	65.—	73.—	80.—
5020	**Apparat für Gelenke,** bestehend aus Bank, Verlängerungs- bezw. Stützmulde und Heißluftapparat. Die Stützmulde wird nach Bedarf vor oder hinter den Apparat gestellt. Bei Armbehandlung wird der Heißluftapparat auf die Stützmulde gestellt. Mit verstellbaren Gurtbändern und Manschetten . .	50	15	25	175.—	195.—	200.—
5022	**Apparat wie vor,** aber ohne Bank und Stützmulde, auf den Tisch zu stellen	50	15	25	130.—	140.—	155.—

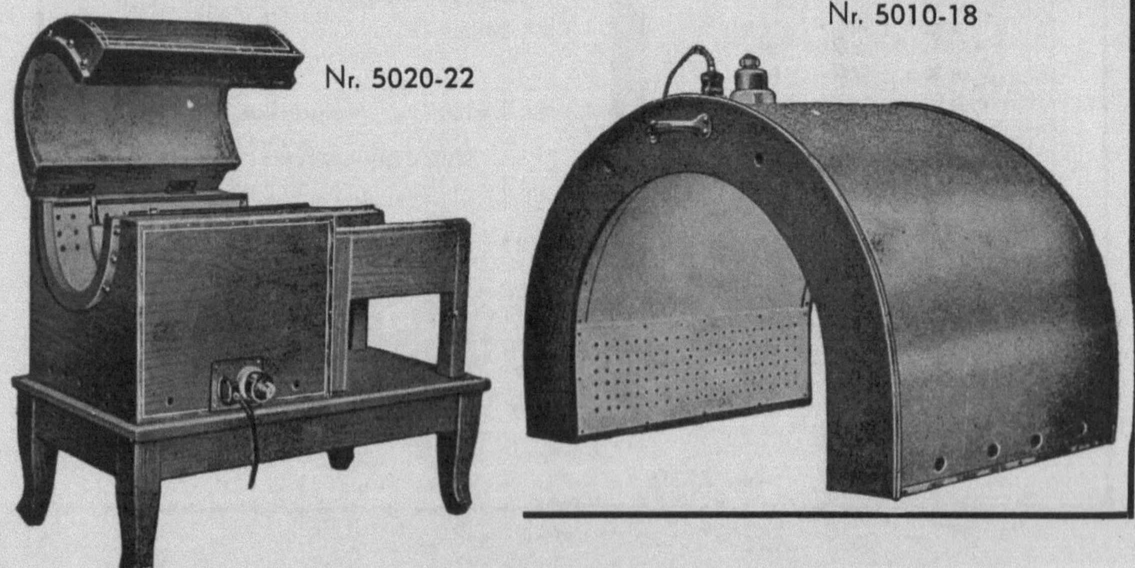

Nr. 5020-22

Nr. 5010-18

„ R H E O T H E R M “ 1

elegante bessere Ausführung

Elektrisches Glühlichtbad mit 24 Lampen.

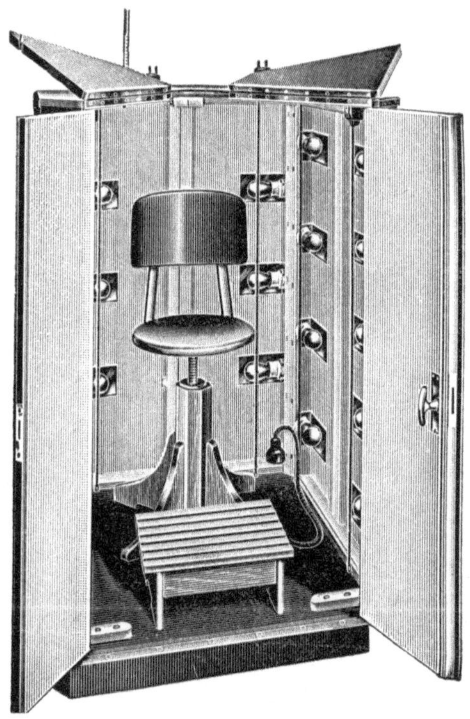

120

Glühlichtbad in eleganter Sperrholz-Ausführung, innen weiß emailliert, außen naturfarben gewachst, mit Porzellan-Berührungsschutzfassungen, 24 Glühlampen, dahinter polierte Neusilber-Reflektoren, weiß emaillierte Schutzstäbe, Linoleum-Fußbodenbelag, Stuhl mit drehbarem Sitz und Fußbank mit 2 Glühlampen, 2 im Innern montierte Serienschalter, 2 Türen von innen und außen zu öffnen, sowie 2 Klappen, Thermometer in Schutzhülse. Die Anschlüsse entsprechen den Vorschriften des V. D. E. Anschluß für 110 oder 220 Volt. Zubehör: 3 m Kabel mit Wandanschlußdose. Ganze Höhe 127 cm, innere Höhe 116 cm, über 2 Flächen 90×90 cm. Netto Gewicht 80 kg.

„Rheotherm"

Lichtbäder und Heißluftapparate

Preisliste Nr. 10

Sämtl. in dieser Liste aufgeführten elektr. Lichtbäder sind außen hell naturfarben anpoliert und **innen** mit einem **uns geschützten im Spritzverfahren hergestellten Metallanstrich** versehen, der den Bädern ein dauerndes, sauberes, gutes Aussehen gibt und stärkste Hitze verträgt. **Aeußerst hygienisch und leicht abwaschbar.**

Stock & Urban, Berlin NW 87

Alt Moabit 73 / Fernsprecher: Tiergarten C 9 4125

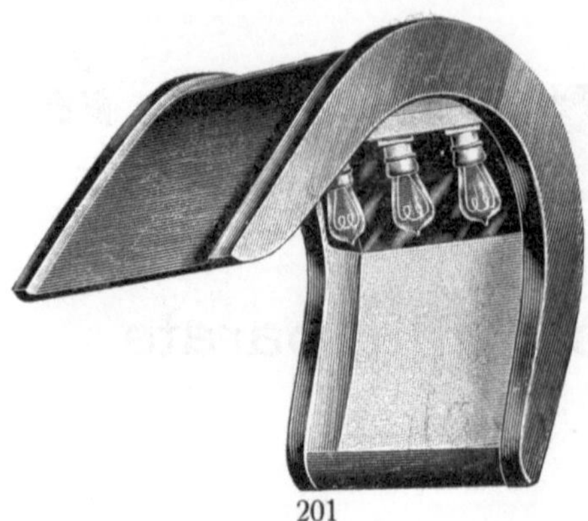

201

201

Teillichtbäder Rheotherm 2

in fester Sperrholz - Ausführung, außen poliert, innen mit uns geschütztem Metallanstrich versehen. Lampen im Scheitel montiert, complett mit Kabel und Thermometer.

		RM.
Nr. 200	Arm- und Beinlichtbad m. 4 Lampen	28.—
Nr. 201	Arm- und Beinlichtbad m. 6 Lampen	30.—
Nr. 202	Arm- und Beinlichtbad m. 8 Lampen	34.—
Nr. 203	Rumpflichtbad m. 12 Lampen im Bogen verteilt	60.—
Nr. 203 a	Rumpflichtbad m. 12 Lampen	50.—
Nr. 205	Rumpflichtbad m. 10 Lampen	46.—
Nr. 204	Rumpflichtbad m. 8 Lampen	42.—
Nr. 208	Rumpflichtbad m. 6 Lampen	37.—

Teillichtbäder Rheotherm 3

zusammenlegbar, Seitenwände in Rahmen gearbeitet mit Spezial-Befestigungsfeststellung, complett mit Kabel und Thermometer.

		RM.
Nr. 301	Arm- und Beinlichtbad m. 4 Lampen	28.—
Nr. 303	Rumpflichtbad m. 12 Lampen 110 cm lang	60.—
Nr. 303 a	Rumpflichtbad m. 12 Lampen 70 cm lang	52.—
Nr. 304	Rumpflichtbad m. 8 Lampen	41.—
Nr. 308	Rumpflichtbad m. 6 Lampen	37.—

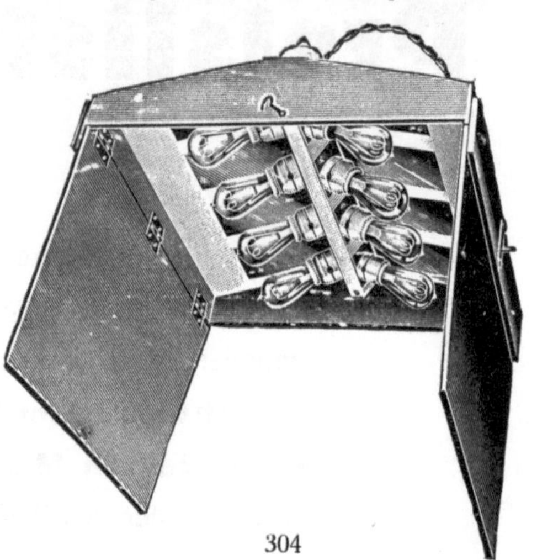

304

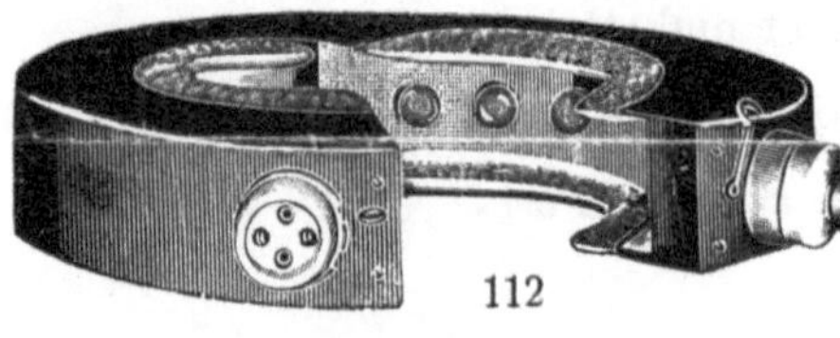

112

Nr. 112 Halskrausenbad nach Dr. Katzenstein aus Sperrholz, mit gepolstertem Halsausschnitt und **16 Pilzlampen** in 2 Serien à 8 Lampen geschaltet . . . **RM. 42.—**

Teillichtbäder Rheotherm 4

mit verstellbarer Metallschiene in jede Breite verstellbar, für Arm-, Bein und Rumpf mit Kabel und Thermometer

		RM
Nr. 400	Arm- und Beinlichtbad m. 6 Lampen	35.—
Nr. 408	Rumpflichtbad m. 6 Lampen	45.—
Nr. 404	Rumpflichtbad m. 8 Lampen	50.—
Nr. 403	Rumpflichtbad m. 12 Lampen im Bogen verteilt	70.—
Nr. 405	Rumpflichtbad m. 10 Lampen	55.—

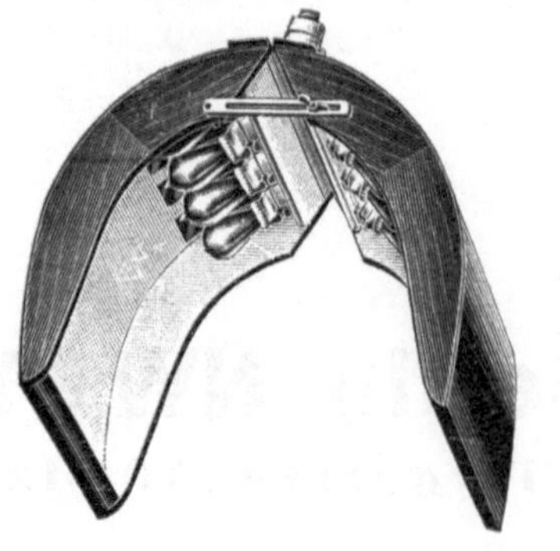

404

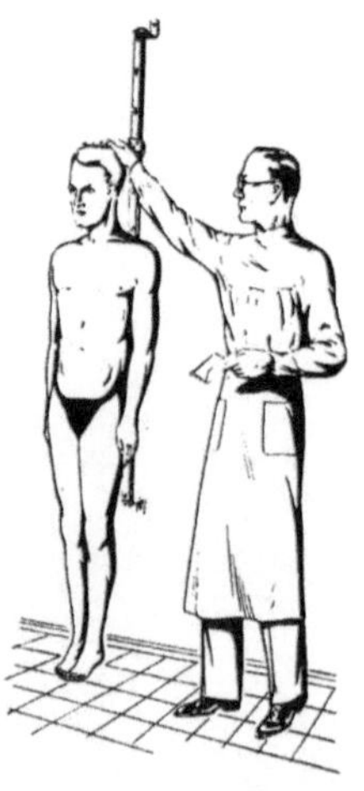

Körperlängen-Meßgerät
Ganzmetall D. R. G. M.
Selbsthemmender Meßschieber
Nr. 100   RM **12,**—

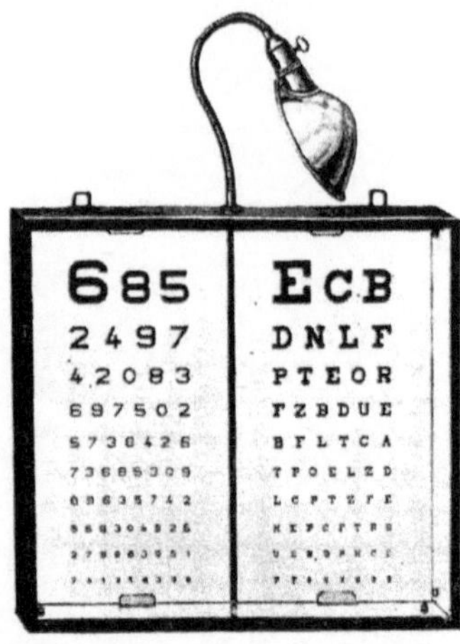

Sehprobenapparat
mit Lampe (ohne Tafeln)
Nr. 780   RM **40,**—
Innenseiten m. Glasspiegel ausgelegt.
Tafeln RM **2,**— netto p. St.

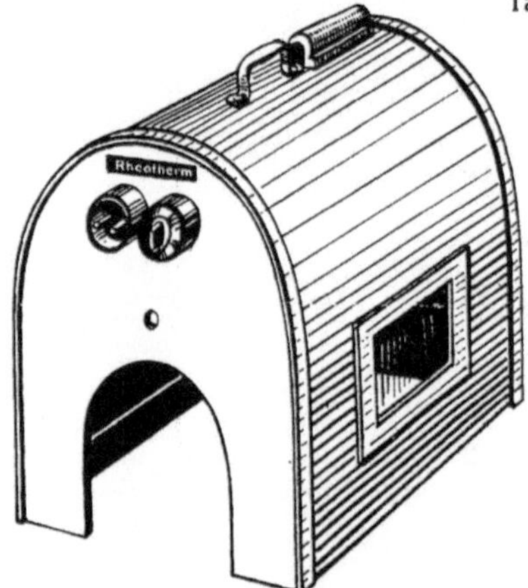

Kopflichtbad, runde Form
Nr. 110 b
mit Fenster   RM **29,**—
ohne Fenster   RM **28,**—

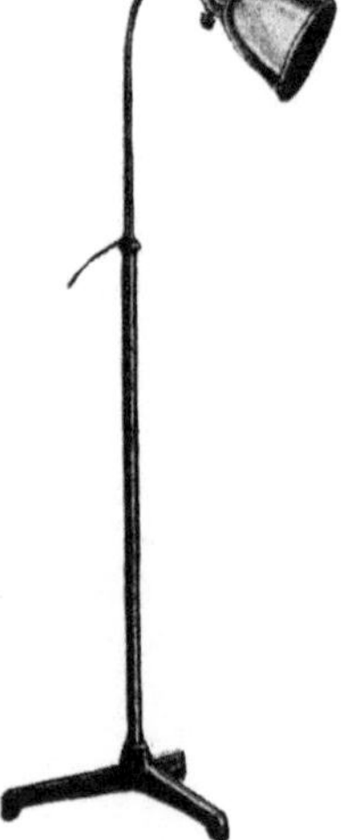

Militär-Modell
Nr. 657 RM **23,**—

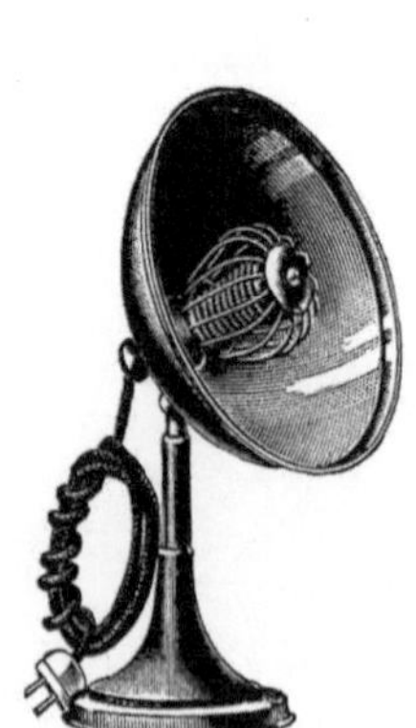

Nr. 751 RM **12,**—
mit Heizkörper

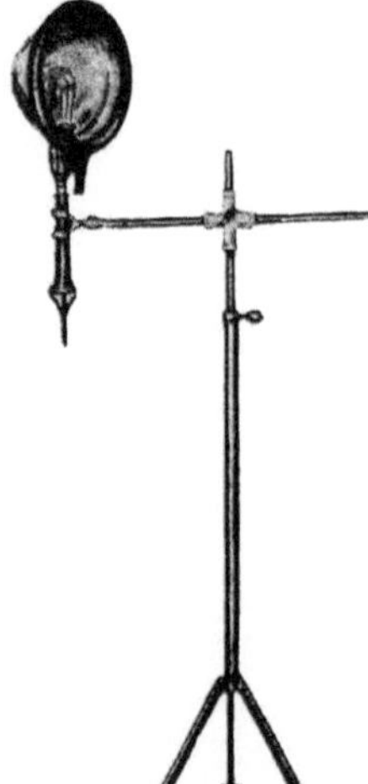

Handstrahlerstativ
Nr. 114   RM **18,**—

RHEOTHERM
NEUHEITEN

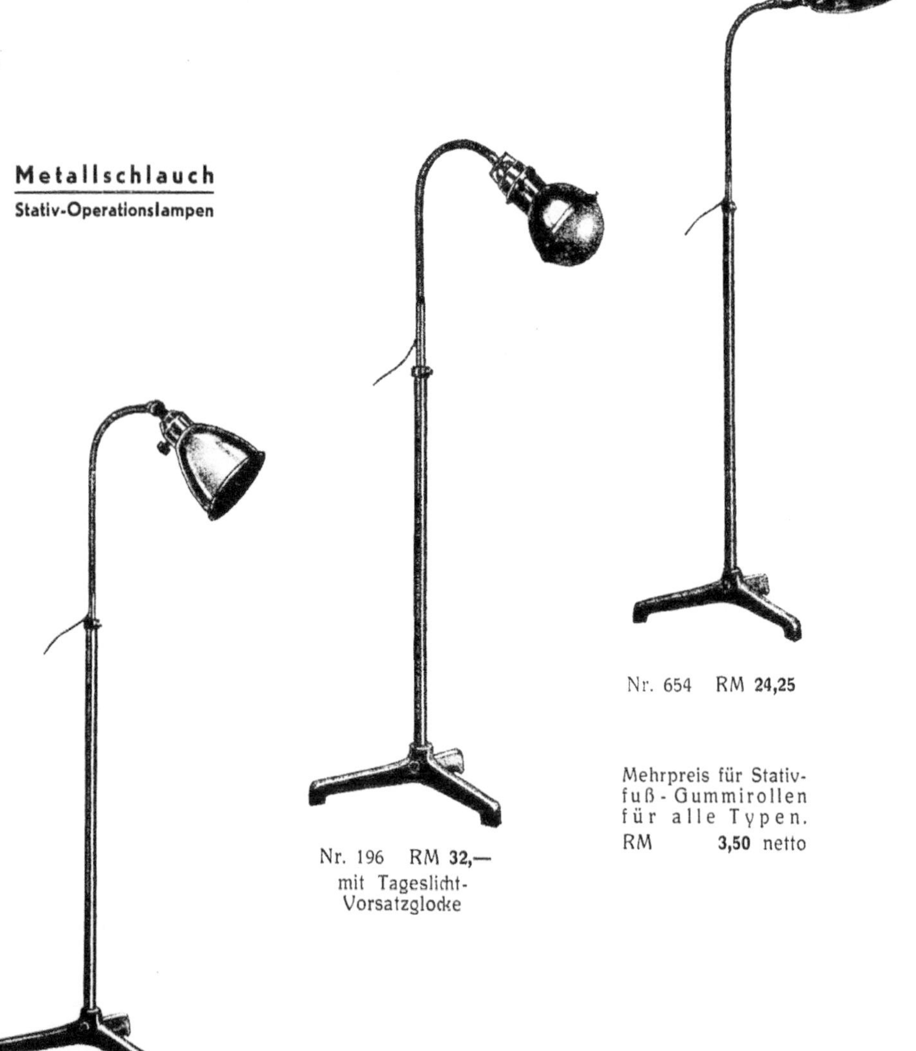

Metallschlauch
Stativ-Operationslampen

Nr. 656   RM **24,25**

Nr. 196   RM **32,—**
mit Tageslicht-
Vorsatzglocke

Nr. 654   RM **24,25**

Mehrpreis für Stativ-
fuß - Gummirollen
für alle Typen.
RM   **3,50** netto

Additional information of this book

(Die Licht-Therapie; 978-3-642-90073-0) is provided:

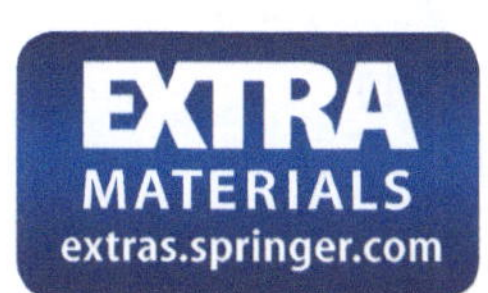

http://Extras.Springer.com

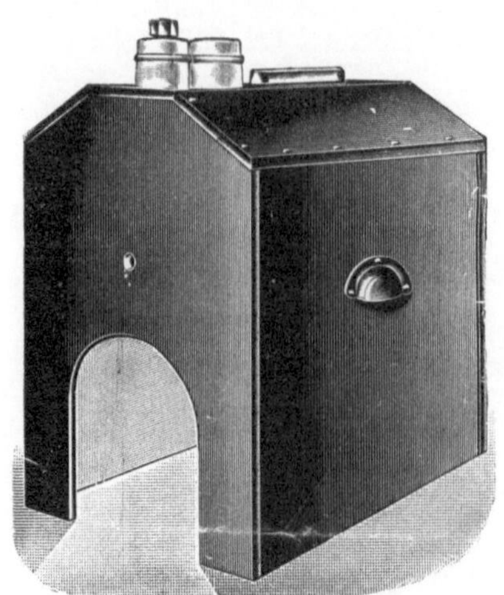

109

Kopflichtbad Rheotherm 1

Original-Modell nach Dr. Brünings mit 4 Kugel-Lampen, Mundrohr und Lederschutzbrille.

Nr. 109 Kopflichtbad . . . . **RM. 30.—**
Nr. 110 Kopflichtbad mit Fenster **RM. 32.—**

Vereinfachte Ausführung, sonst wie oben mit Lampen.

Nr. 109 a Kopflichtbad . . . . **RM. 25.—**
Nr. 110 a Kopflichtbad mit Fenster **RM. 26.—**

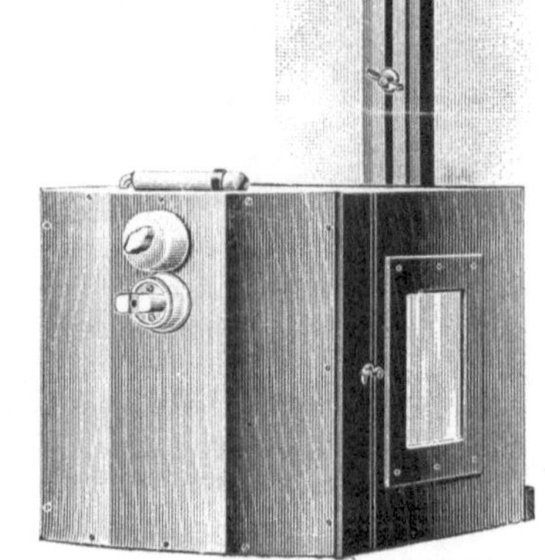

510

Nr. 510 **Kopflichtbad Rheotherm 5**
we vorher, aber mit verstellbarer Holzleiste für sitzende Behandlung, Deckel aufklappbar, mit Fenster . . . . **RM. 45.—**

Nr. 509 **Kopflichtbad Rheotherm 5**
wie vorher, aber ohne Holzschiene, dafür mit verstellbarem Bodenstativ . . . . **RM. 57.—**

Nr. 515 **Kopflichtbad Rheotherm 5**
wie vorher, jedoch an einem Holzstuhl in Sesselform mit bequemen Armlehnen, Kopfbad ist in der Höhe verstellbar . . . . . . **RM. 78.—**

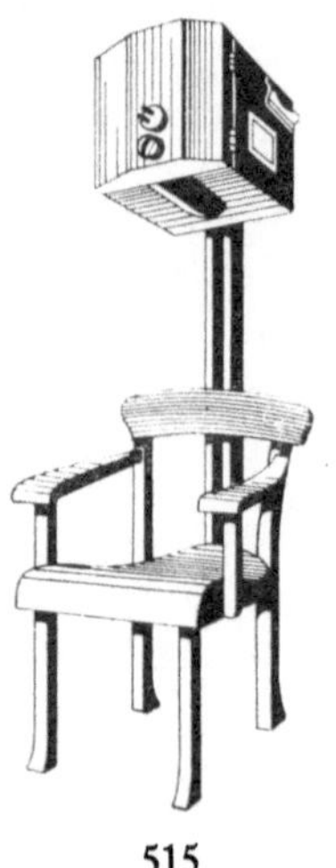

515

111

Nr. 111 **Kehlkopfbad Rheotherm 1**
allseitig verwendbar m. 2 Lampen und verstellbaren Gurtbändern z. Befestigen **RM. 25.—**

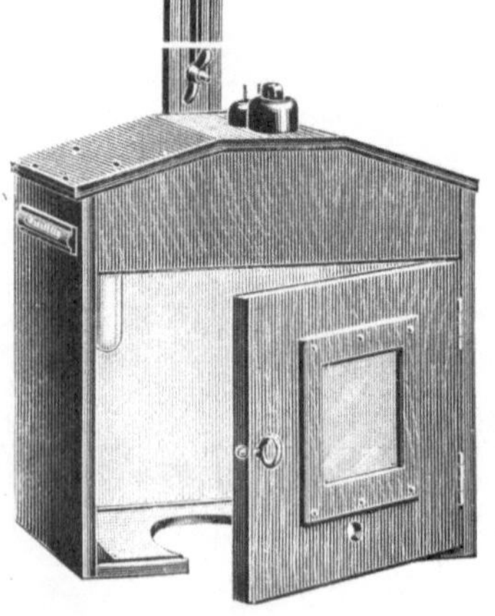

511

Nr. 511 **Kopflichtbad Rheotherm 5**
mit 5 Röhrenlampen seitlich je 2 und vorn oben 1, Tür mit Fenster, seitlich aufgehend, mit verstellbarer Holzleiste für sitzende Behandlung
RM. 55.—

Nr. 520 **Kopflichtbad Rheotherm 5**
wie vorher, jedoch an einem Holzstuhl in Sesselform mit bequemen Armlehnen, Kopfbad ist in der Höhe verstellbar . . . . . . **RM. 85.—**

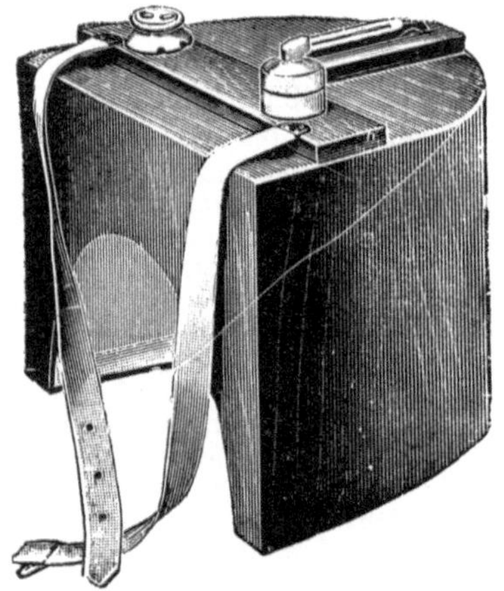

113

Nr. 113 **Schulterbad Rheotherm 1**

mit 3 Lampen, allseitig verwendbar mit 2 verstellbaren Gurtbändern z. Befestigen **RM. 28.—**

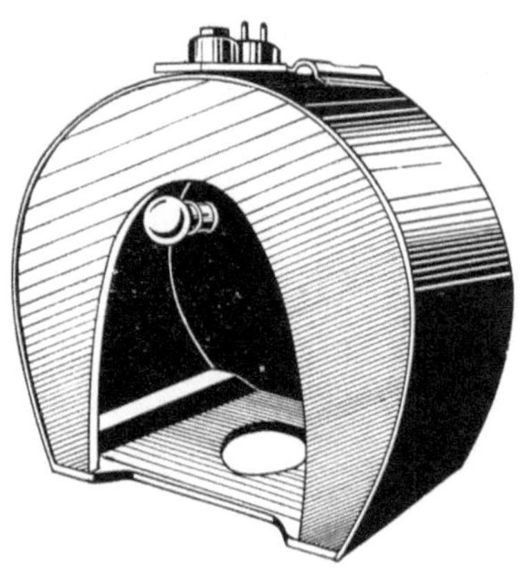

Nr. 130 **Schulterbad Rheotherm 1**

Spezial-Ausführung mit ovalem Ausschnitt der Körperform passend mit 4 Lampen, der Arm wird durch eine Bodenöffnung geführt und ist daher entspannt, mit 2 verstellbaren Gurtbändern zum Befestigen . . . **RM. 48.—**

Nr. 131 **Schulterbad Rheotherm 1**

wie vorher, jedoch mit verstellbarer Holzleiste für sitzende Behandlung . . . **RM. 55.—**

Nr. 132 **Schulterbad Rheotherm**

wie Nr. 130 aber auf verstellbarem Bodenstativ . . . . **RM. 65.—**

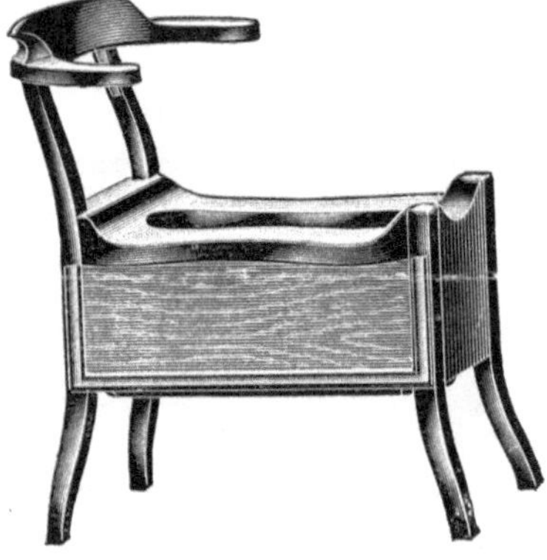

125

Nr. 125 **Lichtbidet Rheotherm 1**

mit bequemem Sitz und Armlehnen, ovalem Sitzausschnitt, 6 Glühlampen mit Schalter zur Bestrahlung der Genitalien . . **RM. 160.—**

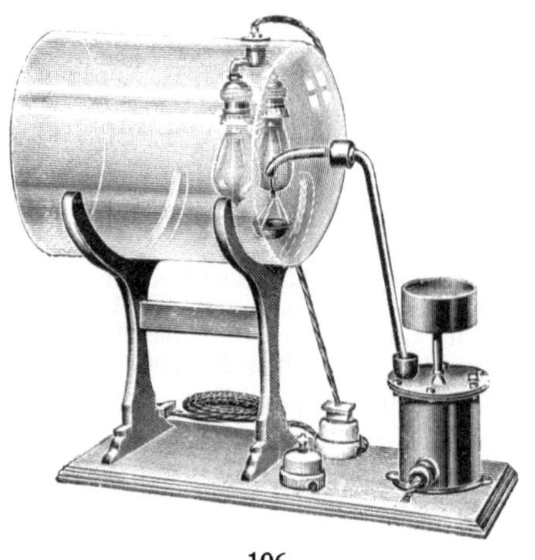

Nr. 106 **Gesichtsdampfbad Rheotherm 1**

mit automatischer Wasserzuführung, vernickelter Armatur, blauer Glasglocke mit 2 Glühlampen, auf elegantem Holzgestell montiert . . . . **RM. 70.—**

Nr. 105 Dasselbe Bad, nicht automatisch, in einfacher Ausführung . . **RM. 54.—**

Nr. 107 Gesichtsdampfbad für Spiritusbeheizung ohne Lampen-Armatur in der Glocke . . . . **RM. 50.—**

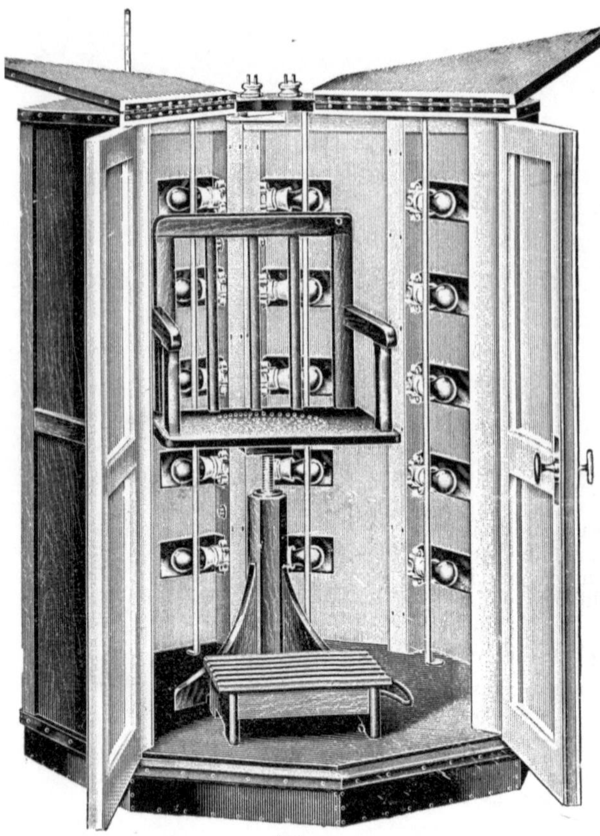

117

Vollichtbad Rheotherm 1

achteckige Form, äußerst elegante solide Eichen-Sperrholz-Ausführung, innen Metallanstrich, außen naturfarben gewachst, mit Lampen, Reflektoren und weiß emaillierten Schutzstäben, Linoleum-Fußbodenbelag, 2 Türen von innen und außen zu öffnen, 2 Deckelklappen, eine davon mit Glasplatte, Thermometer m. Schutzhülse, 4 innen einmontierte Serienschalter. Zubehör: 1 Holzdrehstuhl mit Armlehnen, 1 Fußbank mit 2 Glühlampen, 1 Kabel.

Höhe außen	158 cm
Höhe innen	122 cm
über 2 Flächen	105 cm
über Achteck	115 cm

Nr. 117 m. 40 Lamp. **RM. 600.—**

Nr. 117 a mit 48 Lampen
Mehrpreis netto **RM. 30.—**

Nr. 118 **Lichtbadestuhl,** Drehstuhl aus Holz mit Sitz, Rücken und Armlehnen . **RM. 60.—**

Nr. 118 a wie oben, aber mit 2 Glühlampen montiert.
Mehrpreis netto **RM. 10.—**

Nr. 119 **Lichtbade-Fußbank** mit Rasten und 2 einmontierten Glühlampen u. Kabel **RM. 20.—**

Nr. 135 Dreifarben-Vollichtbad Rheotherm 1
Ausführung wie vorher, jedoch mit 96 Lampen (36 helle, 30 rote, 30 blaue), mit anmontierter Marmor-Schalttafel und Stuhl und Fußbank. Preis auf Anfrage.

Nr. 140 Herz-Schonungslichtbad Rheotherm 1
Ausführung ähnlich Nr. 117, aber mit 24 Speziallampen und Reflektoren, mit Stuhl und Fußbank. Dieses Bad schont das Herz, da bei geringer Wärme schon Schweißabsonderung. Preis auf Anfrage

Vollichtbad Rheotherm 1

in eleganter Sperrholz-Ausführung ähnlich Nr. 117 mit Stuhl und Fußbank, äußere Höhe 127 cm, innere Höhe 116 cm, über 2 Flächen 90 × 90 cm.

Nr. 120 mit 24 Lampen . . **RM. 350.—**
Nr. 122 mit 20 Lampen . . **RM. 335.—**

Obige Vollbäder können auch auf Wunsch mit 4 Osram-Vitalux-Lampen in besonderen Kästen, ausgestattet werden.
Preis auf Anfrage.

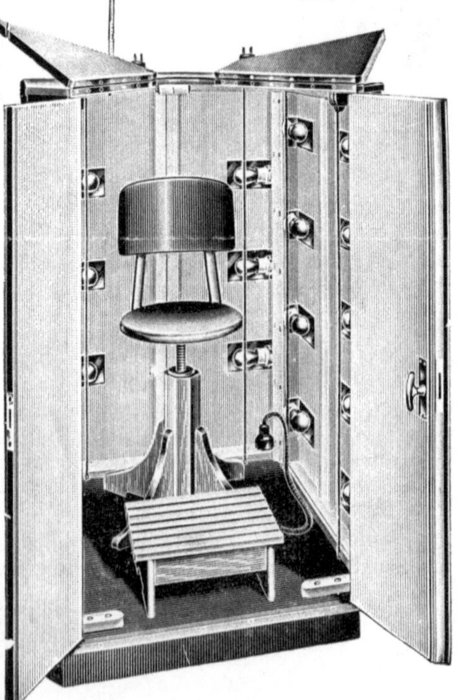

120

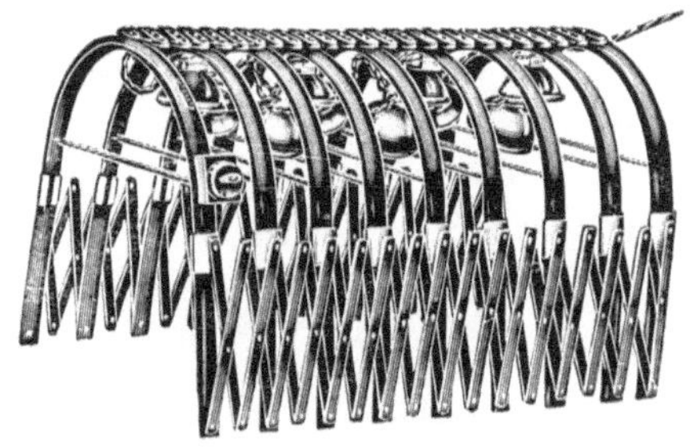

150

Ausziehbares Liegelichtbad Rheotherm 1

mit kräftigem Reifengestell, bleibt auf jeder ausgezogenen Länge von 0,60 — 1,50 m stehen, mit Glühlampen, Serienschalter, Schutzgurten und Kabel.

Nr. 150 mit 10 Glühlampen . **RM. 54.—**
Nr. 152 mit 10 Glühlampen und Reflektoren **RM. 75.—**

Teillichtbäder Rheotherm 1

Prima beste Ausführung mit hochglanaz polierten Reflektoren, Porzellan-Berührungsschutzfassungen, Serienschalter, Thermometer mit Schutz und Kabel.

		RM.
Nr. 100	Arm- u. Beinlichtbad m. 4 Lamp.	**30.—**
Nr. 101	Arm- u. Beinlichtbad m. 6 Lamp.	**35.—**
Nr. 102	Arm- u. Beinlichtbad m. 8 Lamp.	**40.—**
Nr. 103	Rumpflichtbad mit 12 Lampen im Bogen verteilt	**65.—**
Nr. 104	Rumpflichtbad mit 8 Lampen	**50.—**
Nr. 108	Rumpflichtbad mit 6 Lampen	**45.—**

108

In den Preisen sämtlicher Lichtbäder sind Glühlampen, Kabel und Thermometer mit Schutz enthalten.

Elektrische Heißluftbäder
D. R. G. M.

mit elektrischen nicht glühenden Spezial-Heizwiderständen, sehr geringe Stromaufnahme, an jede Lichtleitung (6 Amp.) anzuschließen und fast unbegrenzte Lebensdauer, da der Heizdraht vollständig in Emaille eingebettet und daher unzerstörbar ist. In kurzer Zeit Temperaturen bis 125 ° und gleichmäßig verteilte Wärme. Die Heizkörper sind leicht auswechselbar und können die Arm-, Bein- und Rumpfbäder auch kombiniert benutzt werden, durch Auswechseln einiger Heizkörper gegen Glühlampen, was von einigen Aerzten bevorzugt wird.

Heißluftbäder Rheotherm 8

in fester Sperrholz-Ausführung, außen poliert, innen mit Asbest ausgelegt, Berührungsschutzfassungen, Serienschalter, Kabel und Thermometer, Spezial-Heizkörper mit Reflektoren und Schutzstäben.

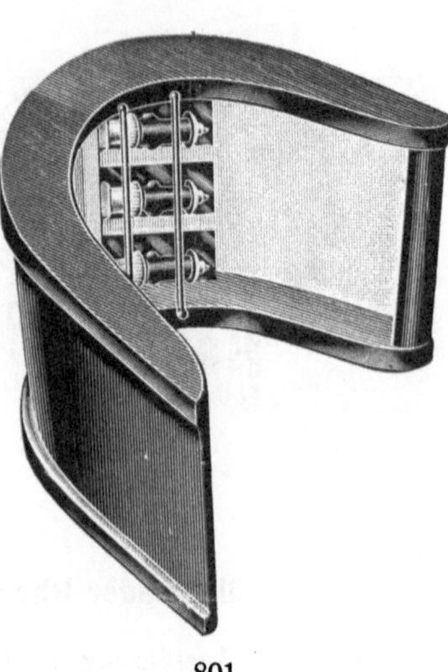

809

		RM.
Nr. 800	Arm- u. Beinbad m. 4 Heizkörper	50.—
Nr. 801	Arm- u. Beinbad m. 6 Heizkörper	60.—
Nr. 802	Arm- u. Beinbad m. 8 Heizkörper	70.—
Nr. 803	Rumpfbad mit 12 Heizkörper im Bogen verteilt	100.—
Nr. 804	Rumpfbad mit 8 Heizkörper	80.—
Nr. 808	Rumpfbad mit 6 Heizkörper	70.—

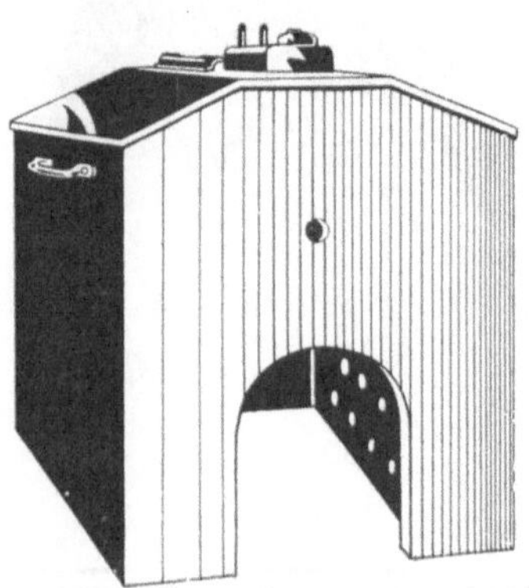

Heißluftbad für Kopf Rheotherm 8

Modell Dr. Brünings, außen poliert, innen mit Asbest ausgelegt, Serienschalter, Kabel und Thermometer, nicht glühende Spezial-Widerstände mit Schutz, Zubehör Brille und Mundrohr.

Nr. 809	mit Seitenbeheizung	RM. 75.—
Nr. 810	mit oberer Beheizung	RM. 60.—

Nr. 909 Heißluftbad für Kopf Rheotherm 9
wie Nr. 910, jedoch an verstellbarem Bodenstativ befestigt, Deckel seitlich aufklappbar, mit Seitenbeheizung . . . . **RM. 115.—**

Nr. 910 Heißluftbad für Kopf Rheotherm 9
wie vorher, aber mit verstellbarer Holzleiste für sitzende Behandlung, Deckel seitlich aufklappbar, mit Seitenbeheizung . . . . . **RM. 85.—**

Nr. 916 Heißluftbad für Kopf Rheotherm 9
wie vorher, jedoch an einem Holzstuhl in Sesselform m. bequemen Armlehnen montiert **RM. 140.—**

Nr. 811 Heißluftbad für Kehlkopf Rheotherm 8
mit Seitenbeheizung . . . . . **RM. 35.—**

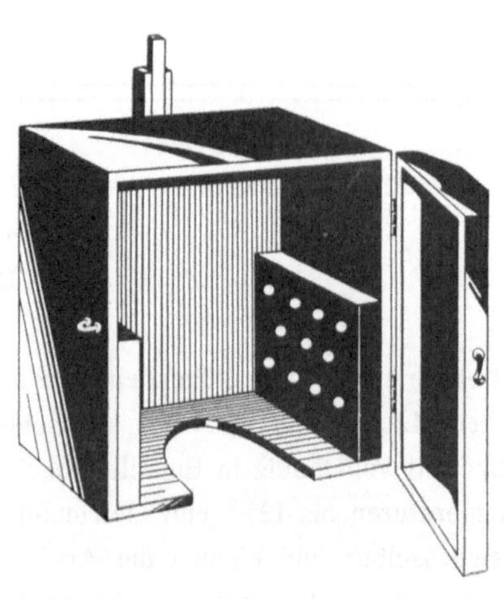

910

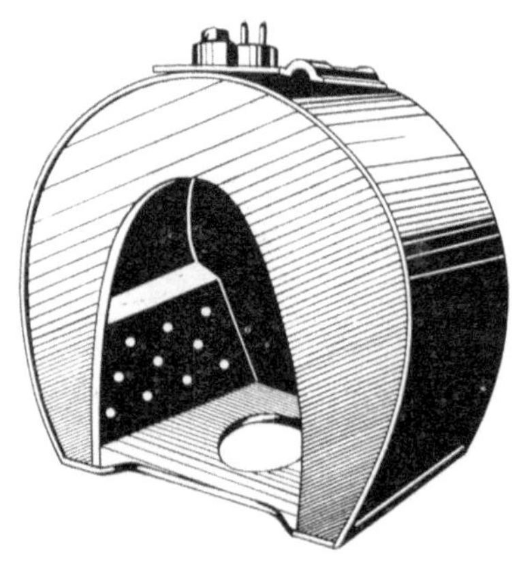

814

Nr. 813 **Heißluftbad f. Schulter Rheotherm 8**
Ausführung wie Nr. 113, jedoch mit oberer
Beheizung . . . . **RM. 50.—**

Nr. 814 **Heißluftbad f. Schulter Rheotherm 8**
Spezial-Ausführung mit ovalem Ausschnitt
der Körperform passend, mit Loch in der
Bodenplatte für den Arm, der völlig entspannt behandelt wird, Seitenbeheizung und
2 verstellbare Gurtbänder zum Befestigen.
RM. 70.—

Nr. 815 **Heißluftbad f. Schulter Rheotherm 8**
wie vorher, jedoch an verstellbarem Bodenstativ . . . . **RM. 100.—**

Nr. 817 **Heißluftbad f. Schulter Rheotherm 8**
wie Nr. 814, jedoch mit verstellbarer Holzleiste für sitzende Behandlung **RM. 80.—**

Verstellbare Heißluftbäder Rheotherm 9
in Sperrholz-Ausführung, außen poliert,
innen mit Asbest ausgelegt, Berührungsschutzfassungen, Serienschalter, Kabel und
Thermometer, Spezial-Heizkörper mit Reflektoren und Schutzstäben.

Nr. 903 mit 12 Heizkörper . **RM. 110.—**
Nr. 904 mit 8 Heizkörper . **RM. 85.—**
Nr. 908 mit 6 Heizkörper . **RM. 75.—**

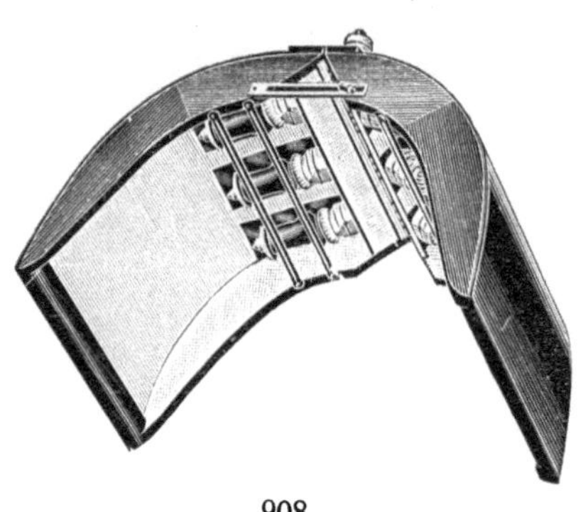

908

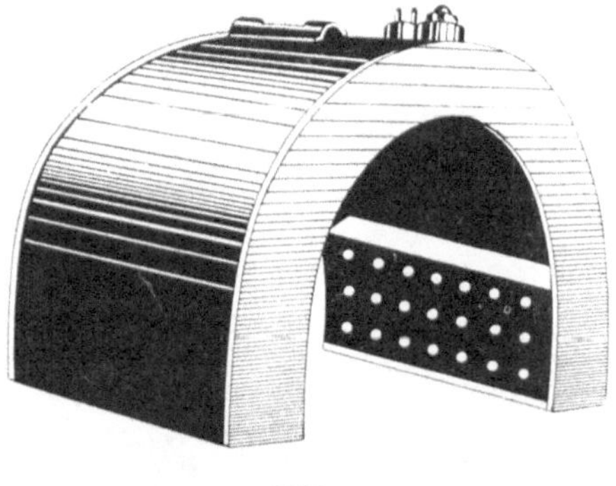

960

Heißluftbäder Rheotherm 8

Ausführung wie Nr. 800—808, aber mit
Seitenbeheizung wie Abbildung in folgenden
Innen-Maßen.

		Länge	Breite	Höhe	RM.
Nr. 950	Arm- u. Beinbad, klein	36	26	30	**70.—**
Nr. 955	Arm- u. Beinbad, groß	50	40	30	**80.—**
Nr. 960	Rumpfbad, klein	50	50	38	**85.—**
Nr. 965	Rumpfbad, groß	55	50	38	**95.—**

Wunschgemäß fertigen wir auf besondere Bestellung auch Liegelichtbäder für den ganzen
Körper, Arm oder Bein, mit Glühlampen oder Heißluftbehandlung aus und bitten bei
Bedarf um gefl. Anfrage.

Bei Bestellungen erbitten wir Angabe der Spannung 110 oder 220 Volt.

Infrarot- Langwellstrahlkörper und Tischstative für Bestrahlungslampen.

Die moderne Strahlenforschung hat festgestellt, daß die langwelligen Strahlen — Infrarot- auch Ultrarotstrahlen genannt — außerordentliche medizinische Bedeutung haben, wie auch die biologischen Wirkungen durch Bestrahlungen mit dem Infrarot-Strahler bekannt sind. Seine Langwellenstrahlen sind wegen ihrer außergewöhnlichen Tiefenwirkung besonders von günstiger Beeinfussung solcher Krankheitsprozesse, die sich tief in den inneren Organen abspielen.

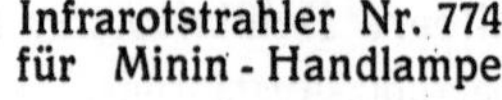

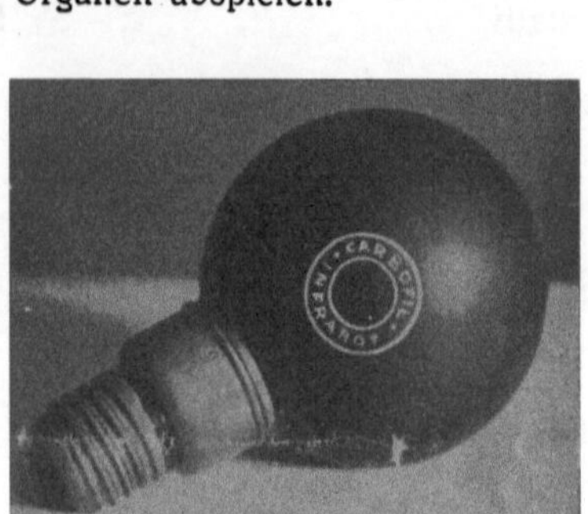

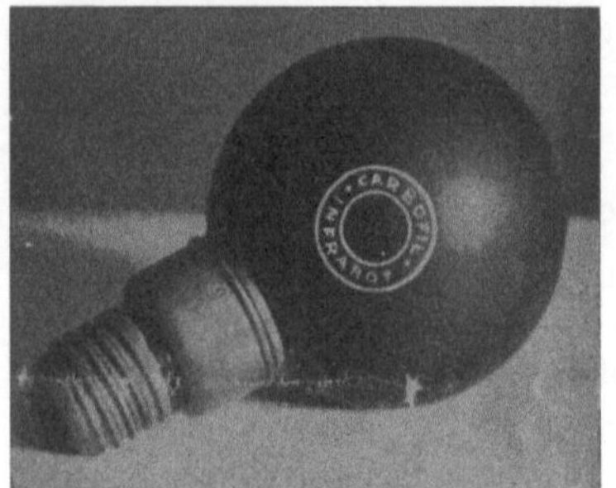

Nr. 772

Infrarotstrahler Nr. 774
für Minin - Handlampe

Infrarot - Langwell - Schwarzglaskugellampe mit Edelgasfüllung.
Diese Speziallampe gibt nur Infrarot-Strahlen her und schließt andere Strahlungsarten, die in vielen Fällen unerwünscht sind, vollkommen aus. Für Minin-Handstrahler Nr. 116/116a/751a

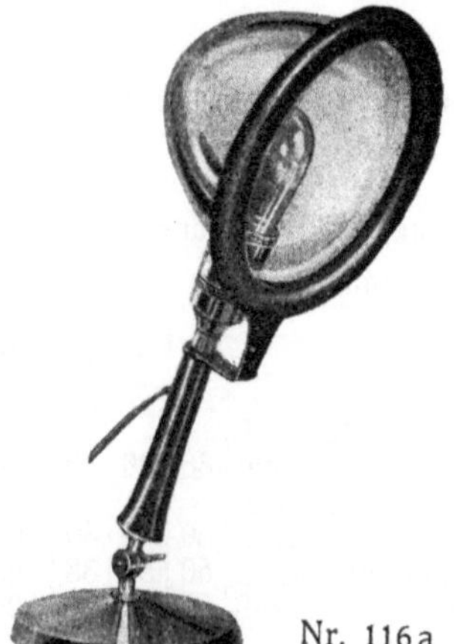

Nr. 116a

Tischstrahler
allseitig verstellbar

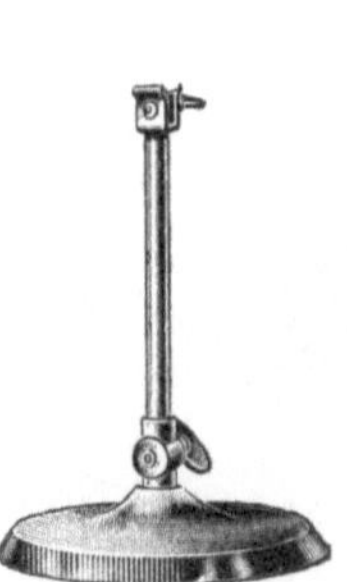

Nr. 75

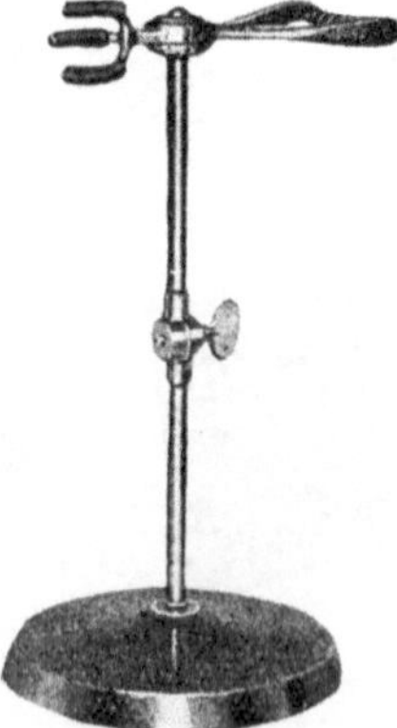

Nr. 128

Universal-Tischstative für Minin-Handstrahler, allseitig verstellbar

Weitere Wärme-Intensivstrahler in Tisch- und Bodenstativausführungen auf Anfrage.

Empfehlenswert ist es bei allen oben angeführten Fällen, wo entweder blau oder rot indiziert ist, gleichzeitig Wasser trinken zu lassen, das gemäß der Indikation blau oder rot bestrahlt ist.

Das weiße Licht birgt in sich die Summe aller Farblichter verschiedener Intensität, wirkt durch seine Wärmestrahlen **blutansammelnd** und **schmerzlindernd** und gibt somit die Voraussetzung für einen beschleunigten Heilungsprozeß. Wirksam bei der Behandlung von Wunden.

Das gelbe Licht: Sein Anwendungsgebiet erstreckt sich auf den **Ernährungsorganismus**, also Magen, Niere, Darm, Leber, Blase und Milz. Verdauungsstörungen und Darmträgheit reagieren gut auf Gelblicht. Die Bestrahlung ist infolge seiner größten Wärmewirkung kurz zu halten.

Das grüne Licht wirkt entzündungswidrig und erfrischend und wirkt bei überreizten Personen noch günstiger als blaues Licht.

Die einfache Handlampe ermöglicht es, die Licht-Therapie (als bestbewährten physikalischen Heilfaktor) ohne große Umstände oder kostspielige Einrichtung in der Sprechstunde oder am Krankenbett mit gutem Erfolg durchzuführen.

Durch die hohe parabolische Form des Metallspiegels werden die Licht- und Wärmestrahlen ökonomisch stark konzentriert resp. gesammelt und in **großer Intensität auf die erkrankten Körperteile zurückgestrahlt.**

Je nach Art der zu erzielenden therapeutischen Wirkungen wird eine blaue, rote, gelbe, grüne oder weiße **Naturglas-Glühbirne** in den Apparat eingeschraubt.

Die Vorzüge des Mininschen Handstrahlers sind kurz gesagt folgende:

Der Minin'sche Handstrahler ist stets gebrauchsfertig, da er mittels Steckkontakt an jede Stromquelle angeschlossen werden kann.

Die Regulierung des Lichtes und der Wärme erfolgt sehr einfach dadurch, daß man die Bestrahlungs-Handlampe dem zu bestrahlenden Objekt **nähert** oder sie von demselben **entfernt.**

Er ist sehr bequem zu handhaben, entweder durch Halten mit der Hand oder durch Aufhängen und Befestigen am Stativ.

Bestrahlungs - Handlampe Nr. 116.

Dieselbe besteht aus einem hohen parabolischen Metallreflektor mit schwarzpoliertem Bakeliteschutzring (zur Verhinderung der Wärmewirkung bei Hautberührung) und dto. Bakelitegriff, mit Aufhängevorrichtung, 2 m langer Anschlußschnur mit Stecker, sowie je einer weißen, blauen und roten Naturglas-Kohlenfadenlampe von 25 Kz. zum Anschluß an 110 oder 220 Volt. Die Birnen gelb und grün werden auf Wunsch gegen Berechnung mitgeliefert.

Bei Bestellung ist stets die Voltspannung anzugeben!

Die Dauer der Bestrahlungen mit farbigem Lichte soll je nach der Art des Falles fünf, zehn bis fünfzehn Minuten betragen; die Bestrahlungen können am Tage ein oder mehrere Male wiederholt werden.

In allen speziellen Krankheits- oder Zweifelsfällen empfiehlt es sich, über die hierfür erforderlichen Bestrahlungsanweisungen einen Arzt zu befragen.

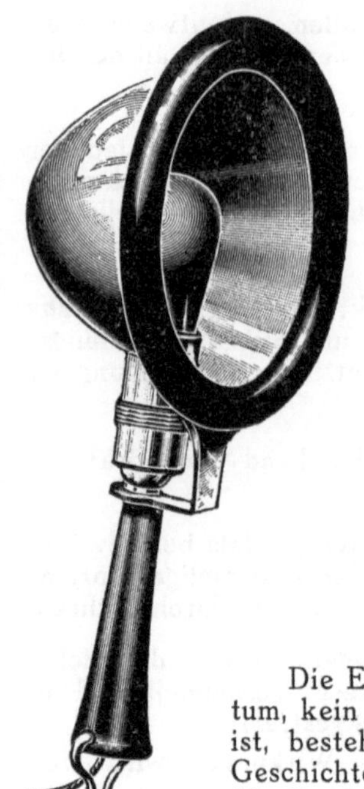

Bestrahlungslampe

» RHEOTHERM «

Eingetragenes Wortzeichen

Nr. 116

Die therapeutische Anwendung
der Licht- und Wärmestrahlen.

Die Erkenntnis, daß ohne Sonnenlicht kein normales Wachstum, kein Gedeihen von Pflanzen, Tieren und Menschen möglich ist, besteht seit undenklichen Zeiten, und wir wissen aus der Geschichte, daß die ältesten Kulturvölker, Aegypter, Chinesen, Mexikaner, Griechen und Römer sich schon in Form der Sonnenbäder der Heilkraft des Lichtes bedienten.

Doch erst als das modificierte Sonnenlicht in Gestalt des elektrischen Lichtes Einzug hielt, konnte die Heilkraft des Lichtes in seiner Konzentration und farbigen Zerspaltung gründlicher studiert und der leidenden Menschheit allgemein nutzbar gemacht werden.

Ein großer Fortschritt in der Lichttherapie ist durch die allgemeine Anwendung der Bestrahlungs-Handlampe nach „Minin" zur lokalen Glühlichtbehandlung zu verzeichnen; so lassen sich mit dem Minin'schen Handstrahler zahlreiche Krankheiten behandeln, bei denen die Anwendung des reinen und farbigen elektrischen Glühlichtes sich auf Grund der Forschungen namhafter Aerzte bewährt hat. So weisen Winternitz, Strebel und Kellog auf die

1. Zunahme des Hämoglobins * 2. Erhöhung des Stoffwechsels
3. Zunahme der roten Blutkörperchen

hin.

Die Indikation für die Anwendbarkeit des Glühlichtes wuchs, als man begann, die Einwirkung der verschiedenen Farben auf den Organismus zu studieren; es ist zwar auf diesem Gebiete schon sehr viel geleistet, doch die tägliche Beobachtung ergibt, daß die ergiebige Anwendung der Chromotherapie (farbige Lichtbestrahlung) dazu berufen zu sein scheint, in Haus und Familie ein Wohltäter der Menschheit zu werden und manches teure und in der Wirkung zweifelhafte Medikament zu ersetzen.

Wenn man bedenkt, daß z. B. die Schwingungen des roten Lichtes 450 und die des blauen auf ca. 800 Billionen in der Sekunde berechnet worden sind, so muß unbedingt in der Wirkung beider Lichtarten auf Nerv und Zelle ein Unterschied bestehen, und dem ist in der Tat so.

Nach Bine, Fère und Gilles de la Tourette ist das rote Licht stets dort von gutem Erfolge, wo das Nervensystem angeregt werden soll, also bei Melancholie und Nervenerschöpfung; demgegenüber betont v. Jaksch die beruhigende und schlafmachende Wirkung des blauen Lichtes bei nervös Aufgeregten und Deliranten. Er bestätigt, daß Melancholiker durch Rotlichtbestrahlung heiter und gesprächig wurden. Quinke wies nach, daß die Gewebszellen im Lichte mehr Sauerstoff aufnehmen als im Dunkeln. Ferner sind intensive Glühlichtbestrahlungen auch geeignet bei Fettleibigkeit, Gicht und Rheumatismus, Gelenkerkrankungen, Neurasthenie, Asthma bronchiale, Bronchitis und Herzneuralgien, bei feuchten, nässenden Flechten und frischen Wunden.

Das rote Licht übt als Hauptfarbe den größten Reiz auf unsern **Bewegungsorganismus,** also Herz, Lunge, Muskelapparat aus. Wirkt vor allem höchst **anregend** und **aufheiternd** auf das **Nervensystem.** (Direkte Herzbestrahlungen sind zu vermeiden.)

Rotlichtbestrahlung ist anzuwenden überall da, wo es sich um Zuführung neuer Lebenssäfte handelt. Gemäß der anregenden Wirkung auf die Nerventätigkeit hat sich das rote Licht ganz hervorragend bewährt bei Gemütsleiden, Depressionszuständen, Melancholie, Nervenerschöpfung, schneller, geistiger Ermüdung, bei mangelnder Reflexerregbarkeit und allgemeiner Nervenerschlaffung. Auch mangelhafte arterielle Durchblutung, wie sie ja bei der nervösen Stauung vorhanden ist, bildet ein Indikationsgebiet für die Rotlichtbestrahlung. Ferner in Anwendung bei Hämorrhoidalbeschwerden, Krampfadern, sich schwer schließenden Wunden, bei Pfortaderstauung, schwachem arteriellen Blutdruck, bei allgemeiner Lebensschwäche, sowie auch bei Haarausfall und Verdauungsbeschwerden, die auf Stauungen in der Blutzirkulation zurückzuführen sind, Verstopfung, mangelhafte Bewegung des Darmes wird durch Rotlicht außerordentlich gebessert. Bei Nervenlähmung und dergl. ist ebenfalls Rotlicht indiziert. Es würde sich empfehlen, Kindern und Erwachsenen, die an Cachexie und Unterernährung leiden, die Speisen direkt vor dem Essen einige Minuten lang rot bestrahlen zu lassen.

„Die r o t e F a r b e kann aber auch schädlich wirken, wenn man sie gleich in zu großer Dosis oder bei entzündlichem Zustande anwendet. So wie Eisen bei Entzündung kontraindiziert ist, so ist auch das Rot meist bei sanguinischen Temperaturen zu vermeiden."

Das blaue Licht, reich an chemisch wirksamen Strahlen, übt einen ungemein **nervenberuhigenden,** sowie **entspannenden** und **schlaffördernden** Einfluß aus; es wird speziell zur Schmerzstillung bei Neuralgien, zur Aufsaugung pathologischer Ablagerungen, Hautleiden etc. und neben dem roten Licht auf dem Gebiete der Dermotherapie verwendet.

B l a u l i c h t b e s t r a h l u n g ist angezeigt, wo es gilt, zu beruhigen, zu mildern, zu entspannen. Also bei allen nervösen und Erregungszuständen, bei Schlaflosigkeit, Manie und erhöhter Reflexerregbarkeit des Nervensystems.

Bei akuten Entzündungen und bei Diarrhoen und vermehrter Darmtätigkeit und Darmreizung. Bei Uebelkeit und nervösem Herzklopfen; bei akuten Neuralgien, Zahnschmerzen, Intercostalneuralgie, Ischias, Lumbago (Hüftweh), Kopfschmerz, Magenkolik und Schreibkrampf; bei Kontusionen und entzündlichen Schwellungen. Husten aller Art, ohne Auswurf, entzündliche Reizbarkeit des Kehlkopfes, Rachenkartarrhe, nervöse Herzbeschwerden, Herzangst, Herzfehler, Herzklopfen und dergl. verlangen ebenfalls Blaubestrahlung.

Desgleichen wird akuter Rheumatismus, ob in den Muskeln oder Gelenken, durch Blaulichtbestrahlung außerordentlich günstig beeinflußt.

„Rheotherm"

Lichtbäder und Heißluftapparate

Preisliste Nr. 12

1936

Sämtl. in dieser Liste aufgeführten elektr. Lichtbäder sind außen hell naturfarben anpoliert und **innen** mit einem **uns geschützten im Spritzverfahren hergestellten Metallanstrich** versehen, der den Bädern ein dauerndes, sauberes, gutes Aussehen gibt und stärkste Hitze verträgt. **Aeußerst hygienisch und leicht abwaschbar.**

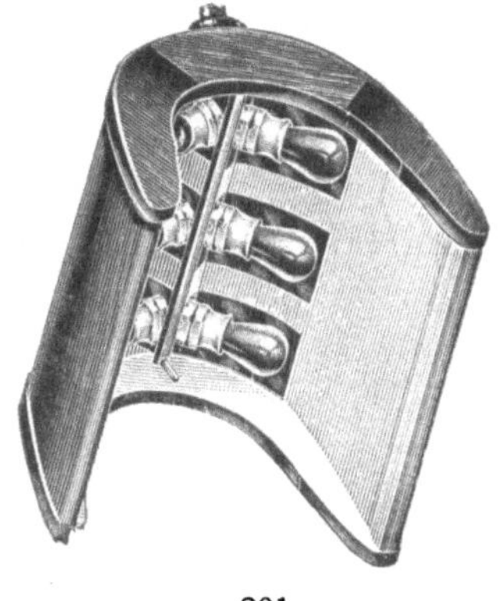
201

Teillichtbäder Rheotherm 2

in fester Sperrholz-Ausführung, außen poliert, innen mit uns geschütztem Metallanstrich versehen. Lampen im Scheitel montiert, complett mit Kabel und Thermometer.

Nr. 200 Arm- und Beinlichtbad mit 4 Lampen RM. 28.—
Nr. 201 Arm- und Beinlichtbad mit 6 Lampen RM. 30.—
Nr. 202 Arm- und Beinlichtbad mit 8 Lampen RM. 34.—
Nr. 203 Rumpflichtbad mit 12 Lampen
im Bogen verteilt RM. 60.—
Nr. 203 a Rumpflichtbad mit 12 Lampen . . RM. 50.—
Nr. 205 Rumpflichtbad mit 10 Lampen . . RM. 46.—
Nr. 204 Rumpflichtbad mit 8 Lampen . . RM. 42.—
Nr. 208 Rumpflichtbad mit 6 Lampen . . RM. 37.—

Bäder mit gehämmertem Aluminium-Außenmantel

Ausführung sonst wie Rheotherm 2

Nr. 200 A Arm- und Beinlichtbad mit 4 Lampen . . . . Mehrpreis netto RM. 3.—
Nr. 201 A Arm- und Beinlichtbad mit 6 Lampen . . . . Mehrpreis netto RM. 3.—
Nr. 202 A Arm- und Beinlichtbad mit 8 Lampen . . . . Mehrpreis netto RM. 3.50
Nr. 204 A Rumpflichtbad mit 8 Lampen . . . . . . Mehrpreis netto RM. 4.—
Nr. 208 A Rumpflichtbad mit 6 Lampen . . . . . . Mehrpreis netto RM. 4.—

Teillichtbäder Rheotherm 3

zusammenlegbar, Seitenwände in Rahmen gearbeitet mit Spezial-Befestigungsfeststellung, complett mit Kabel und Thermometer.

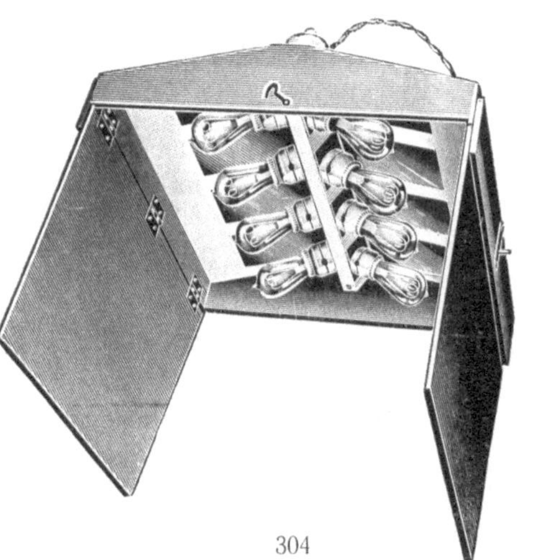
304

Nr. 301 Arm- und Beinlichtbad RM.
mit 4 Lampen . . . 28.—
Nr. 303 Rumpflichtbad
mit 12 Lampen, 110 cm lang 60.—
Nr. 303 a Rumpflichtbad
mit 12 Lampen, 70 cm lang 52.—
Nr. 304 Rumpflichtbad
mit 8 Lampen . . . . 41.—
Nr. 308 Rumpflichtbad
mit 6 Lampen . . . . 37.—

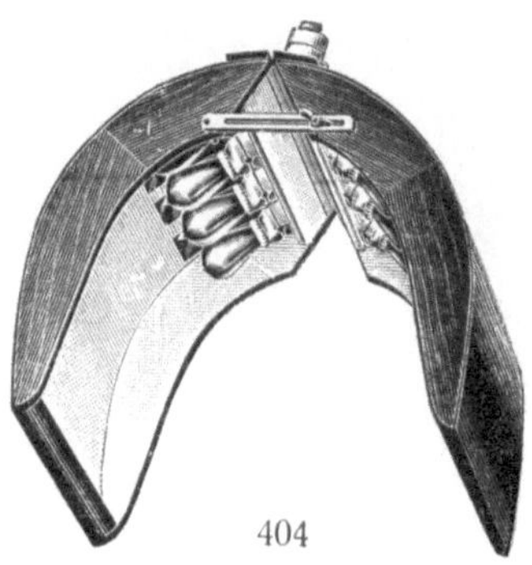
404

Teillichtbäder Rheotherm 4

mit verstellbarer Metallschiene in jede Breite verstellbar, für Arm, Bein und Rumpf mit Kabel und Thermometer.

Nr. 400 Arm- und Beinlichtbad mit 6 Lampen RM. 35.—
Nr. 408 Rumpflichtbad mit 6 Lampen . . RM. 45.—
Nr. 404 Rumpflichtbad mit 8 Lampen . . RM. 50.—
Nr. 403 Rumpflichtbad mit 12 Lampen
im Bogen verteilt RM. 70.—
Nr. 405 Rumpflichtbad mit 10 Lampen . . RM. 55.—

Ausführung sonst wie Rheotherm 4

Nr. 400 A Arm- und Beinlichtbad mit 6 Lampen . . . . Mehrpreis netto **RM. 3.—**
Nr. 404 A Rumpflichtbad mit 8 Lampen . . . . Mehrpreis netto **RM. 4.—**
Nr. 408 A Rumpflichtbad mit 6 Lampen . . . . Mehrpreis netto **RM. 4.—**

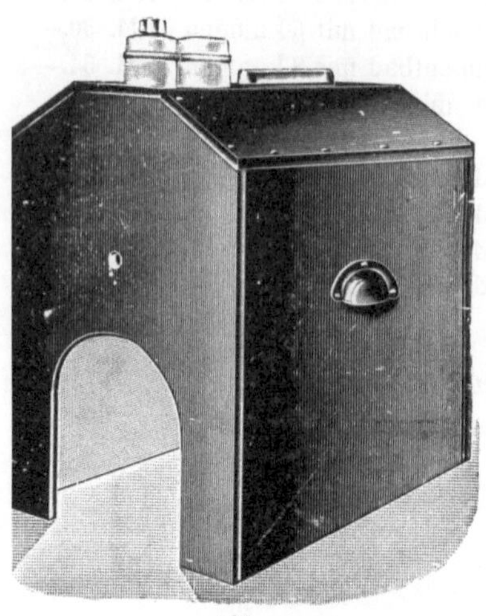

109

Kopflichtbad Rheotherm 1

Original-Modell
nach Dr. Brünings

mit 4 Kugel-Lampen, Mund-
rohr und Lederschutzbrille.

Nr. 109   Kopflichtbad **RM. 30.—**

Nr. 110   Kopflichtbad

mit Fenster **RM. 32.—**

Vereinfachte Ausführung, sonst
wie oben mit Lampen.

Nr. 109 a Kopflichtbad **RM. 25.—**

Nr. 110 a Kopflichtbad
mit Fenster **RM. 26.—**

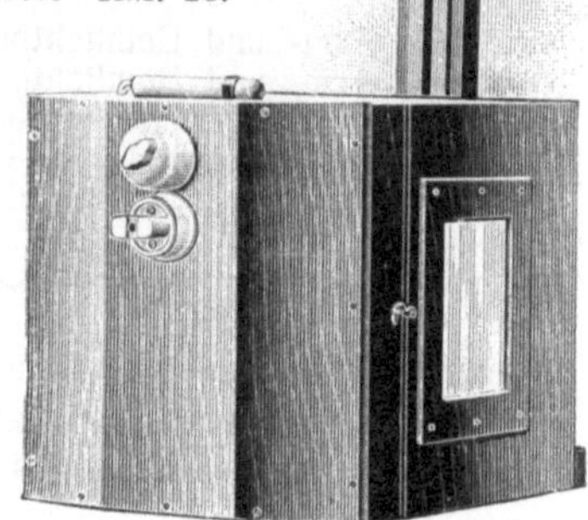

510

Kopflichtbad mit gehämmertem Aluminium-Außenmantel

Spezialbad ähnlich Rheotherm 1 aber mit gewölbtem
Deckel.

Nr. 109 B . . . . . . Mehrpreis netto **RM. 3.—**
Nr. 110 B . . . . . . Mehrpreis netto **RM. 3.—**

Nr. 510 **Kopflichtbad Rheotherm 5**
wie vorher, aber mit verstellbarer
Holzleiste für sitzende Behandlung,
Deckel aufklappbar, mit Fenster
RM. 45.—

Nr. 509 **Kopflichtbad Rheotherm 5**
wie vorher, aber ohne Holzschiene,
dafür mit verstellbarem · Bodenstativ . . . . . . **RM. 57.—**

Nr. 515 **Kopflichtbad Rheotherm 5**
wie vorher, jedoch an einem Holzstuhl in Sesselform mit bequemen
Armlehnen, Kopfbad ist in der
Höhe verstellbar . . **RM. 78.—**

Nr. 511 **Kopflichtbad Rheotherm 5**
mit 5 Röhrenlampen seitlich je 2
und vorn oben 1, Tür mit Fenster,
seitlich aufgehend, mit verstellbarer Holzleiste für sitzende Behandlung . . . . . **RM. 55.—**

Nr. 520 **Kopflichtbad Rheotherm 5**
wie vorher, jedoch an einem Holzstuhl in Sesselform mit bequemen
Armlehnen, Kopfbad ist in der
Höhe verstellbar . . **RM. 85.—**

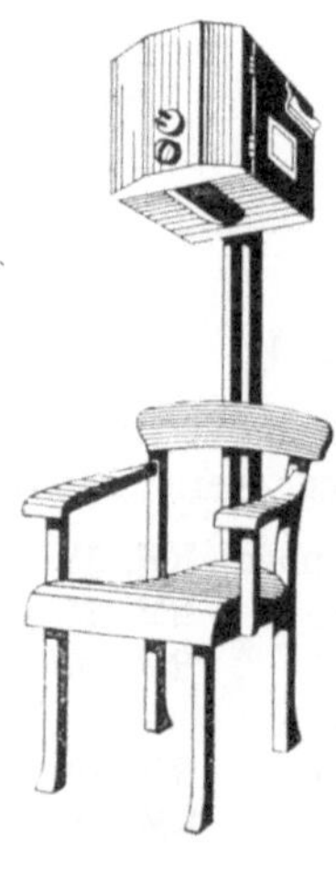

515

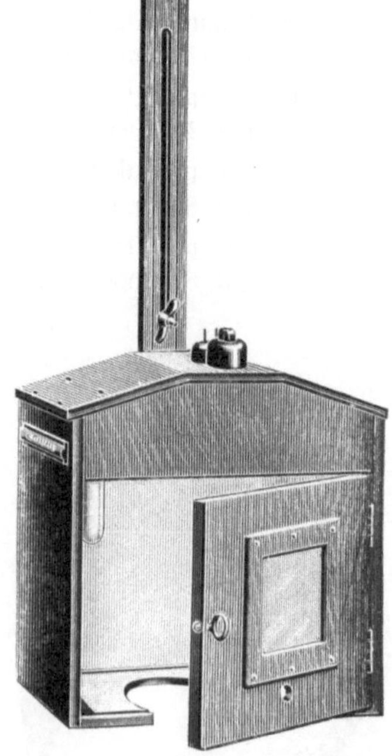

511

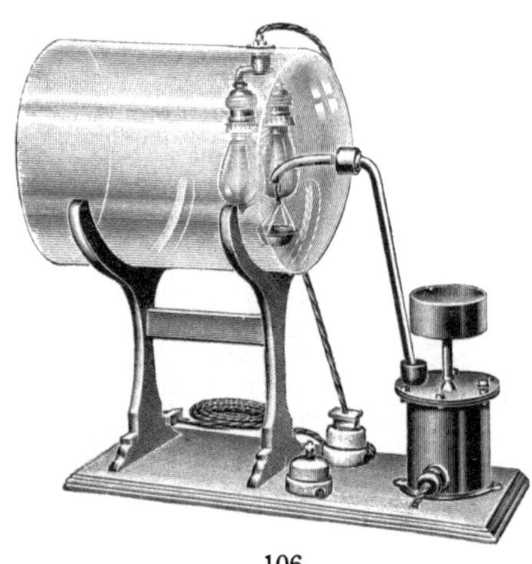

106

Nr. 106 Gesichtsdampfbad Rheotherm 1
mit automatischer Wasserzuführung, vernickelter Armatur, blauer Glasglocke mit 2 Glühlampen, auf elegantem Holzgestell montiert . . . . **RM. 70.—**

Nr. 105 Dasselbe Bad, nicht automatisch, in einfacher Ausführung . . . **RM. 54.—**

Nr. 107 Gesichtsdampfbad für Spiritusbeheizung ohne Lampen-Armatur in der Glocke . . . . **RM. 50.—**

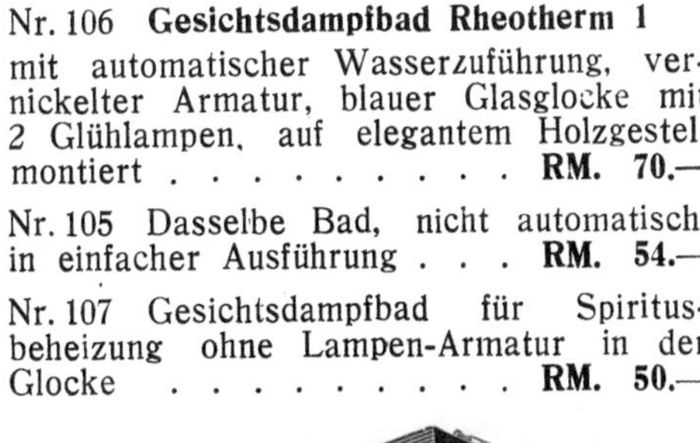

111

**Nr. 111 Kehlkopfbad
Rheotherm 1**
allseitig verwendbar mit 2 Lampen und verstellbaren Gurtbändern zum Befestigen . . . **RM. 25.—**

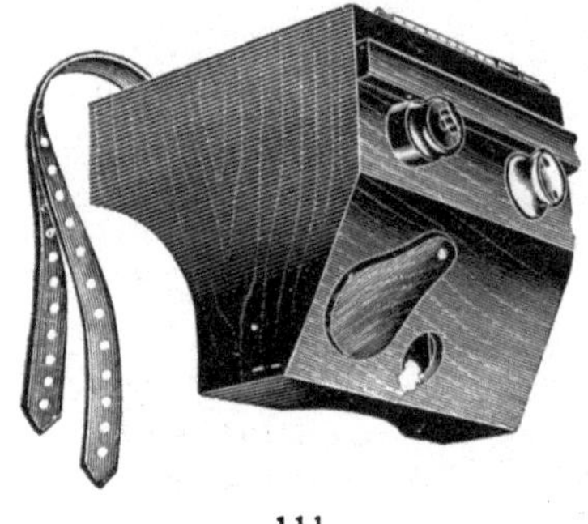

112

Nr. 112 Halskrausenbad Rheotherm 1
nach Dr. Katzenstein aus Sperrholz, mit gepolstertem Halsausschnitt und **16 Pilzlampen** in 2 Serien à 8 Lampen geschaltet
RM. 42.—

Nr. 113 Schulterbad Rheotherm 1
mit 3 Lampen, allseitig verwendbar mit 2 verstellbaren Gurtbändern zum Befestigen
RM. 28.—

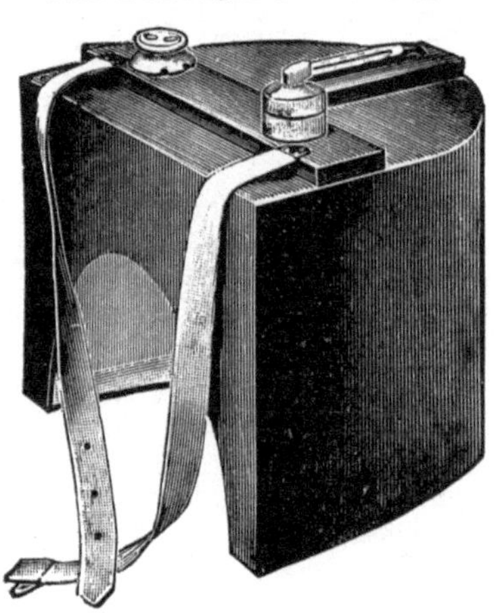

113

Nr. 130 Schulterbad Rheotherm 1
Spezial-Ausführung mit ovalem Ausschnitt der Körperform passend mit 4 Lampen, der Arm wird durch eine Bodenöffnung geführt und ist daher entspannt, mit 2 verstellbaren Gurtbändern zum Befestigen . . . . **RM. 48.—**

Nr. 131 Schulterbad Rheotherm 1
wie vorher, jedoch mit verstellbarer Holzleiste für sitzende Behandlung . . . . **RM. 55.—**

Nr. 132 Schulterbad Rheotherm 1
wie Nr. 130, aber auf verstellbarem Bodenstativ . . . . **RM. 65.—**

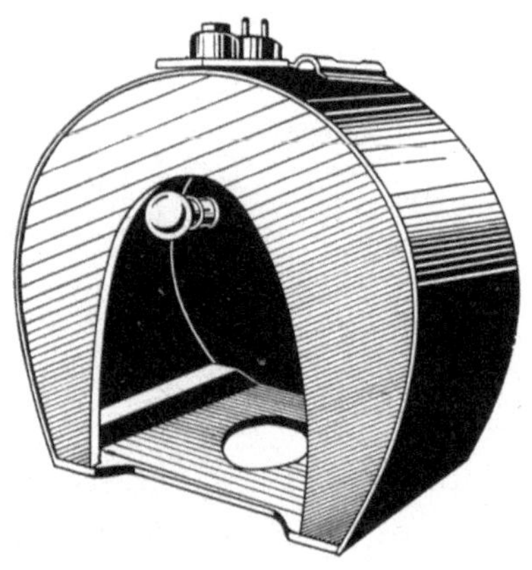

130

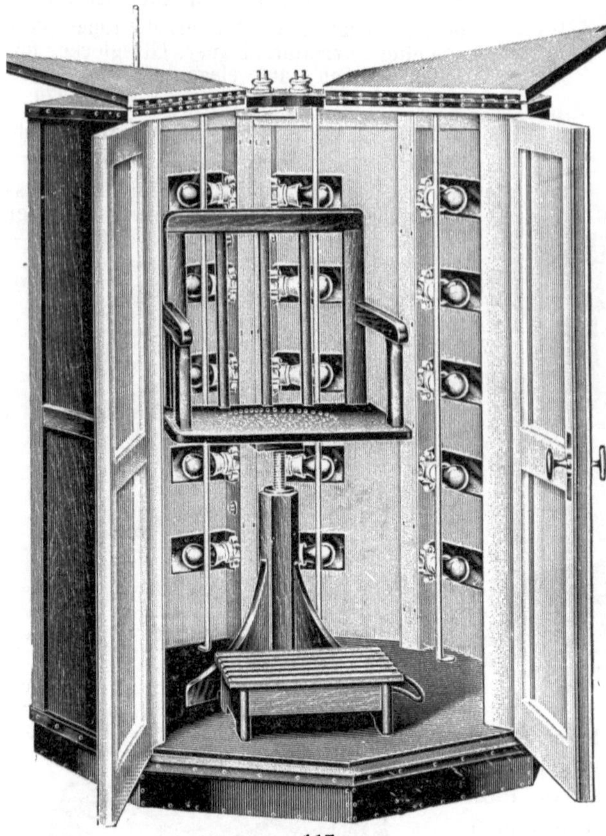

117

Volllichtbad Rheotherm 1

achteckige Form, äußerst elegante solide Eichen-Sperrholz-Ausführung, innen Metallanstrich, außen naturfarben gewachst, mit Lampen, Reflektoren und weiß emaillierten Schutzstäben, Linoleum-Fußbodenbelag, 2 Türen von innen und außen zu öffnen, 2 Deckelklappen, eine davon mit Glasplatte, Thermometer m. Schutzhülse, 4 innen einmontierte Serienschalter. Zubehör: 1 Holzdrehstuhl mit Armlehnen 1 Fußbank mit 2 Glühlampen, 1 Kabel.

Höhe außen	138 cm
Höhe innen	122 cm
über 2 Flächen	105 cm
über Achteck	115 cm

Nr. 117 m. 40 Lamp. **RM. 600.—**

Nr. 117 a mit 48 Lampen

    Mehrpreis netto **RM. 30.—**

Nr. 118 **Lichtbadestuhl,** Drehstuhl aus Holz mit Sitz, Rücken und Armlehnen . **RM. 50.—**
Nr. 118 a wie oben, aber mit 2 Glühlampen montiert.

    Mehrpreis netto **RM. 10.—**
Nr. 119 **Lichtbade-Fußbank** mit Rasten und 2 einmontierten Glühlampen u. Kabel **RM. 16.—**

Nr. 135 Dreifarben-Vollichtbad Rheotherm 1
Ausführung wie vorher, jedoch mit 96 Lampen (36 helle, 30 rote, 30 blaue), mit anmontierter Marmor-Schalttafel und Stuhl und Fußbank.   Preis auf Anfrage.

Nr. 140 Herz-Schonungslichtbad Rheotherm 1
Ausführung ähnlich Nr. 117, aber mit 24 Speziallampen und Reflektoren, mit Stuhl und Fußbank. Dieses Bad schont das Herz, da bei geringer Wärme schon Schweißabsonderung.   Preis auf Anfrage.

Vollichtbad Rheotherm 1

in eleganter Sperrholz-Ausführung ähnlich Nr. 117 mit Stuhl und Fußbank, äußere Höhe 127 cm, innere Höhe 116 cm, über 2 Flächen 90×90 cm.

Nr. 120   mit 24 Lampen . . . **RM. 350.—**
Nr. 122   mit 20 Lampen . . . **RM. 335.—**

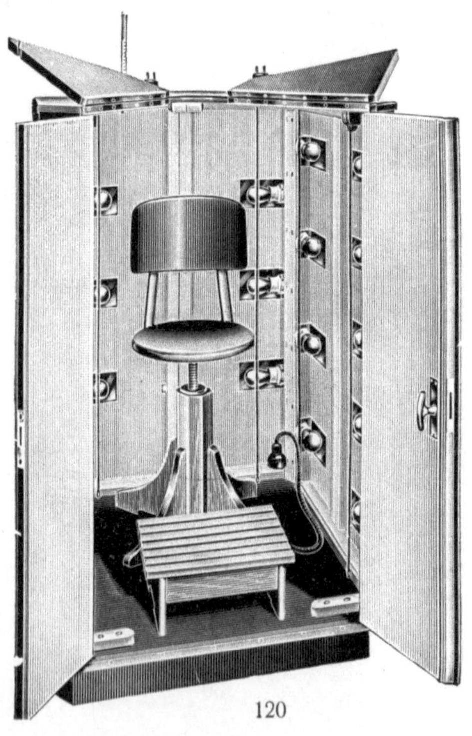

120

Obige Vollbäder können auch auf Wunsch mit 4 Osram-Vitalux-Lampen in besonderen Kästen, ausgestattet werden.

    Preis auf Anfrage.

Nr. 125 **Lichtbidet Rheotherm 1**

mit bequemem Sitz und Armlehnen, ovalem
Sitzausschnitt, 6 Glühlampen mit Schalter zur
Bestrahlung der Genitalien . . . **RM. 160.—**

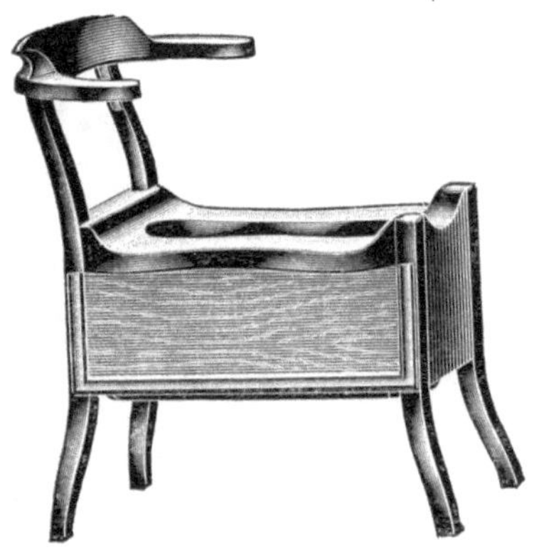

125

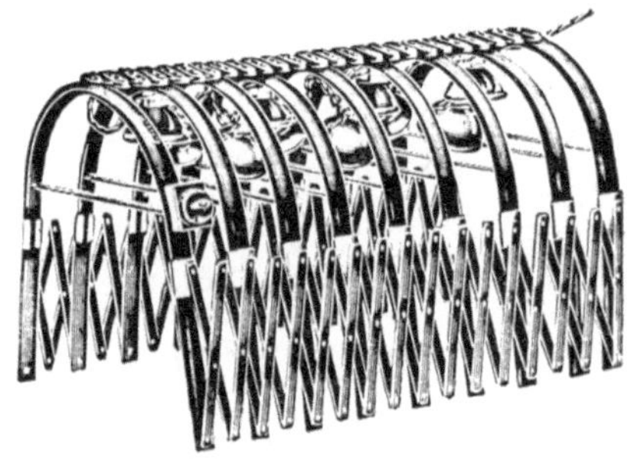

150

Ausziehbares Liegelichtbad Rheotherm 1

mit kräftigem Reifengestell, bleibt auf jeder
ausgezogenen Länge von 0,60 — 1,50 m
stehen, mit Glühlampen, Serienschalter,
Schutzgurten und Kabel.

Nr. 150 mit 10 Glühlampen . . **RM. 54.—**

Nr. 152 mit 10 Glühlampen und Reflektoren
RM. 75.—

Teillichtbäder Rheotherm 1

Prima beste Ausführung mit hochglanz
polierten Reflektoren, Porzellan-Berührungsschutzfassungen,   Serienschalter,
Thermometer mit Schutz und Kabel.

Nr. 100 Arm- und Beinlichbad
mit 4 Lampen . . **RM. 30.—**

Nr. 101 Arm- und Beinlichbad
mit 6 Lampen . . **RM. 35.—**

Nr. 102 Arm- und Beinlichtbad
mit 8 Lampen . . **RM. 40.—**

Nr. 103 Rumpflichtbad mit 12 Lampen
im Bogen verteilt . **RM. 68.—**

Nr. 104 Rumpflichtbad
mit 8 Lampen . . **RM. 50.—**

Nr. 108 Rumpflichtbad
mit 6 Lampen . . **RM. 45.—**

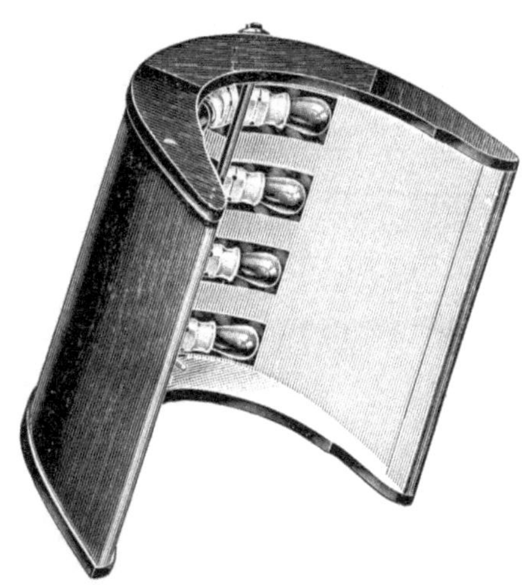

108

Bäder mit gehämmertem Aluminium-Außenmantel

Ausführung sonst wie Rheotherm 1

Nr. 100 A Arm- und Beinlichtbad mit 4 Lampen . . Mehrpreis netto **RM. 3.—**
Nr. 101 A Arm- und Beinlichtbad mit 6 Lampen . . Mehrpreis netto **RM. 3.—**
Nr. 102 A Arm- und Beinlichtbad mit 8 Lampen . . Mehrpreis netto **RM. 3.50**
Nr. 104 A Rumpflichtbad mit 8 Lampen . . . . . Mehrpreis netto **RM. 4.**
Nr. 108 A Rumpflichtbad mit 6 Lampen . . . . . Mehrpreis netto **RM. 4.**

Elektrische-Heißluftbäder
„Rheotherm" D. R. G. M.

für combinierte Heißluft und

Farblicht - Therapie

Die Apparate sind mit nichtglühenden Spezial-Heizwiderständen ausgestattet, die eine sehr geringe Stromaufnahme benötigen / Durch vollständige Einbettung
des Heizdrahtes in Emaille, fast unzerstörbar und

von unbegrenzter Lebensdauer

Bei den Arm-, Bein- und Rumpflichtbädern durch
einfaches herausschrauben der Spezial-Heizkörper und
auswechseln gegen helle oder bunte naturfarbene
Kohlenfadenlampen

eine combinierte Behandlung

von äußerst angenehmer Wirkung, ohne jede
Hautreizung und großer therapeutischer Wirkung.

Heißluftbäder Rheotherm 8

in fester Sperrholz-Ausführung, außen poliert,
innen mit Asbest ausgelegt, Berührungsschutzfassungen, Serienschalter, Kabel und Thermometer, Spezial-Heizkörper mit Reflektoren und
Schutzstäben.

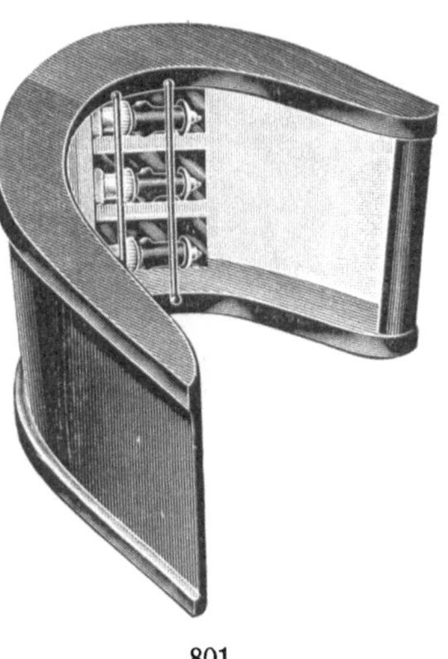

801

		RM.
Nr. 800	Arm- u. Beinbad mit 4 Heizkörper	50.—
Nr. 801	Arm- u. Beinbad mit 6 Heizkörper	60.—
Nr. 802	Arm- u. Beinbad mit 8 Heizkörper	70.—
Nr. 803	Rumpfbad mit 12 Heizkörper im Bogen verteilt	100.—
Nr. 804	Rumpfbad mit 8 Heizkörper . .	80.—
Nr. 808	Rumpfbad mit 6 Heizkörper . .	70.—

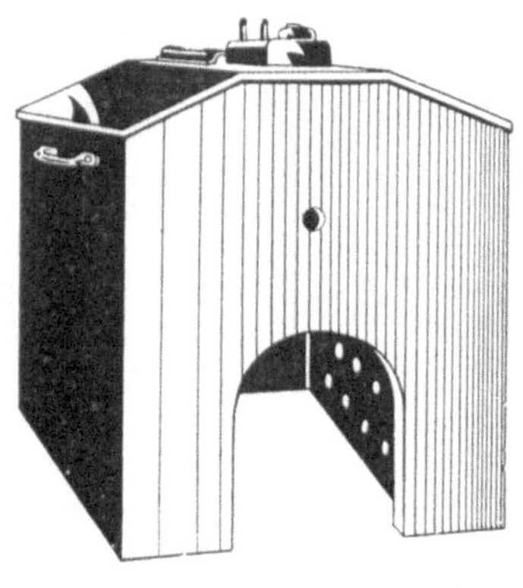

809

Heißluftbad für Kopf Rheotherm 8

Modell Dr. Brünings, außen poliert, innen mit
Asbest ausgelegt, Serienschalter, Kabel und Ther-
mometer, nicht glühende Spezial-Widerstände mit
Schutz. Zubehör: Brille und Mundrohr.

Nr. 809   mit Seitenbeheizung . . . . RM. 75.—
Nr. 810   mit oberer Beheizung . . . RM. 60.—

Nr. 909 Heißluftbad für Kopf Rheotherm 9
wie Nr. 910, jedoch an verstellbarem Bodenstativ
befestigt, Deckel seitlich aufklappbar, mit Seitenbeheizung . . . . RM. 115.—

Nr. 910 Heißluftbad für Kopf Rheotherm 9
mit verstellbarer Holzleiste für sitzende Behandlung, Deckel seitlich aufklappbar, mit Seitenbeheizung . . . . RM. 85.—

Nr. 916 Heißluftbad für Kopf Rheotherm 9
wie vorher, jedoch an einem Holzstuhl in Sesselform m. bequemen Armlehnen montiert RM. 140.—

Nr. 811 Heißluftbad für Kehlkopf Rheotherm 8
mit Seitenbeheizung . . . . RM. 35.—

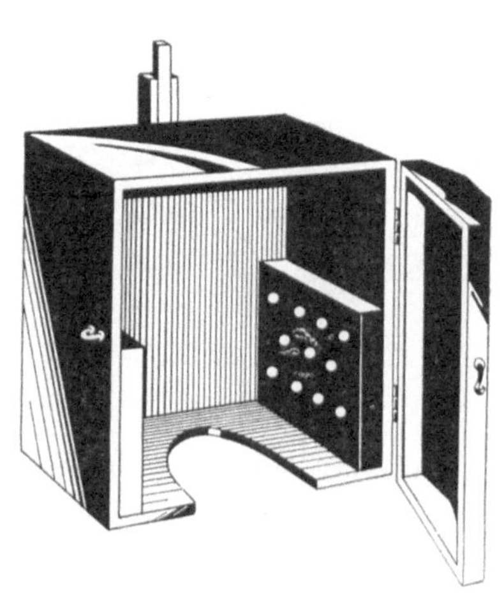

910

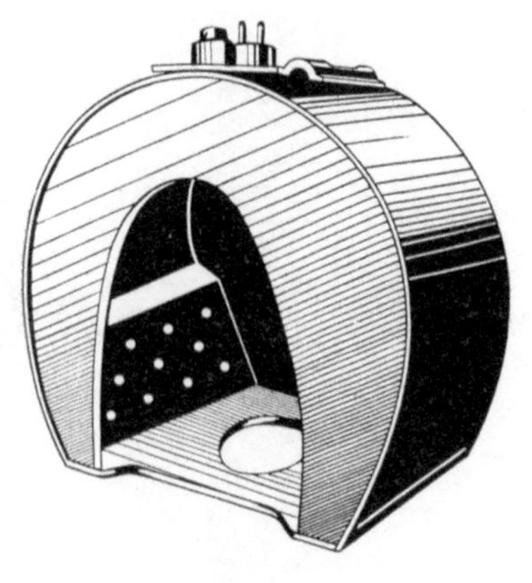

814

Nr. 813   **Heißluftbad f. Schulter Rheotherm 8**

Ausführung wie Nr. 113, jedoch mit oberer Beheizung . . . . **RM. 50.—**

Nr. 814   **Heißluftbad f. Schulter Rheotherm 8**

Spezial-Ausführung mit ovalem Ausschnitt der Körperform passend, mit Loch in der Bodenplatte für den Arm, der völlig entspannt behandelt wird, Seitenbeheizung und 2 verstellbare Gurtbänder zum Befestigen. **RM. 70.—**

Nr. 815   **Heißluftbad f. Schulter Rheotherm 8**

wie vorher, jedoch an verstellbarem Bodenstativ . . . . **RM. 100.—**

Nr. 817   **Heißluftbad f. Schulter Rheotherm 8**
wie Nr. 814, jedoch mit verstellbarer Holzleiste für sitzende Behandlung . **RM. 80.—**

Verstellbare Heißluftbäder Rheotherm 9
in Sperrholz-Ausführung, außen poliert, innen mit Asbest ausgelegt, Berührungsschutzfassungen, Serienschalter, Kabel und Thermometer, Spezial-Heizkörper mit Reflektoren und Schutzstäben.

Nr. 903   mit 12 Heizkörper . . **RM. 110.—**
Nr. 904   mit 8 Heizkörper . . **RM. 85.—**
Nr. 908   mit 6 Heizkörper . . **RM. 75.—**

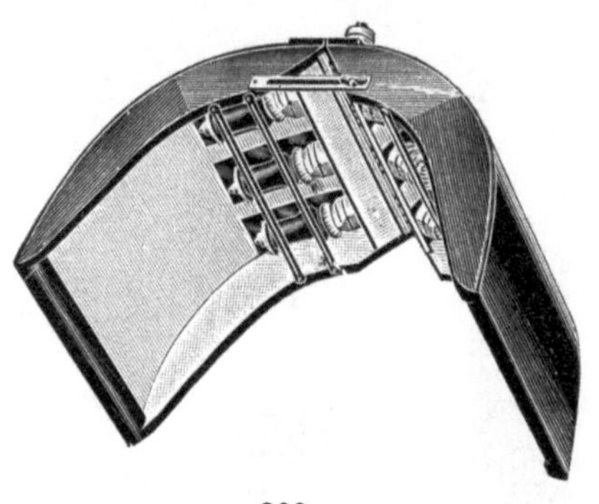

908

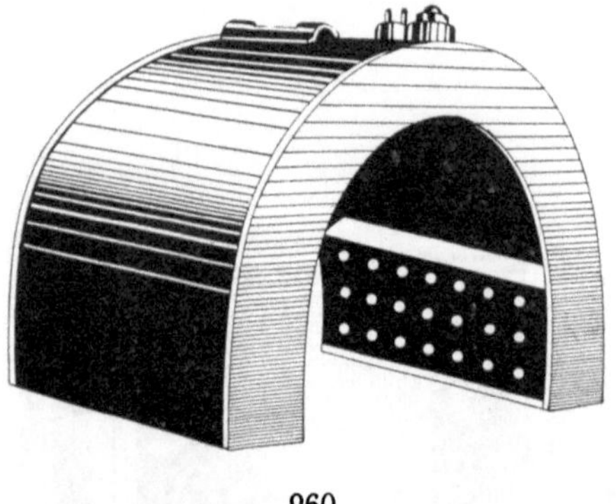

960

Heißluftbäder Rheotherm 8

Ausführung wie Nr. 800 — 808, aber mit Seitenbeheizung wie Abbildung in folgenden Innen-Maßen.

		Länge	Breite	Höhe	RM
Nr. 950	Arm- u. Beinbad, klein	36	26	30	**70.—**
Nr. 955	Arm- u. Beinbad, groß	50	40	30	**80.—**
Nr. 960	Rumpfbad, klein	50	50	38	**85.—**
Nr. 965	Rumpfbad, groß	55	50	38	**95.—**

Wunschgemäß fertigen wir auf besondere Bestellung auch Liegelichtbäder für den ganzen Körper, Arm oder Bein, mit Glühlampen oder Heißluftbehandlung aus und bitten bei Bedarf um gefl. Anfrage.

Bei Bestellungen erbitten wir Angabe der Spannung 110 oder 220 Volt.

Zur besonderen Beachtung

Heißluft mit Seitenbeheizung und combinierter

Farblicht oder Infrarot - Therapie
„Rheotherm 8"

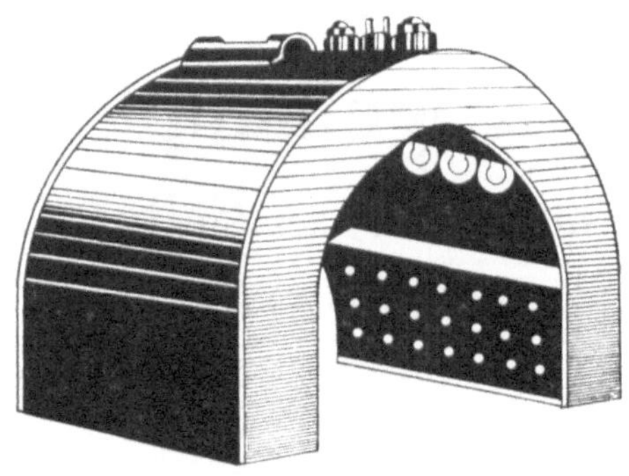

967

Nr. 967 Rumpflichtbad in Sperrholzausführung, außen poliert, innen mit Asbest ausgelegt mit nicht glühender Seitenbeheizung und 8 farbige Naturglas-Kohlenfadenlampen montiert, wahlweise rot, blau, gelb oder grün, complett gebrauchsfertig . . . . **RM. 135.—**

Farbige Ersatz-Naturglas-Kohlenfadenlampen . à Stück **RM. 1.20**

Infrarot-Schwarzkugellampe mit Edelgasfüllung, 60 mm Durchmesser
à Stück **RM. 6.—**

Auf Wunsch liefern wir auch die Heißluftbäder gegen geringen Mehrpreis mit gehämmertem

Aluminium-Außenmantel

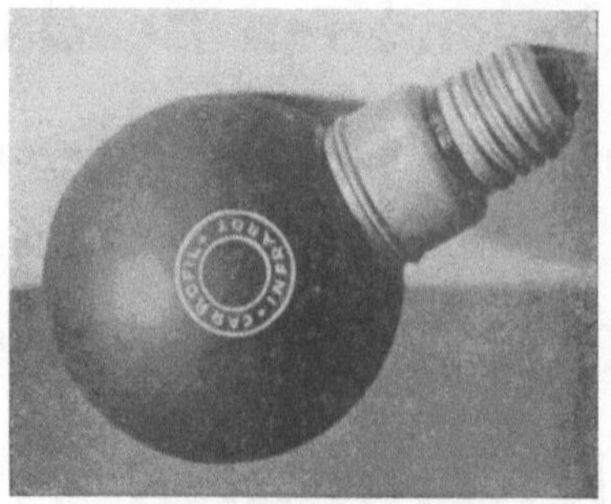

D. R. G. M.

Infrarot - Langwell - Schwarzglas - Kugellampe

mit Edelgas Füllung

Jedes elektrische Teillichtbad sofort für Infrarot - Langwellstrahl - Therapie verwendbar.

Diese Speziallampe gibt nur Infrarot - Strahlen her und schließt andere Strahlungsarten, insbesondere Lichtstrahlen, die in vielen Fällen der Praxis unerwünscht sind, vollkommen aus.

Durch die geringe Wärmeabgabe der Schwarzglaslampe von ca. 50° Celsius. tritt die heilsame Wirkung besser und schneller in die Gewebe ein, als Strahlen von stärkeren Wärmequellen.

Schmerzstillend nach kurzem Gebrauch.
In der ärztlichen Praxis ausgezeichnet bewährt bei entzündlichen Prozessen

in der Haut und dem Unterhautgewebe, wie Furunkel, furunkulöse Entzündung, Zahngeschwüre, Muskelrheumatismus, Neuritis, sowie bei Nachbehandlung nach Bauchoperationen.

Je nach Wahl sind 2—4 Stück Schwarzkugellampen Infrarot pro Lichtbad notwendig.

Nr. 772 Infrarot Schwarzglaskugellampe, 60 mm Durchmesser . . **RM. 6.—**

11

Gesundheitsstuhl „Rheotherm"

D. R G. M.

mit vielseitigen Anwendungsmöglichkeiten unter Benutzung der
Minin-Goldscheider-Bestrahlungslampe.

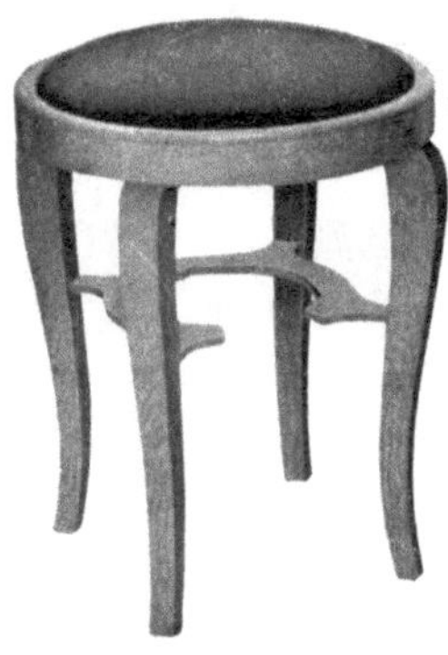

Eleganter Hocker, hell- oder dunkel-
eiche mit lederbezogener Sitzplatte

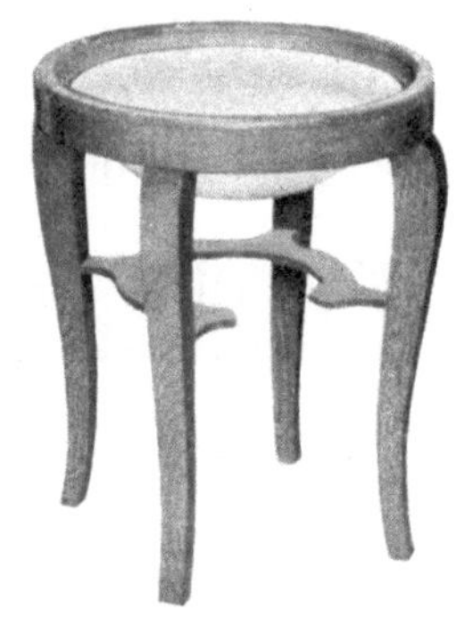

Nach Abnahme der Sitzplatte
Bidet und Waschgelegenheit

Die Rotlichtbestrahlung regt die Hormone der Keimdrüsen an, die bekanntlich
bestimmenden Einfluß auf Temperatment, Lebenstrieb und Altersbeginn haben.
Ungenügende Hormonbildung führt zu frühzeitigem Altern. Die auffallende
Tiefenwirkung der Rotlichtbestrahlung regt eine der Hauptkraftquellen zur
Schaffung neuer Lebenssäfte an und kann dazu dienen, die Eigenschaften der
Jugend: Eindrucksfähigkeit, Wirkungskraft und Sprungbereitschaft bis ins
höchste Alter zu erhalten.

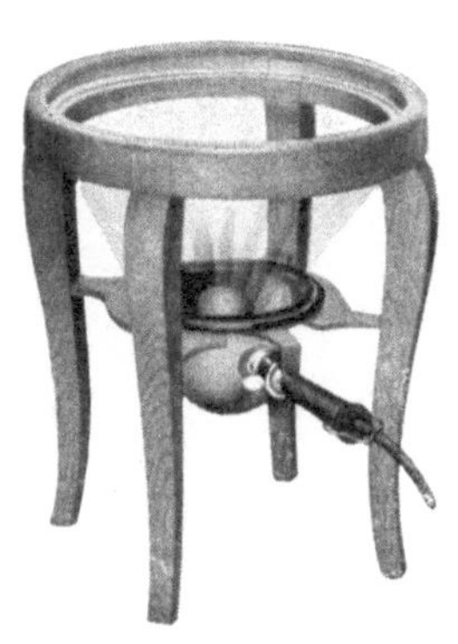

Zur Farblichtbestrahlung im
bequemen Sitz (Sitzstrahler)

Die Blaulichtbestrahlung ist angezeigt, wo es
gilt zu beruhigen, zu mildern, zu entspannen.
Bei Hämorrhoidal - Beschwerden beste Erfolge.

Nr. 970. Kompletter Gesundheitsstuhl Rheotherm
ohne Mininstrahler . . . . **RM. 36.—**

„Rheotherm"
Operations- und Bestrahlungslampen

in gediegener und geschmackvoller Ausführung

PREISLISTE Nr. 14

1936

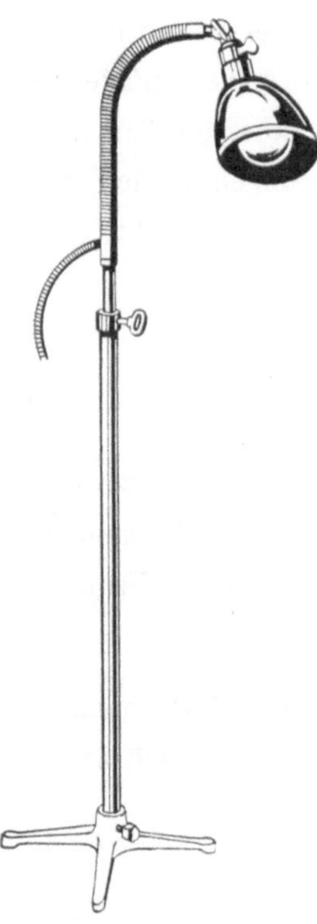

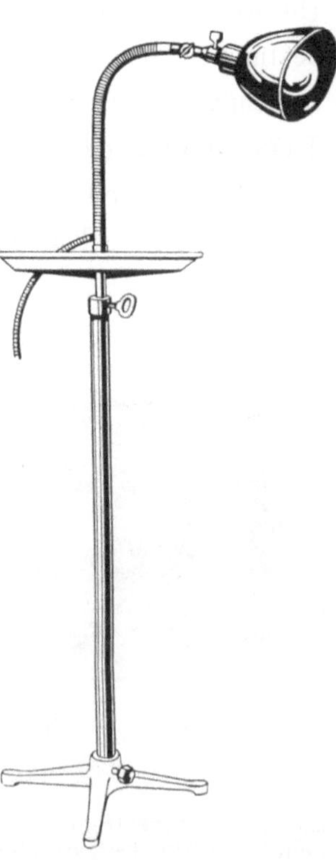

Nr. 656 Stativ-Operationslampe mit weiß lackiertem Gußfuß, alle anderen Teile hochglanz vernickelt, biegsamen Metallschlauch und Spezial-Reflektor mit Kippbewegung um den Reflektor scharf nach unten, das Arbeitsfeld beleuchtend einzustellen. Schalter und 2 m Zuleitung. Die Lampe ist auf 2 m ausziehbar. Gußfuß ist mit Feststellschraube versehen, um das Stativrohr leicht zu lösen.

Wichtig für Versand!

RM. 24.25

Nr. 658 Stativ-Operationslampe wie vorher, jedoch mit vernickeltem Ansatzteller 25 cm Durchmesser, zum Ablegen von Instrumenten. **RM. 38.50**

Soll Stativ mit Rollen versehen sein. Mehrpreis netto **RM. 3.50**

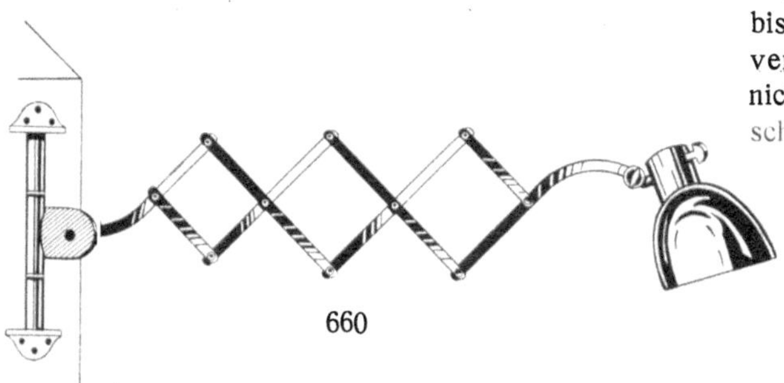

660

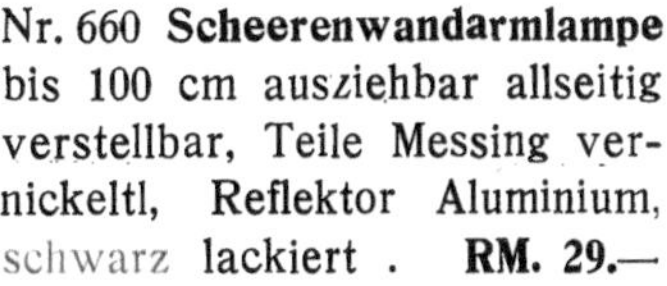

Nr. 660 **Scheerenwandarmlampe** bis 100 cm ausziehbar allseitig verstellbar, Teile Messing vernickeltl, Reflektor Aluminium, schwarz lackiert . **RM. 29.—**

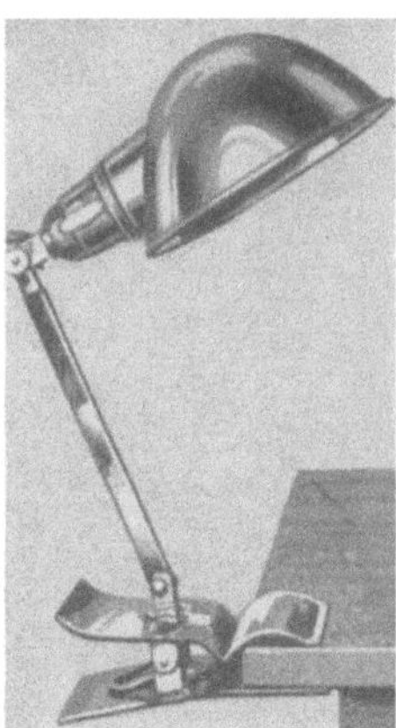

662

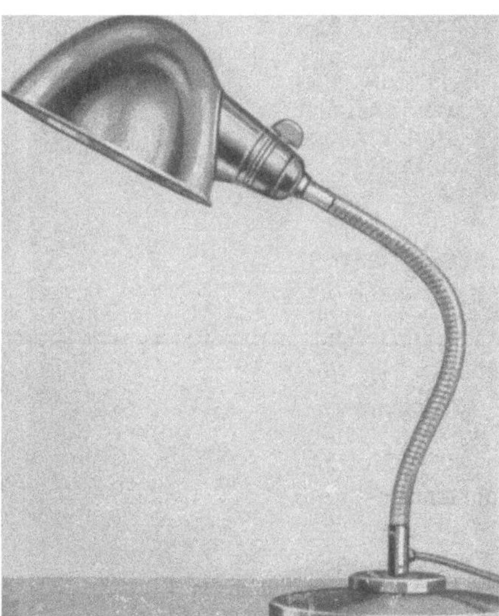

651

Nr. 651 **Tischlampe** mit biegsamen Metallschlauch, kräftigem Fuß, Reflektor mit Schalter, hochglanz vernickelt und 2 m Zuleitung **RM. 10.—**

Nr. 651 a **Tischlampe** wie vorher, jedoch mit vernickeltem, 15 cm langem Zwischenrohr **RM. 11.—**

Nr. 653 **Tischlampe** wie Nr. 651, jedoch mit Schraubfuß zum Befestigen am Tisch **RM. 11.—**

Nr. 662 **Klammerlampe** Kippgelenk am Reflektor und Fuß vernickelt, mit 2 m Zuleitung **RM. 8.50**

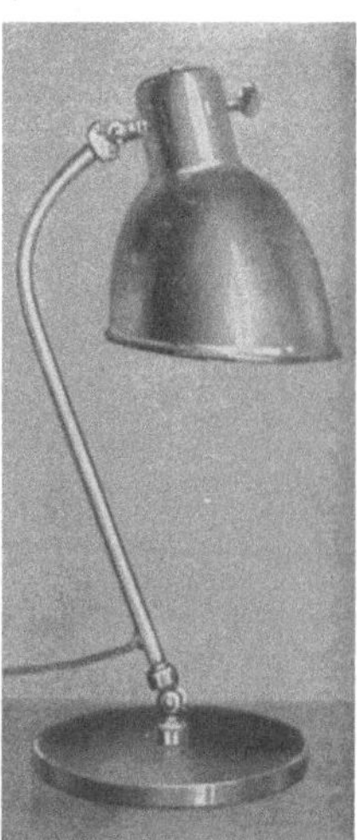

666

Nr. 666 **Tischlampe** Kippgelenk am Fuß, Kugelgelenk am Reflektor, Fuß und Reflektor schwarz oder oliv lackiert, Höhe der Lampe 44 cm . . . . . **RM. 13.50**

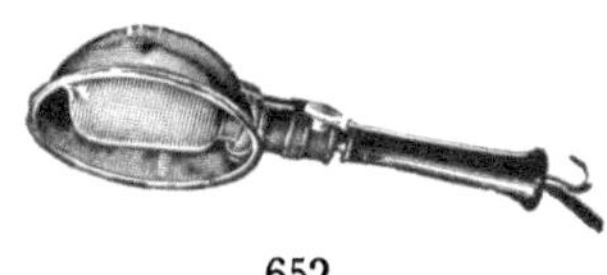

652

Nr. 652 **Handlampe** als Hilfsbeleuchtung bei Operationen u. dgl. mit Hahnfassung und Zuleitung . . . **RM. 7.—**

Nr. 668 **Wandarmlampe** mit Flansch, Kipp-Drehgelenk am Reflektor, Rohr 50 cm lang, schwarz lackiert . . **RM. 8.50**

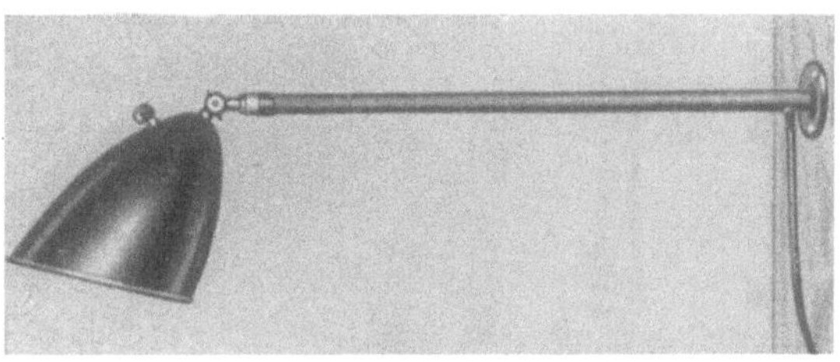

668

Die Preise vorstehender Lampen verstehen sich ohne Glühlampen.

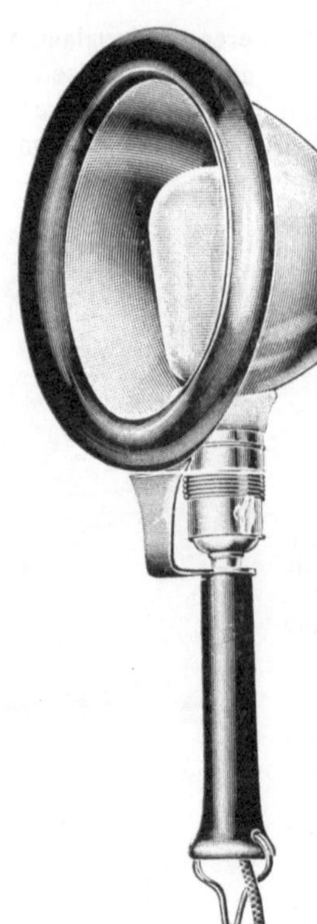

116

Handstrahler nach Minin - Prof. Goldscheider

für Farblicht-Therapie, äußerst stabile erstklassige Ausführung mit hochglanz vernickeltem Reflektor, Fassung
und Büguel, **Schutzring und Handgriff aus Bakelite**,
mit Zugentlastung für die ca. 2,5 m lange Zuleitung.
Zubehör 3 Kohlenfaden-Naturglaslampen (hell-rot-blau).
Auf Wunsch können auch gelbe und grüne Naturglas-
Kohlenfadenlampen geliefert werden.

Nr. 116 **Handstrahler** . . . . **RM. 12.—**

Nr. 116 a **Handstrahler**

wie vorher, jedoch mit allseitig verstellbarem Tischfuß
versehen, durch Lösen der Schraube auch als einfacher
Strahler zu benutzen . . . . **RM. 18.—**

Nr. 128 **Universal-Tischstativ**

für Minin-Handstrahler, Heißluftdouchen
und für Laboratoriumsbedarf geeignet,
allseitig verstellbar, mit kräftiger Zange,
gediegene Ausführung, vernickelt.
RM. 6.—

Nr. 114 **Bodenstativ für Handstrahler**

allseitig verstellbar mit Kreuzstück und
kräftiger Zange auf 1,40 m ausziehbar,
Stativ ist zusammenlegbar, weiß lackiert.
Teile hochglanz vernickelt . **RM. 18.—**

Nr. 114 a **Bodenstativ für Handstrahler**
wie vorher, jedoch mit weißem Gußfuß
RM. 21.—

Dasselbe mit Rollen, Mehrpreis netto
RM. 3.50

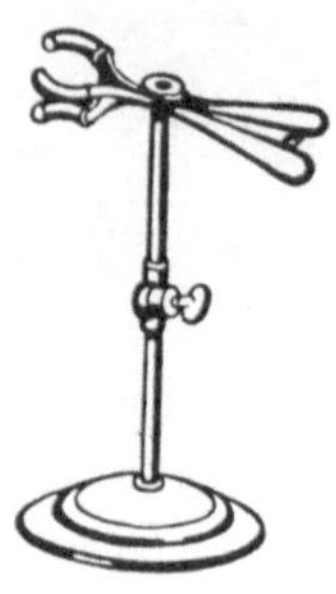

128

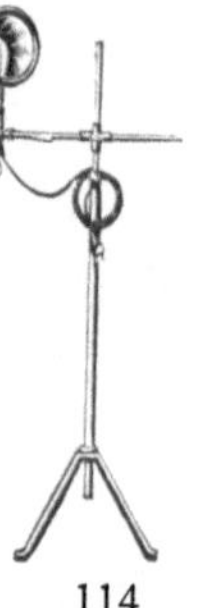

114

Infrarot - Langwell - Schwarzglas-kugellampe mit Edelgasfüllung.

Diese Speziallampe gibt nur Infrarot-
Strahlen her und schließt andere Strahlungsarten, die in vielen Fällen der Praxis
unerwünscht sind, vollkommen aus. Für
Minin-Handstrahler Nr. 116 / 116 a / 751 a
besonders zu empfehlen.

Nr. 772 **Infrarot-Schwarzkugellampe**
60 mm Durchmesser . . . . **RM. 6,**

Nr. 774 **Infrarot-Schwarzkugellampe**
80 mm Durchmesser . . . **RM. 10.50**

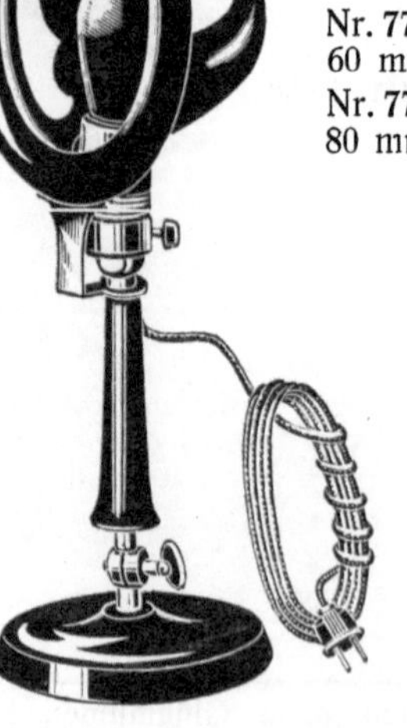

116a

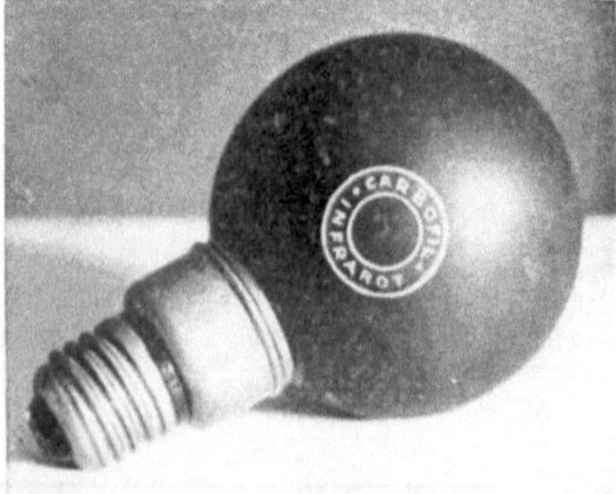

772

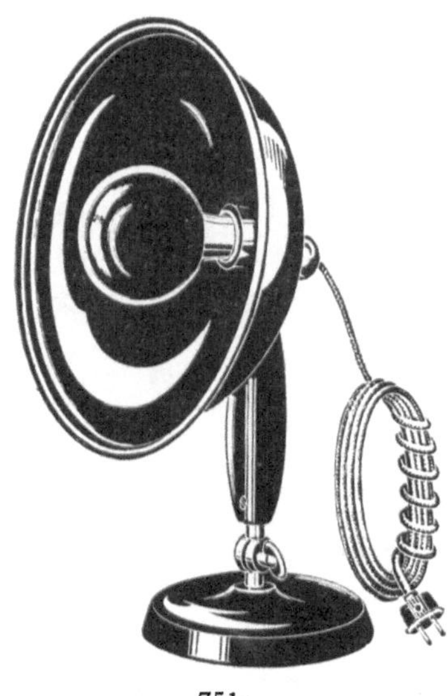

751a

Nr. 750 **Heizsonne**

Messing vernickelt, Reflektor 360 mm Durchmesser mit Kippgelenk, allseitig verstellbar, kräftige Ausführung mit Heizkörper 500 Watt, Heizkörper ausschraubbar, auch für Glühlampen-Bestrahlung verwendbar . . . . . . **RM. 16.—**

Nr. 751 **Heizsonne**

wie vorher, jedoch mit Reflektor 260 mm Durchmesser **RM. 12.—**

Nr. 751 a **Intensivstrahler**

für Farblicht - Therapie mit Reflektor, 260 mm Durchmesser und allseitig verstellbarem Tischfuß, 2,5 m Zuleitung. Fuß aus Bakelite mit Gußeinlage, Reflektor hochglanz vernickelt. Zubehör 2 Kugel-Kohlenfaden-Naturglaslampen, rot und blau **RM. 18.—**

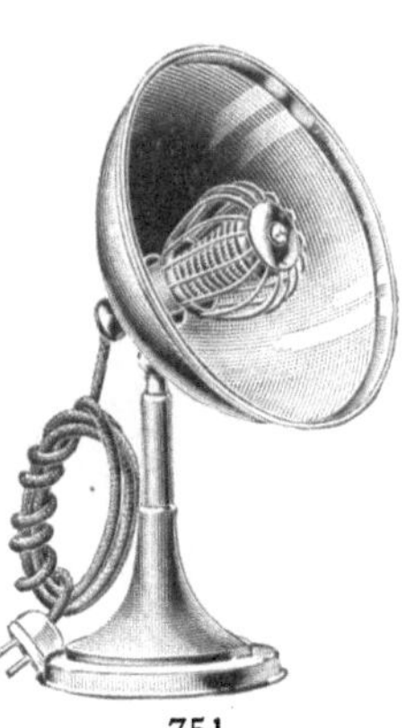

751

Spezial - Langwellstrahler - Infrarot

mit großem Reflektor, 260 mm Durchmesser, und allseitig verstellbarem Tischfuß, ca. 2,5 m Zuleitung. Reflektor hochglanz vernickelt, Fuß aus Bakelite mit Gußeinlage. Zubehör 1 Spezial-Schwarzglaskugellampe mit Edelgasfüllung. Dieselbe gibt nur infrarote Strahlen her und schließt andere Strahlungsarten vollkommen aus.

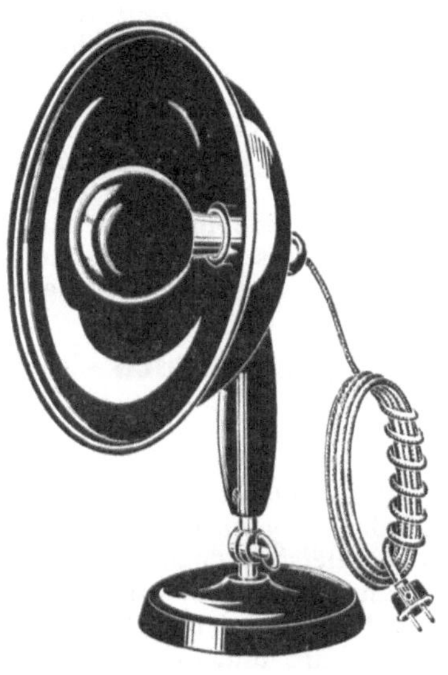

Nr. 770 **Infrarot-Langwellstrahler**

komplett . . . . . **RM. 26.—**

Nr. 774 **Infrarot-Ersatzlampe**

80 mm Durchmesser . **RM. 10.50**

654

770

Nr. 654 **Bodenstativ-Operationslampe**

auf weiß lackiertem Gußfuß mit rundem Reflektor und Schalter, alle Teile vernickelt, auf 2 m ausziehbar **RM. 24.25**

Nr. 655 **Bodenstativ-Operationslampe**

wie vorher mit Rollen. Mehrpreis netto **RM. 3.50**

Elektrische Heizkissen

Spezial-Type 30 × 40 cm mit 3 fachem Regulierschalter V. D. E. in prima Stoffverarbeitung, 2 Jahre Garantie.

Nr. 950 in guter Ausführung . . . . **RM. 7.80**
Nr. 960 in allerbester Ausführung . . . . **RM. 10.50**

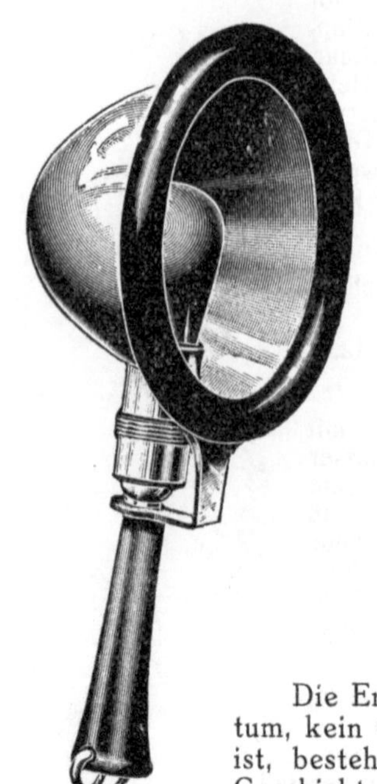

Bestrahlungslampe

»RHEOTHERM«

Eingetragenes Wortzeichen

Nr. 116

Die therapeutische Anwendung
der Licht- und Wärmestrahlen.

Die Erkenntnis, daß ohne Sonnenlicht kein normales Wachstum, kein Gedeihen von Pflanzen, Tieren und Menschen möglich ist, besteht seit undenklichen Zeiten, und wir wissen aus der Geschichte, daß die ältesten Kulturvölker, Aegypter, Chinesen, Mexikaner, Griechen und Römer sich schon in Form der Sonnenbäder der Heilkraft des Lichtes bedienten.

Doch erst als das modificierte Sonnenlicht in Gestalt des elektrischen Lichtes Einzug hielt, konnte die Heilkraft des Lichtes in seiner Konzentration und farbigen Zerspaltung gründlicher studiert und der leidenden Menschheit allgemein nutzbar gemacht werden.

Ein großer Fortschritt in der Lichttherapie ist durch die allgemeine Anwendung der Bestrahlungs-Handlampe nach „Minin" zur lokalen Glühlichtbehandlung zu verzeichnen; so lassen sich mit dem Minin'schen Handstrahler zahlreiche Krankheiten behandeln, bei denen die Anwendung des reinen und farbigen elektrischen Glühlichtes sich auf Grund der Forschungen namhafter Aerzte bewährt hat. So weisen Winternitz, Strebel und Kellog auf die

1. Zunahme des Hämoglobins * 2. Erhöhung des Stoffwechsels
3. Zunahme der roten Blutkörperchen

hin.

Die Indikation für die Anwendbarkeit des Glühlichtes wuchs, als man begann, die Einwirkung der verschiedenen Farben auf den Organismus zu studieren; es ist zwar auf diesem Gebiete schon sehr viel geleistet, doch die tägliche Beobachtung ergibt, daß die ergiebige Anwendung der Chromotherapie (farbige Lichtbestrahlung) dazu berufen zu sein scheint, in Haus und Familie ein Wohltäter der Menschheit zu werden und manches teure und in der Wirkung zweifelhafte Medikament zu ersetzen.

Wenn man bedenkt, daß z. B. die Schwingungen des roten Lichtes 450 und die des blauen auf ca. 800 Billionen in der Sekunde berechnet worden sind, so muß unbedingt in der Wirkung beider Lichtarten auf Nerv und Zelle ein Unterschied bestehen, und dem ist in der Tat so.

Nach Bine, Fère und Gilles de la Tourette ist das rote Licht stets dort von gutem Erfolge, wo das Nervensystem angeregt werden soll, also bei Melancholie und Nervenerschöpfung; demgegenüber betont v. Jaksch die beruhigende und schlafmachende Wirkung des blauen Lichtes bei nervös Aufgeregten und Deliranten. Er bestätigt, daß Melancholiker durch Rotlichtbestrahlung heiter und gesprächig wurden. Quinke wies nach, daß die Gewebszellen im Lichte mehr Sauerstoff aufnehmen als im Dunkeln. Ferner sind intensive Glühlichtbestrahlungen auch geeignet bei Fettleibigkeit, Gicht und Rheumatismus, Gelenkerkrankungen, Neurasthenie, Asthma bronchiale, Bronchitis und Herzneuralgien, bei feuchten, nässenden Flechten und frischen Wunden.

Das rote Licht übt als Hauptfarbe den größten Reiz auf unsern **Bewegungsorganismus,** also Herz, Lunge, Muskelapparat aus. Wirkt vor allem höchst **anregend** und **aufheiternd** auf das **Nervensystem.** (Direkte Herzbestrahlungen sind zu vermeiden.)

Rotlichtbestrahlung ist anzuwenden überall da, wo es sich um Zuführung neuer Lebenssäfte handelt. Gemäß der anregenden Wirkung auf die Nerventätigkeit hat sich das rote Licht ganz hervorragend bewährt bei Gemütsleiden, Depressionszuständen, Melancholie, Nervenerschöpfung, schneller, geistiger Ermüdung, bei mangelnder Reflexerregbarkeit und allgemeiner Nervenerschlaffung. Auch mangelhafte arterielle Durchblutung, wie sie ja bei der nervösen Stauung vorhanden ist, bildet ein Indikationsgebiet für die Rotlichtbestrahlung. Ferner in Anwendung bei Hämorrhoidalbeschwerden, Krampfadern, sich schwer schließenden Wunden, bei Pfortaderstauung, schwachem arteriellen Blutdruck, bei allgemeiner Lebensschwäche, sowie auch bei Haarausfall und Verdauungsbeschwerden, die auf Stauungen in der Blutzirkulation zurückzuführen sind, Verstopfung, mangelhafte Bewegung des Darmes wird durch Rotlicht außerordentlich gebessert. Bei Nervenlähmung und dergl. ist ebenfalls Rotlicht indiziert. Es würde sich empfehlen, Kindern und Erwachsenen, die an Cachexie und Unterernährung leiden, die Speisen direkt vor dem Essen einige Minuten lang rot bestrahlen zu lassen.

„Die r o t e F a r b e kann aber auch schädlich wirken, wenn man sie gleich in zu großer Dosis oder bei entzündlichem Zustande anwendet. So wie Eisen bei Entzündung kontraindiziert ist, so ist auch das Rot meist bei sanguinischen Temperaturen zu vermeiden."

Das blaue Licht, reich an chemisch wirksamen Strahlen, übt einen ungemein **nervenberuhigenden,** sowie **entspannenden** und **schlaffördernden** Einfluß aus; es wird speziell zur Schmerzstillung bei Neuralgien, zur Aufsaugung pathologischer Ablagerungen, Hautleiden etc. und neben dem roten Licht auf dem Gebiete der Dermotherapie verwendet.

B l a u l i c h t b e s t r a h l u n g ist angezeigt, wo es gilt, zu beruhigen, zu mildern, zu entspannen. Also bei allen nervösen und Erregungszuständen, bei Schlaflosigkeit, Manie und erhöhter Reflexerregbarkeit des Nervensystems.

Bei akuten Entzündungen und bei Diarrhoen und vermehrter Darmtätigkeit und Darmreizung. Bei Uebelkeit und nervösem Herzklopfen; bei akuten Neuralgien, Zahnschmerzen, Intercostalneuralgie, Ischias, Lumbago (Hüftweh), Kopfschmerz, Magenkolik und Schreibkrampf; bei Kontusionen und entzündlichen Schwellungen. Husten aller Art, ohne Auswurf, entzündliche Reizbarkeit des Kehlkopfes, Rachenkartarrhe, nervöse Herzbeschwerden, Herzangst, Herzfehler, Herzklopfen und dergl. verlangen ebenfalls Blaubestrahlung.

Desgleichen wird akuter Rheumatismus, ob in den Muskeln oder Gelenken, durch Blaulichtbestrahlung außerordentlich günstig beeinflußt.

Infrarot - Langwellstrahlkörper und Tischstative für Bestrahlungslampen.

Die moderne Strahlenforschung hat festgestellt, daß die langwelligen Strahlen — Infrarot- auch Ultrarotstrahlen genannt — außerordentliche medizinische Bedeutung haben, wie auch die biologischen Wirkungen durch Bestrahlungen mit dem Infrarot-Strahler bekannt sind. Seine Langwellenstrahlen sind wegen ihrer außergewöhnlichen Tiefenwirkung besonders von günstiger Beeinfussung solcher Krankheitsprozesse, die sich tief in den inneren Organen abspielen.

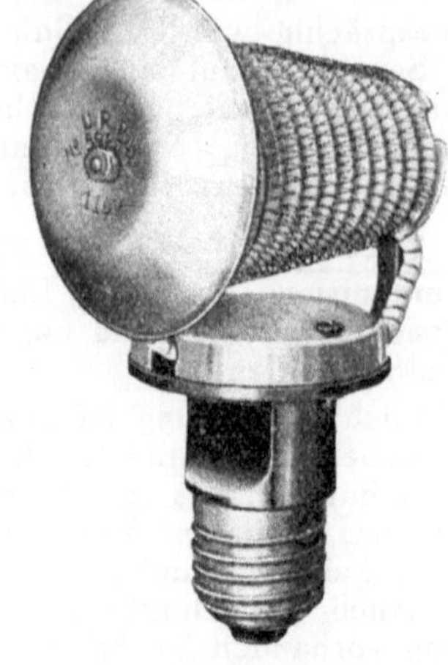

Infrarotstrahler Nr. 774
für Minin - Handlampe

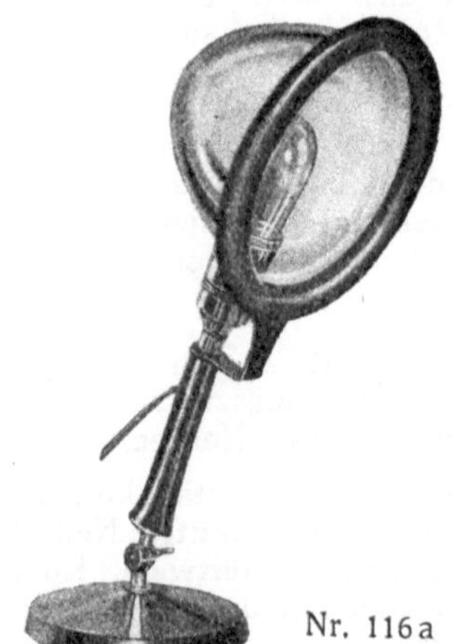

Nr. 772

Infrarot - Langwell - Schwarzglas-kugellampe mit Edelgasfüllung.

Diese Speziallampe gibt nur Infrarot-Strahlen her und schließt andere Strahlungsarten, die in vielen Fällen unerwünscht sind, vollkommen aus. Für Minin-Handstrahler Nr. 116/116a/751a

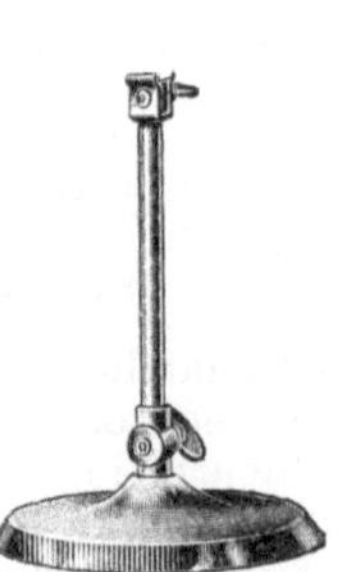

Nr. 116a

Tischstrahler
allseitig verstellbar

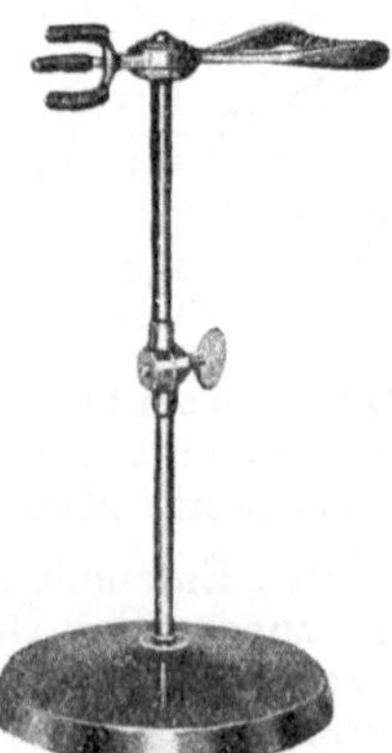

Nr. 75   Nr. 128
Universal-Tischstative für Minin-Handstrahler,   allseitig   verstellbar

Weitere Wärme - Intensivstrahler in Tisch- und Bodenstativausführungen auf Anfrage.

Empfehlenswert ist es bei allen oben angeführten Fällen, wo entweder blau oder rot indiziert ist, gleichzeitig Wasser trinken zu lassen, das gemäß der Indikation blau oder rot bestrahlt ist.

Das weiße Licht birgt in sich die Summe aller Farblichter verschiedener Intensität, wirkt durch seine Wärmestrahlen **blutansammelnd** und **schmerzlindernd** und gibt somit die Voraussetzung für einen beschleunigten Heilungsprozeß. Wirksam bei der Behandlung von Wunden.

Das gelbe Licht: Sein Anwendungsgebiet erstreckt sich auf den **Ernährungsorganismus,** also Magen, Niere, Darm, Leber, Blase und Milz. Verdauungsstörungen und Darmträgheit reagieren gut auf Gelblicht. Die Bestrahlung ist infolge seiner größten Wärmewirkung kurz zu halten.

Das grüne Licht wirkt entzündungswidrig und erfrischend und wirkt bei überreizten Personen noch günstiger als blaues Licht.

Die einfache Handlampe ermöglicht es, die Licht-Therapie (als bestbewährten physikalischen Heilfaktor) ohne große Umstände oder kostspielige Einrichtung in der Sprechstunde oder am Krankenbett mit gutem Erfolg durchzuführen.

Durch die hohe parabolische Form des Metallspiegels werden die Licht- und Wärmestrahlen ökonomisch stark konzentriert resp. gesammelt und in **großer Intensität auf die erkrankten Körperteile zurückgestrahlt.**

Je nach Art der zu erzielenden therapeutischen Wirkungen wird eine blaue, rote, gelbe, grüne oder weiße **Naturglas-Glühbirne** in den Apparat eingeschraubt.

Die Vorzüge des M i n i n s c h e n H a n d s t r a h l e r s sind kurz gesagt folgende:

Der M i n i n ' s c h e H a n d s t r a h l e r ist stets gebrauchsfertig, da er mittels Steckkontakt an jede Stromquelle angeschlossen werden kann.

Die Regulierung des Lichtes und der Wärme erfolgt sehr einfach dadurch, daß man die Bestrahlungs-Handlampe dem zu bestrahlenden Objekt **nähert** oder sie von demselben **entfernt.**

Er ist sehr bequem zu handhaben, entweder durch Halten mit der Hand oder durch Aufhängen und Befestigen am Stativ.

Bestrahlungs - Handlampe Nr. 116.

Dieselbe besteht aus einem hohen parabolischen Metallreflektor mit schwarzpoliertem Bakeliteschutzring (zur Verhinderung der Wärmewirkung bei Hautberührung) und dto. Bakelitegriff, mit Aufhängevorrichtung, 2 m langer Anschlußschnur mit Stecker, sowie je einer weißen, blauen und roten Naturglas-Kohlenfadenlampe von 25 Kz. zum Anschluß an 110 oder 220 Volt. Die Birnen gelb und grün werden auf Wunsch gegen Berechnung mitgeliefert.

Bei Bestellung ist stets die Voltspannung anzugeben!

Die Dauer der Bestrahlungen mit farbigem Lichte soll je nach der Art des Falles fünf, zehn bis fünfzehn Minuten betragen; die Bestrahlungen können am Tage ein oder mehrere Male wiederholt werden.

In allen speziellen Krankheits- oder Zweifelsfällen empfiehlt es sich, über die hierfür erforderlichen Bestrahlungsanweisungen einen Arzt zu befragen.

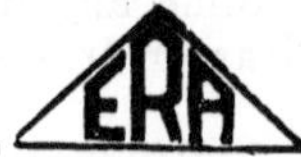

D ie in dieser Liste aufgeführten

Lichtbäder, Heißluft- u. Bestrahlungs-Apparate
ORIG. »ERA«

sind Modelle, die sich im Laufe vieler Jahre bewährt und als zweckmäßig erwiesen haben.

Eine solide Verarbeitung, vorwiegend aus Sperrholz, verbürgt eine jahrelange Haltbarkeit und unbedingte Betriebssicherheit.

Bei der Herstellung der Apparate wird nicht ausschließlich Wert auf Billigkeit, sondern in erster Linie auf

Gediegenheit und sachliche Konstruktion

gelegt, Merkmale, die den Ruf der «ERA»-Apparate begründeten und sie in Fachkreisen begehrt machen.

Lieferung erfolgt in 4 Serien:

Serie V.: vereinfachte Ausführung. Stirnseiten und Außenmantel anpoliert. Vernickelte Griffe. Innen weiß lackiert.

Serie P.: erstklassige meist gekaufte Standard-Ausführung. Dauerhafte Hochglanzpolitur, Innenmantel vollkommen mit Asbest ausgelegt. Hochglanzvernickelte, runde Reflektoren, z. T. Ledergriffe usw.

Serie S.: Außenmantel gehämmert Aluminium. Stirnseiten Hochglanzpolitur. Sonst wie „P".

Serie P.: Außenmantel elfenbein „Erasit" abwaschbar, unempfindlich gegen Säuren, Blut und Desinfektionsmittel. Sonst wie „P".

Lieferung erfolgt stets betriebsfertig, mit Lampen, Kabel und sonstigem Zubehör. Die Vorschriften des V. D. E. sind beachtet.

Zubehör- und Einzelteile

Zubehör- und Einzelteile

Birnenlampen, hell, 16—25 K	RM 0.90
Birnenlampen, Naturglasfarbig, rot, blau, gelb, grün .	RM 1.50
Kugellampen, 60 mm Durchm., hell, 16 K	RM 1.10
Kugellampen, Naturglasfarbig, rot und blau	RM 1.75
Kugellampen, 35 mm Durchm., für Halslichtbäder . .	RM 1.30
Röhrenlampen, 16 K, matt	RM 1.40
Zuleitung für Lichtbäder	RM 1.20
Zuleitung für Heißluftapparate mit Gerätestecker . .	RM 1.50
Winkelthermometer	RM 1.50
Schutzhülse aus Holz dafür	RM 0.50
Schutzbrille für Kopflichtbäder	RM 0.70
Mundrohr für Kopflichtbäder	RM 0.25
Manschetten für Arm- und Beinlichtbäder, mit Befestigungsschnalle pro Paar	RM 6.—
dto. für Rumpflichtbäder . . . . pro Paar	RM 7.—
dto. für Schulterbäder . . . . pro Stck.	RM 3.—
dto. für kleine Apparate . . . . pro Stck.	RM 2.—

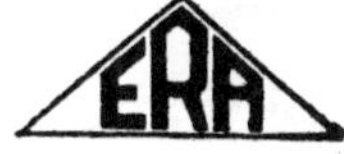

Arm-, Bein- und Rumpflichtbäder

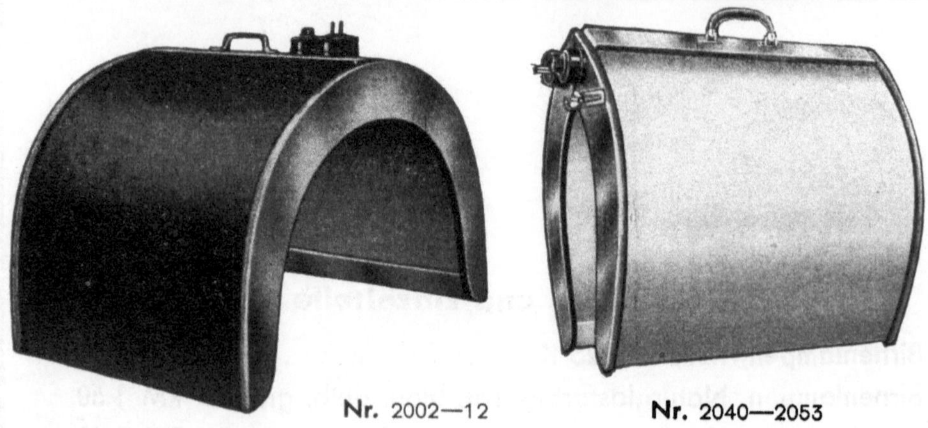

Nr. 2002—12   **Nr.** 2040—2053

Teillichtbäder

    Modell „Nauheim"
in bekannter, fester Bügelform, Stirnseiten aus einem Stück, daher unverwüstlich. Lampen im Scheitel.

Teillichtbäder Modell „Universal"
durch Schlitzschere in jede Breite verstellbar, praktisches, leicht transportables Modell. Verstellbare Gurtbänder gestatten auch Arm- und Beinbehandlung.

Katalog-Nr.	Verwendung	Anzahl der Lampen	Außenmaße			Preise in Ausführung			
			Länge	Breite	Höhe	V	P	S	E
2002	Arm und Bein, fest	4	32	42	34	24.—	27.—	29.—	35.—
2003	„ „ „	6	42	42	34	28.—	32.—	34.—	40.—
2004	„ „ „	8	52	42	34	34.—	38.—	40.—	45.—
2008	Rumpfbad, fest	4	32	65	45	31.—	34.—	36.—	43.—
2009	„ „	6	42	65	45	34.—	38.—	40.—	48.—
2010	„ „	8	52	65	45	39.—	43.—	45.—	53.—
2011	„ „	10	62	65	45	46.—	50.—	53.—	58.—
2012	„ „	12	70	65	45	50.—	55.—	58.—	65.—
2040	**Universal,** Rumpf, m. Gurt	6	42	67	45	—	50.—	52.—	60.—
2041	„ „ „ „	8	52	67	45	—	54.—	56.—	64.—
2042	„ „ „ „	10	60	67	45	—	58.—	60.—	68.—
2043	„ „ „ „	12	66	67	45	—	63.—	65.—	73.—
2044	Arm u. Bein, oh. Gurtbd.	4	35	40	35	30.—	35.—	37.—	42.—
2045	„ „ „	6	35	40	35	35.—	40.—	42.—	47.—
2046	„ „ „	8	45	40	35	40.—	45.—	47.—	52.—
2049	Rumpfbad, „ „	4	32	67	45	39.—	44.—	46.—	54.—
2050	„ „ „	6	42	67	45	42.—	47.—	49.—	57.—
2051	„ „ „	8	52	67	45	46.—	51.—	53.—	61.—
2052	„ „ „	10	60	67	45	52.—	55.—	57.—	65.—
2053	„ „ „	12	65	67	45	57.—	60.—	62.—	70.—

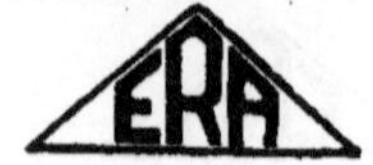

Arm-, Bein- und Rumpflichtbäder

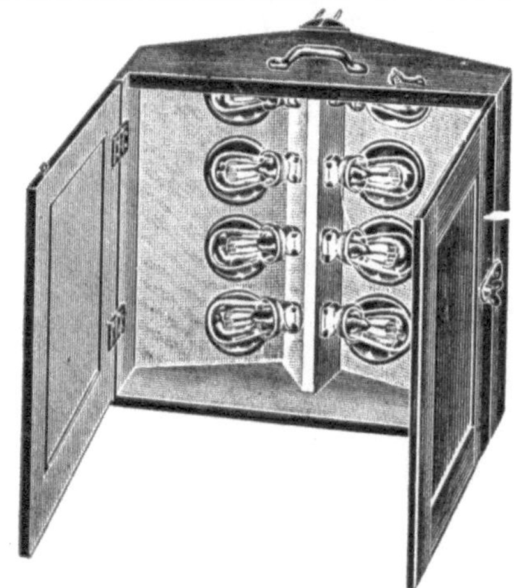

Teillichtbäder Modell „Altheide" zusammenklappbar. Die Türen im Rahmen gearbeitet und durch Flügelmutterverschlüsse fest stehend. Bequem zu tragen und platzsparend. Bewährtes Leihmodell. Besonders für Export geeignet.

Nr. 2018/2024

Katalog-Nr.	Verwendung	Anzahl der Lampen	Länge	Breite	Höhe	Preise in Ausf. P
2018	Arm und Bein, 3 teilig	4	30	34	40	27.—
2019	„ „ „	6	40	34	40	32.—
2021	Rumpfbad „	4	30	50	48	34.—
2022	„	6	42	50	48	37.—
2023	„	8	52	50	48	41.—
2024	„	12	62	50	48	52.—
2026	Rumpfbad, ausziehbar von ca. 60—150 cm	10	—	60	50	54.—
2027	dto. wie vor	14	—	60	50	62.—

Die Apparate 2002—2053 können auch mit auf den Schenkeln verteilten Lampen und Schutzstangen geliefert werden, wie Abbildung zeigt. Aufschlag auf Listenpreise 20%.

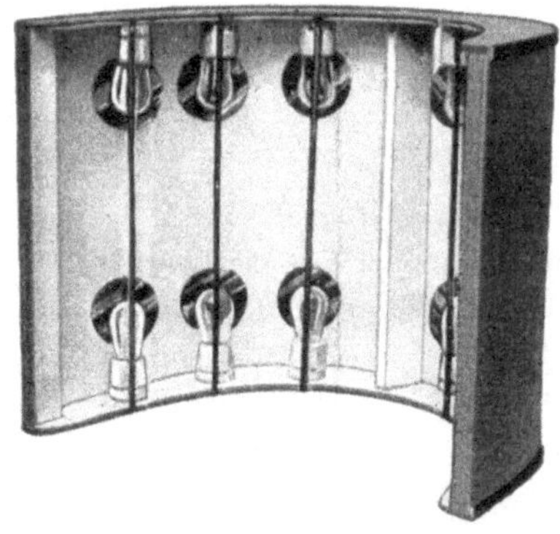

Nr. 2012, verteilte Lampenanordnung

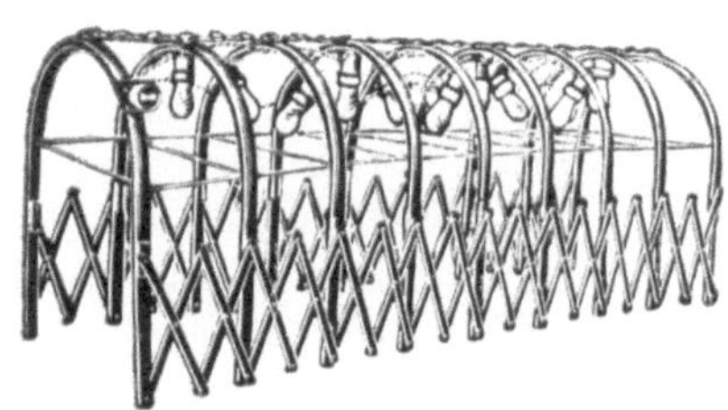

Nr. 2026/27

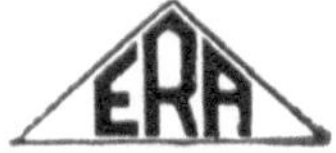

Einige Urteile über „Orig. Era"-Fabrikate:

H. Windler, Berlin   28. 6. 1938

Es freut uns, Ihnen mitteilen zu können, daß gerade die große nordamerikanische Privatklinik in Boston/Mass., der wir die von Ihnen fabrizierten Heißluft-Apparate verkauft haben, eine Bestätigung schickte, aus der hervorgeht, daß man mit Ihren nach besonderen Angaben gefertigten Heißluft-Apparaten ganz außerordentlich zufrieden sind.

Auch im Inlande gelang es uns, bei großen Industrie-Werken, denen wir im vorigen Jahre Ihre Bäder verkauften, in diesem Jahre nennenswerte Nachbestellungen zu erzielen. Gerade die Flugzeug-Werke legen ja den größten Wert auf die Sanitäts-Abteilungen zur Behandlung der Gefolgschaft. Die belangreichen Nachbestellungen, die bei uns eintrafen, sind der beste Beweis für die Güte Ihrer Erzeugnisse gewesen.

Wie gesagt, ist es uns eine große Genugtuung, Ihnen diese Bescheinigung auszustellen.

A. Limbächer, Augsburg   28. 7. 1938

Seit einer Reihe von Jahren beziehe ich von Ihnen insbesondere Ihre elektrischen Lichtbäder und Heißluftapparate.

Zu meiner besonderen Freude kann ich Ihnen mitteilen, daß ich mit denselben bisher bei allen meinen Kunden, sei es privat oder bei Behörden, nicht zuletzt auch bei der Wehrmacht, eine ganz besondere Ehre eingelegt habe.

Ihre Apparate sind in allen Teilen bestens ausgearbeitet, so daß Sie eine besonders lange Lebensdauer gewährleisten. Das erst vor kurzem bezogene Kastenlichtbad beweist mir Vorstehendes erneut und dürfte es nicht leicht ein Fabrikat geben, das sowohl in Ausführung als auch im Preis mit Ihrem Fabrikat einen Vergleich aushalten könnte.

Ich werde nach wie vor für Ihre Erzeugnisse eintreten und würde es mir eine besondere Freude sein, Ihnen belangreiche Aufträge zukommen lassen zu können.

Müller & Weiß, Breslau 2   30. 7. 1938

. . . . bestätigen wir Ihnen gern, daß wir seit mehreren Jahren fast ausschließlich Ihre Lichtbäder und Heißluftapparate „Era" zur vollsten Zufriedenheit verkauft haben.

Sie zeichnen sich besonders durch ihre gediegene Ausführung, Formschönheit und Leistungsfähigkeit aus.

Nach unseren Erfahrungen können wir die Fabrikate „Era" auf das allerbeste weiter empfehlen.

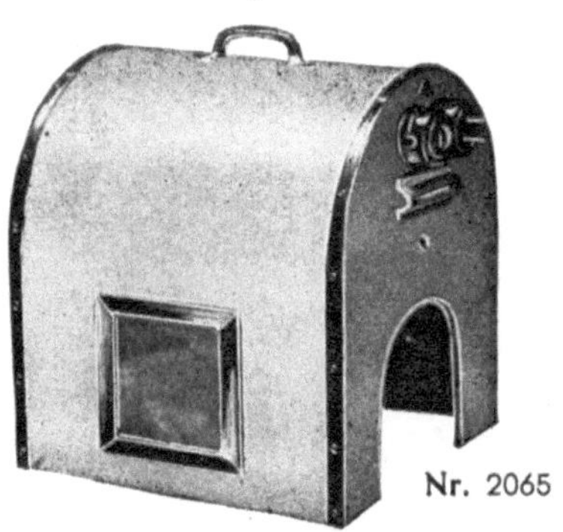

Nr. 2065

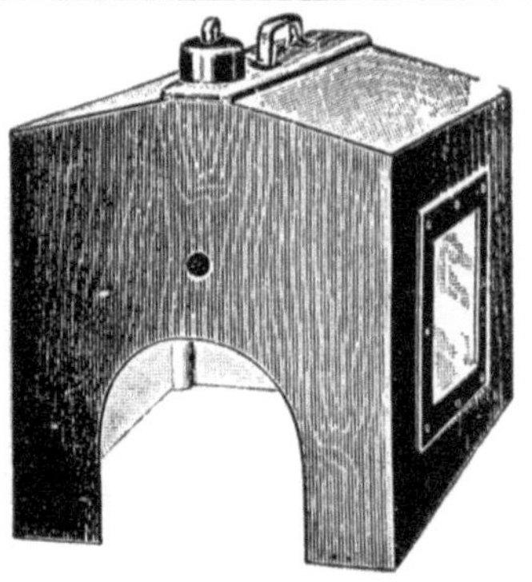

Nr. 2068

Nr. 2065 Kopfbad Modell „Triumph" neue, runde Ausführung, mit Mundrohr, Schutzbrille, 4 Lampen und Fenster

Nr. 2066 Wie vor, aber ohne Fenster

Nr. 2068 Kopfbad nach Brünings, mit Schutzbrille, Mundrohr, 4 Lampen und Fenster

Nr. 2069 Wie vor, aber ohne Fenster

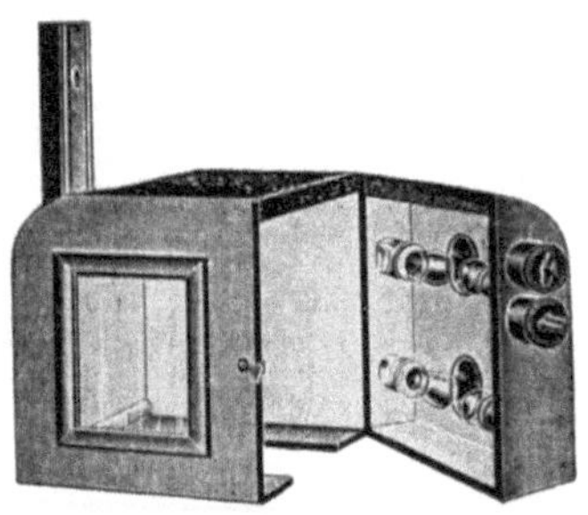

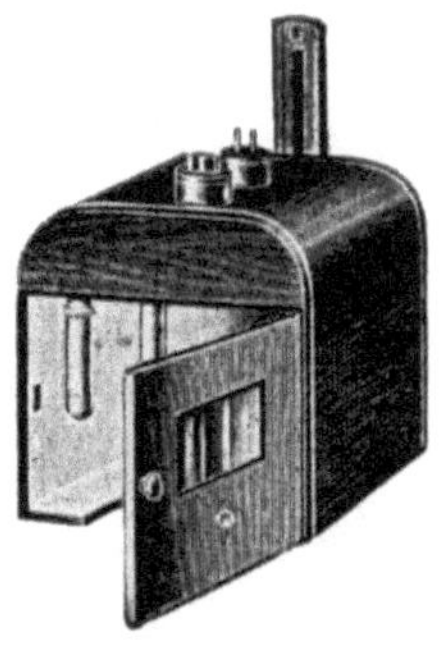

Nr. 2060 Kopfbad „Kissingen" für sitzende Benutzung, verstellbares Wandstativ, 4 Lampen vorn im Deckel, sehr schönes Modell, mit Mundrohr und Schutzbrille

Nr. 2062 Kopfbad Mod. „Rheinerz", mit 5 Röhrenlampen, je 2 links und rechts, 1 vorn oben, für s i t z e n - d e Benutzung, mit verstellbarer Wandstativleiste, Mundrohr und Schutzbrille

Katalog-Nr.	Verwendung	Anzahl der Lampen	Außenmaße			Preise in Ausführung			
			Länge	Breite	Höhe	V	P	S	E
2060	Kopfbad, sitzend	4	40	35	31	—	42.—	45.—	50 —
2062	„ „	5	40	38	36	—	48.—	50.—	55.—
2065	„ lieg. m. Fenst.	4	36	34	36	—	29.—	31.—	35.—
2066	„ „ o. „	4	36	34	36	—	28.—	30.—	34.—
2068	„ „ m. „	4	34	33	37	25.—	27.—	—	—
2069	„ „ o. „	4	34	33	37	24 —	26.—	—	—

Stuhl- u. Bodenstative für Nr. 2060 u. 2062 siehe Seite 8 Nr. 2076-77

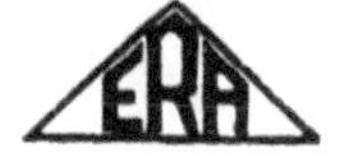

Kopflichtbäder

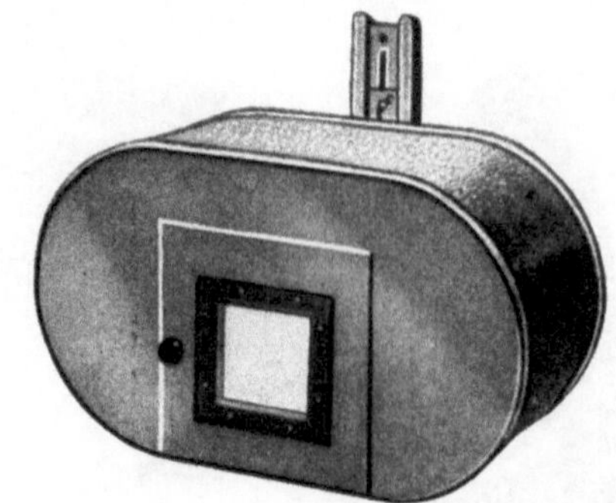

Nr. 2072 Kopflichtbad „Novotherm", ein neuer, formenschöner Apparat, für sitzende Benutzung. Die an den Seiten sitzenden je 2 Lampen gestatten intensive Behandlung bei Ohrerkrankungen; die vorn oben angebrachten 2 Birnen ermöglichen gute Behandlung von Stirnhöhlenerkrankungen.

Katalog Nr.	Verwendung		Anz. d. Lampen	Länge	Breite	Höhe	Preise in Ausführung		
							P	S	E
2072	Kopf,	sitzend	6	60	25	35	64.—	67.—	72.—
2073	„	mit Stativ 2076	6	60	25	35	79.—	82 —	87.—
2074	„	mit Stuhlstativ 2077	6	60	25	35	95.—	98.—	103.—

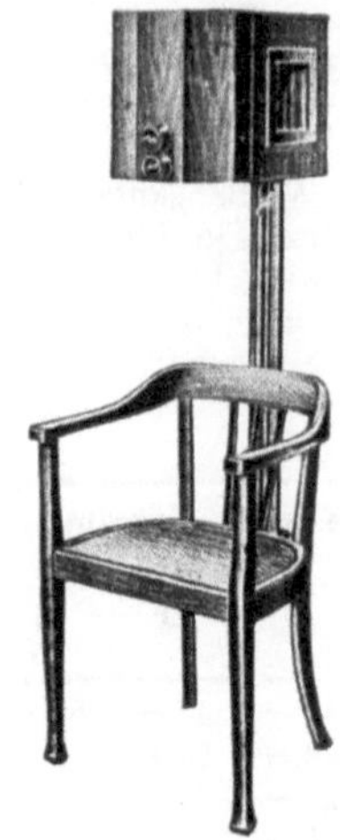

Nr. 2076 Stativ für **Kopf-** und **Schulterlichtbäder.** Schwerer Gußfuß mit vernickelter Stange, 24 mm Durchmesser RM **15.—**

Nr. 2077 **Stuhlstativ für Kopf-** und **Halslichtbäder,** bequeme Sesselform, mit Rücken- und Armlehnen. RM **34.—**

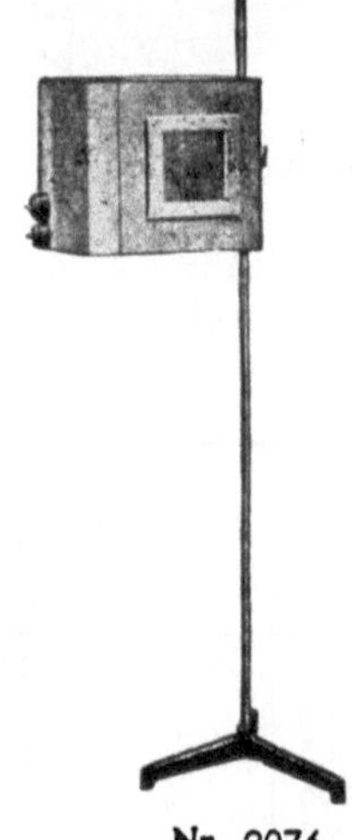

Nr. 2077

Nr. 2076

Schulter-, Hals- und Kehlkopflichtbäder

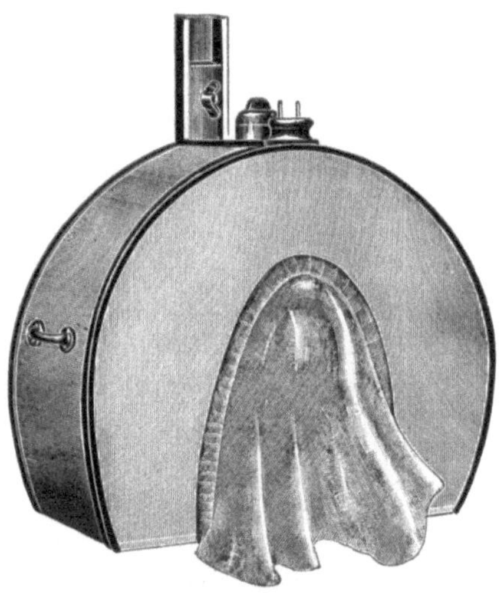

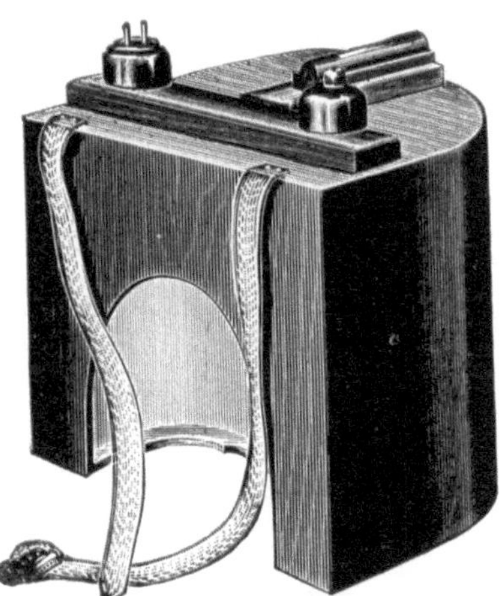

Nr. 2080 Schulterbad Modell „Reichenhall", ermöglicht vollkomm. Behandlung der Schulterpartie bei völliger Lockerung der Muskeln. Mit abnehmbarer Wollmannschette, Wandleiste u. 4 Lampen.

Nr. 2081 Schulterbad wie vor, aber mit Stativ Nr. 2076

Nr. 2082 Schulterbad mit 3 Lampen einfaches Mod., mit Gurtbändern.

Nr. 2083 Schulterbad wie vor, aber mit Stativ 2076

Nr. 2084 Schulterbad wie 2082, aber mit Wandstativleiste.

Katalog Nr.	Verwendung		Anzahl der Lampen	Länge	Breite	Höhe	Preise in Ausführung		
							P	S	E
2080	Schulterbad		4	25	44	42	48.—	50.—	53.—
2081	„	mit Stativ	4	25	44	42	63.—	65.—	68.—
2082	„		3	38	36	33	27.—	29.—	34.—
2083	„	mit Stativ	3	38	36	33	42.—	44.—	49.—
2084	„	mit Wandstativ	3	38	36	33	32.—	34.—	39.—

Nr. 2085 Kehlkopfbad, für liegende Benutzung, mit Gurtbändern zum festschn., mit 2 Lampen RM **24.—**

Nr. 2087 Halslichtbad, in bekannter runder Form, m. 8 Lamp. u. abnehmb. Wollmannschette RM **39.—**

Nr. 2089 Halslichtbad, wie vor, aber m. 16 Lampen RM **42.—**

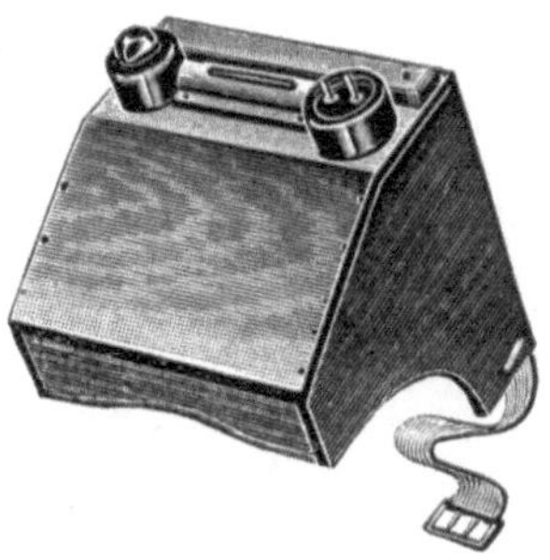

Nr. 2085

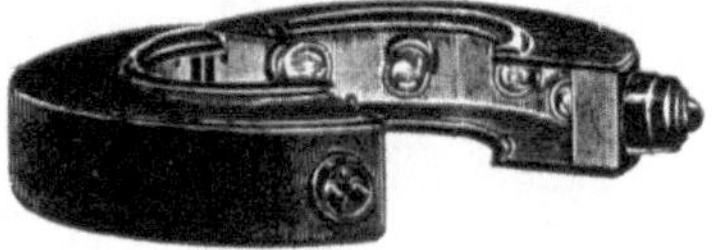

Stative für Schulterbäder siehe Seite 8

Nr. 2087/89

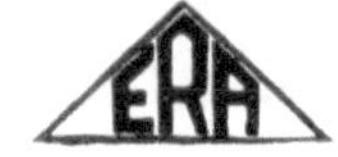

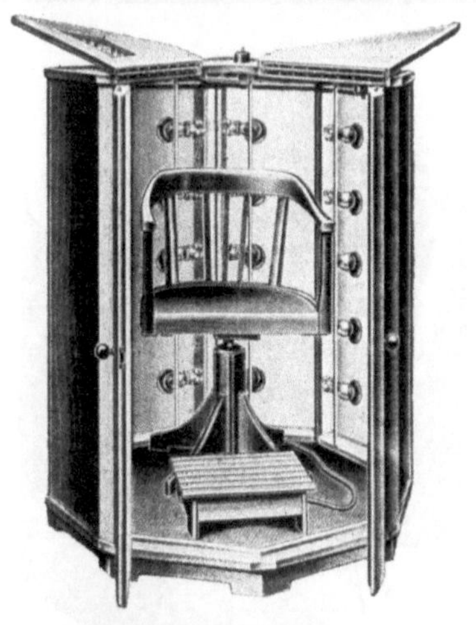

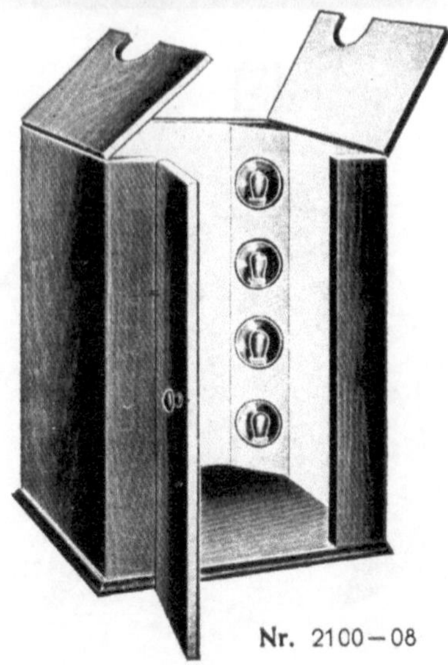

Nr. 2112

Nr. 2100—08

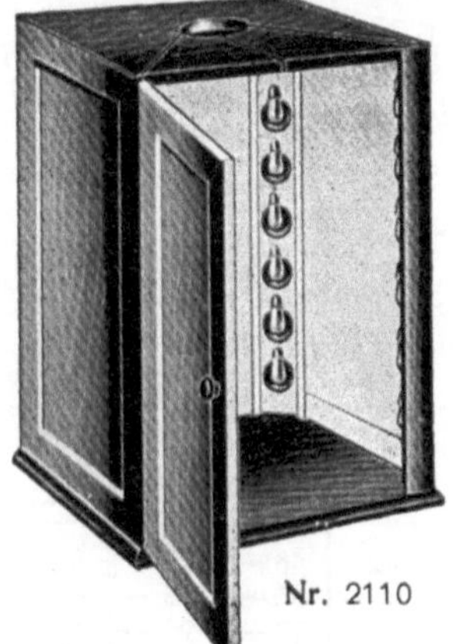

Nr. 2110

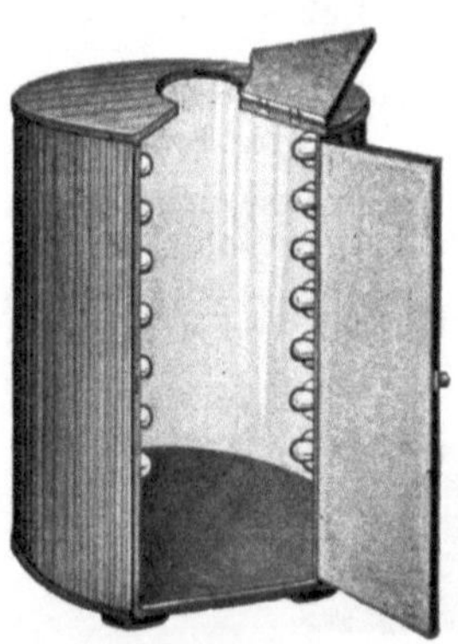

Nr. 2114

Vollichtbad Modell „Erasuper". Tiefe Parabolreflektoren unterstützen wirksam die Bestrahlung und rufen sehr schnell hohe Temperaturen hervor. Der Apparat ist doppelwandig gearbeitet, wodurch eine Wärmeabgabe nach außen verhindert wird. Im Betrieb äußerst rentabel. Jede Säule für sich zu schalten.
Größe 90 × 90 × 120 cm.

Nr. 2100 mit 16 Parabolreflektoren   RM **320.—**
Nr. 2102 mit 20 Parabolreflektoren   RM **335.—**
Nr. 2104 mit 24 Parabolreflektoren   RM **350.—**
Nr. 2106 mit 48 Parabolreflektoren,   Apparat achteckig. Gr. 120 × 120 × 120 cm. RM **720.—**

Nr. 2108 Vollichtbad Modell „Erasimplex", wie oben, aber anstatt der Parabolreflektoren norm. Spiegel. Mit 24 Lampen. Größe 90 × 90 × 120 cm
RM **290.—**

Nr. 2110 Vollichtbad Modell „Eratherm", leichte Ausführung, zusammenlegbar. Die Säulen abnehmbar, jede für sich in Serien zu schalten. Mit 24 Lampen, Größe 85 × 85 × 120 cm. RM **260.—**

Nr. 2112 Vollichtbad Modell „Era-Standard", achteckig mit 48 Lampen. Größe 110 × 110 × 120 cm. Schutzstäbe vor den Lampen. Schweres Krankenhausmodell, ohne Stuhl und Fußbank
RM **520.—**

Nr. 2114 Vollichtbad Modell „Eralux", runde Form, mit gerader Tür. Sehr praktisches Modell. Mit 24 Lampen. Größe 100 × 90 × 120 cm.
RM **320.—**

Nr. 2118 Lichtbadstuhl, wie im Apparat 2112 abgebildet, drehbar.   RM **36.—**

Nr. 2110 Fußbank mit 2 Lampen (Abbildg. 2112)
RM **15.—**

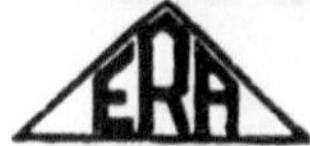

Vollichtbad »HELIOS«

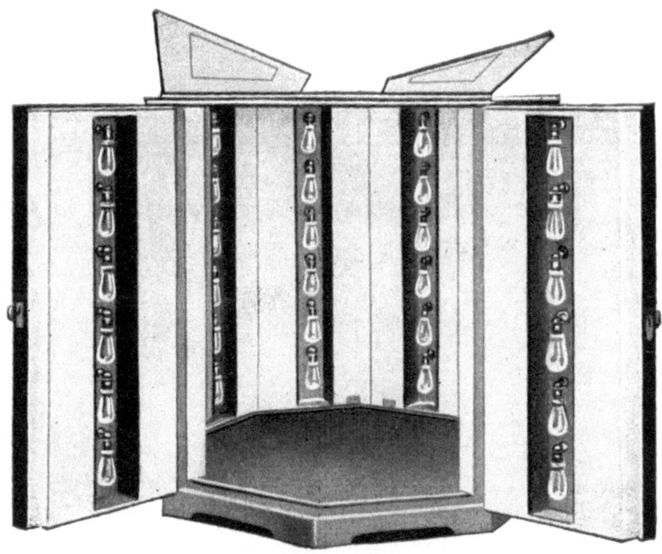

Nr. 2116

Der achteckige Apparat ist aus bestem Material hergestellt und mit zwei großen Eingangstüren versehen, die von innen und außen zu öffnen sind. Der Boden ist mit Linoleumbelag versehen, der Apparat ist in der Mitte zerlegbar.

Die 48 Heizbirnen befinden sich in acht Lichtkästen, welche mit Asbest verkleidet und mit Reflektoren versehen sind. Durch diese versenkte Anordnung ist eine Berührung des Badenden mit den Heizbirnen unmöglich.

Das Stromnetz des Lichtbades „Helios" ist in acht Stromkreise geteilt, deren jeder durch ein Sicherungselement für sich gesichert und mit einem eigenen Schalter versehen ist. Hierdurch ergeben sich die verschiedensten Schaltmöglichkeiten, man kann je nach Bedarf zwei, vier, sechs oder mehr Birnen brennen. Diese Einrichtung gestattet daher auch eine Teilbestrahlung des Körpers, was besonders bei schwächlichen Personen angebracht ist, die eine volle Bestrahlung nicht vertragen. Das innere des Apparates ist weiß Emaille lackiert, wodurch eine gute Reflexion der Lichtstrahlen erzielt wird. Außen ist das Lichtbad naturlasiert, die Schalter und Sicherungselemente sind auf Isoliertafeln montiert. Beschläge hochglanzvernickelt.

Durch die schwere, doppelwandige Ausführung wird die unerwünschte Wärmeabgabe nach außen verhindert.

Größe 130 × 130 cm, Höhe 115 cm   Preis **RM 975,—**

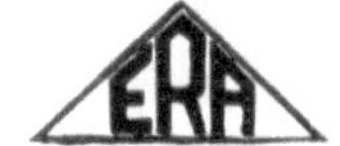

Vollichtbad „HELIOS-SUPER"

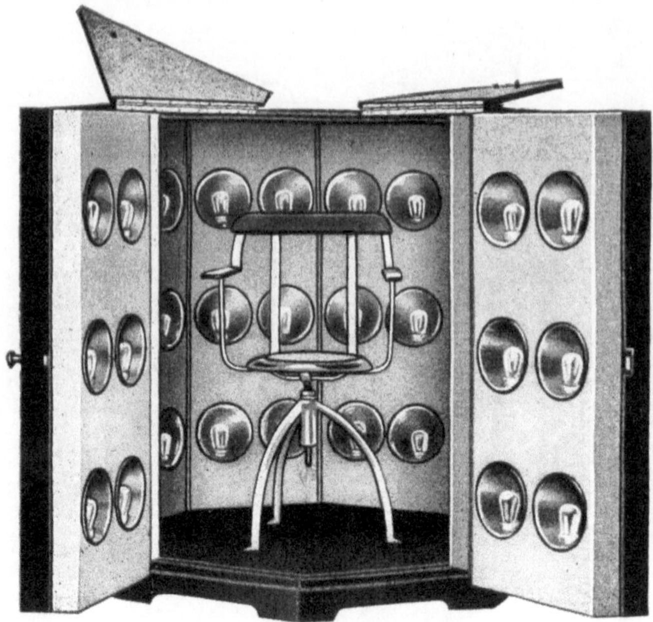

Nr. 2117

Das Lichtbad ist mit 48 Heizbirnen ausgestattet, welche sich in p a r a -
b o l i s c h g e f o r m t e n h o c h g l a n z p o l i e r t e n M e t a l l s p i e g e l n
befinden. Die Wärmestrahlen werden hierdurch stark konzentriert und mit
größter Intensität auf den Körper reflektiert. Störende vagabundierende
Strahlen fallen vollständig weg, jedes Strahlenbündel wird direkt auf den
Körper geleitet, wodurch schon bei verhältnismäßig niedriger Temperatur,
von etwa 40 Grad, ein starker Schweißausbruch beim Patienten stattfindet (Ideal-Schonungslichtbad). Mit diesem Lichtbad ist der höchste Grad
der Stromausnutzung erreicht.

Die Schaltvorrichtung des Modells „Helios" haben wir auch bei diesem
Lichtbad „Helios-Super" beibehalten.

Der aus bestem Material hergestellte Apparat ist innen fein weiß Emaille
lackiert, außen hell naturlasiert. Der Boden ist mit Linoleum belegt, die
Schalter und Sicherungselemente sind auf Isoliertafeln montiert. Der Apparat
ist in 2 Teile zerlegbar.

Durch die schwere, doppelwandige Ausführung wird die unerwünschte
Wärmeabgabe nach außen verhindert.

Größe 130 × 130 cm, Höhe 115 cm   Preis **RM 1050,—** ohne Stuhl

Auf Wunsch können die Vollichtbäder auch außen gebeizt und in verschiedenen Tönen, wie Eiche, Nußbaum, Mahagoni usw., poliert werden.
Mehrpreis 5%.

Lichtbadstühle siehe Seite 16

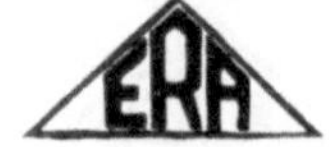

Vollichtbad »THERMEDIC«

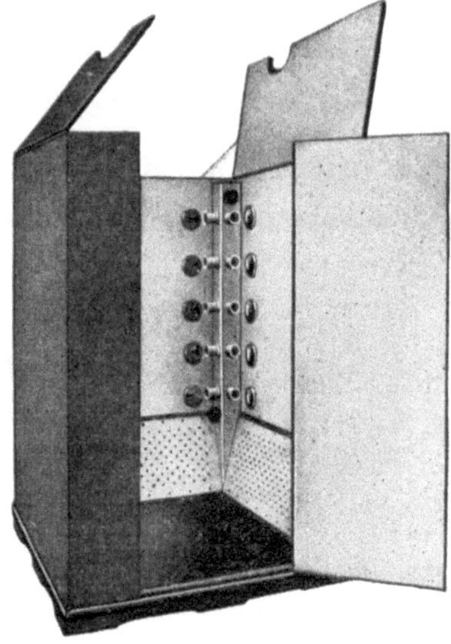

Nr. 2115

Das Vollichtbad „THERMEDIC" vereinigt die Vorzüge des Lichtbades mit denen des Heißluftapparates. Das obere Zweidrittel des Apparates ist mit Lampen installiert, während das untere Drittel mit nichtglühenden Widerständen ausgestattet ist, die unter den gelochten Asbestplatten angebracht sind. Durch diese Anordnung ist es möglich, die Heißluft mit den Lichtstrahlen zu kombinieren, und eine intensive Behandlung durchzuführen. Durch Verwendung von blauen und roten Birnen kann auch eine Farblichtbestrahlung durchgeführt werden. Der Apparat ist doppelwandig gearbeitet.

Größe: ca. 100 x 100 cm, Höhe 120 cm. Innen weiß lackiert, außen hell poliert. Jede Säule und auch die Widerstände getrennt zu schalten. Mit 40 hellen Birnen ausgestattet   Preis RM **640.—**

Mehrpreis für rote oder blaue Birnen . . . . . pro Stück RM **0.90**

Bitte bei Bestellung die Voltspannung nicht vergessen.

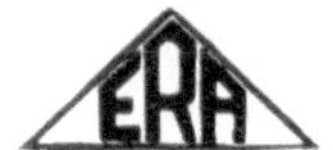

Heißluftapparate
mit nichtglühender Widerstandsheizung
Original »ERA«

Die Heißluftapparate besitzen **nichtglühende** Widerstände als Energiequellen, deren erprobte Gitterform bei sachgemäßer Benutzung eine fast unbeschränkte Lebensdauer besitzen. Gegen Berührung und Verschmutzen sind sie durch gelochte Asbestplatten geschützt.

Durch Verwendung dieser Heißluftapparate ist es möglich, in kürzester Zeit eine aktive Hyperämie zu erzielen, ohne irgendwelche Hautreizungen oder sonstige Beschwerden hervorzurufen.

Die Schaltung der Apparate gestattet feinste Wärmeabstufung, die durch Zahlen angezeigt wird.

Die Apparate sind in Spezialkonstruktion hergestellt, doppelwandig gearbeitet und mehrfach asbestisoliert. Hierdurch wird eine unerwünschte Wärmeabgabe nach außen vermieden.

Gebrauchsanweisung für Heißluftapparate:

Die **Schalter** werden zuerst auf „3" eingestellt, um möglichst schnell auf die gewünschte Temperatur zu kommen. Wenn diese erzielt ist, schaltet man auf „2" um und erreicht dadurch eine konstante Wärme. In der Schaltung „1" (Sparschaltung) sinkt die Temperatur leicht ab. Um einen sparsamen Stromverbrauch zu erreichen, kann man nach „3" sofort auf „1" übergehen und zwischendurch, wenn die Temperatur zu niedrig geworden ist, durch kurze Umschaltung auf „3" wieder den gehabten Stand erreichen.

Nach Gebrauch auf „0" umschalten und Stecker aus der Wandsteckdose ziehen.

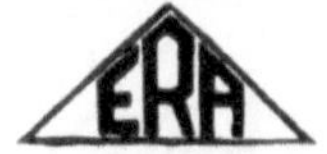

Heißluftapparate mit nichtglühender Widerstandsheizung

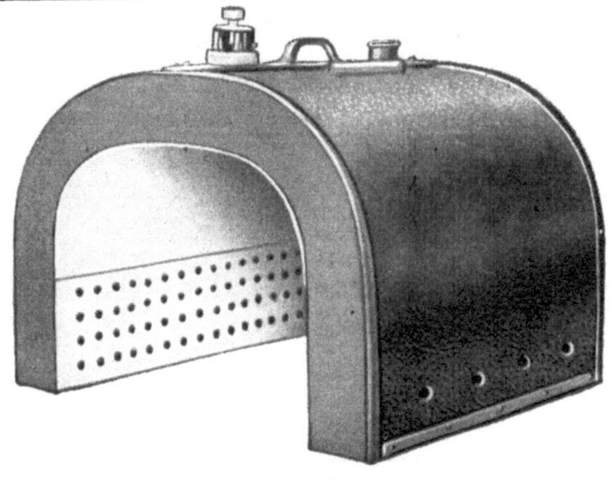

Nr. 5010/5018

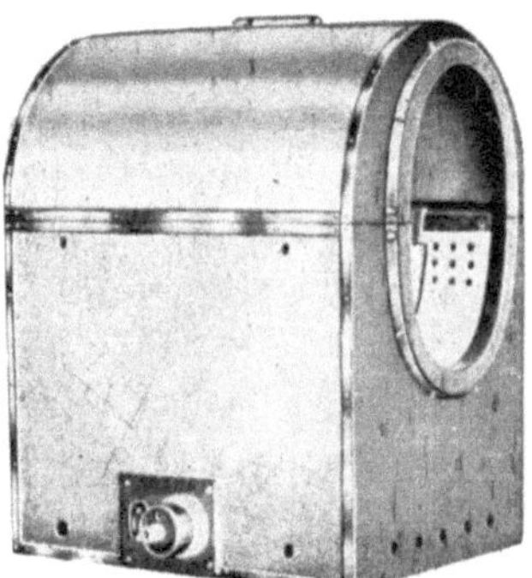

Nr. 5022

Katalog Nr.	Verwendung	Watt	Länge	Breite	Höhe	Preise in Ausf. P	S
5010	Rumpf, groß	800	55	74	48	90.—	95.—
5012	Rumpf, klein	800	45	70	48	85.—	90.—
5014	Arm und Bein	400	55	56	38	80.—	85.—
5016	Arm und Bein, doppelt breit	600	55	66	38	85.—	90.—
5018	Arm, Hand, Fuß, Knie	300	42	39	37	60.—	64.—
5020	Apparat für Gelenke, bestehend aus Bank, Verlängerungs- bzw. Stützmulde und Heißluftapparat. Die Stützmulde wird nach Bedarf vor oder hinter den Apparat gestellt. Bei Armbehandlung wird der Heißluftapparat auf die Stützmulde gestellt. Mit verstellbaren Gurtbändern und Manschetten	400	80	30	50	170.—	175.—
5022	Gelenke, aufklappbar, mit Lagerungsbügel und Manschetten	400	50	30	50	130.—	135.—

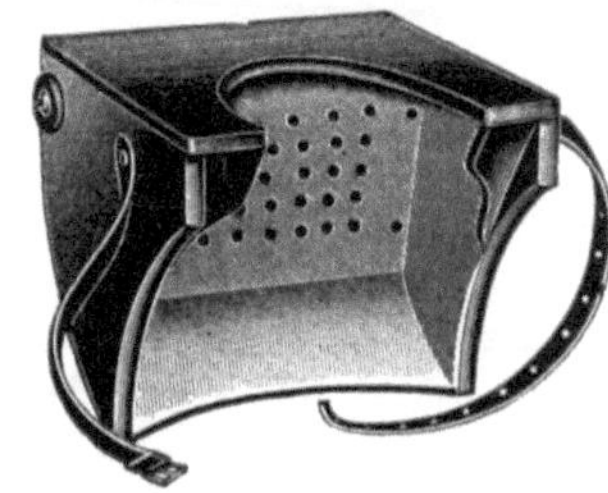

Nr. 5040

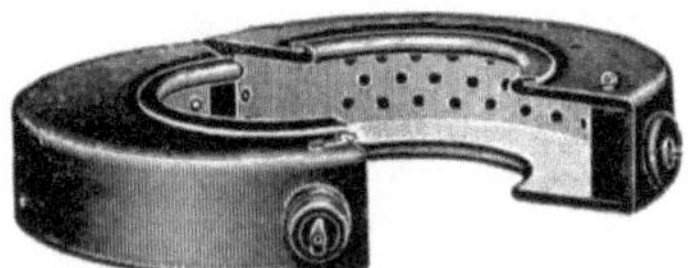

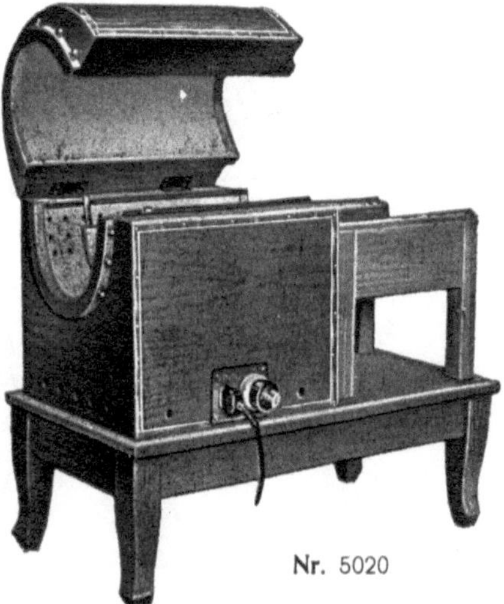

Nr. 5042

Preise s. Seite 17

Nr. 5020

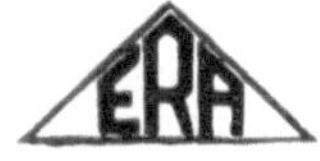

Heilßuftapparate mit nichtglühender Widerstandheizung

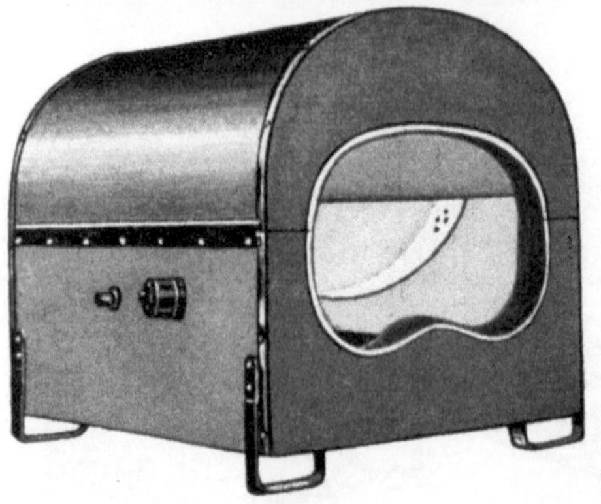

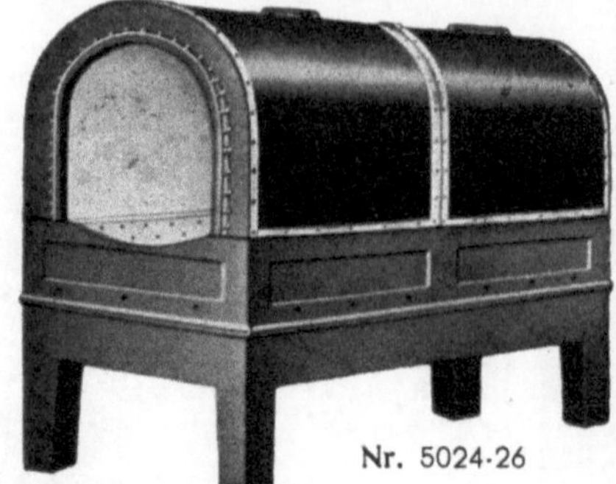

Nr. 5024-26

Nr. 5023

Katalog Nr.	Verwendung	Watt	Länge	Breite	Höhe	Preise in Ausf. P	S
5023	Beide Beine, Deckel aufklappbar, vorn und hinten ovale Öffnungen, mit Filz gepolstert, innen verstellbare Gurtauflagen	600	60	50	50	160.—	165.—
5024	Beine, Heizungsfläche muldenförmig, die beiden Bügel abnehmbar. Mit Lagerungsgurten und Mansch.	800	80	56	38	200.—	210.—
5026	wie vor, aber zur Behandlung beider Beine nebeneinander	1000	80	66	38	220.—	230.—
5028	Schulter und Arm. Das Ansatzband wird rechts oder links angesetzt. Jeder Apparat für sich schaltbar.	600	—	—	—	200.—	205.—
5030	wie vor, aber ohne Stativ und Ansatzbad	400	—	—	—	150.—	155.—
5032	Schulter, mit verstellbarer Wandleiste und Manschette	400	—	—	—	85.—	90.—
5034	wie vor, aber mit Bodenst. 2076	500	—	—	—	110.—	115.—

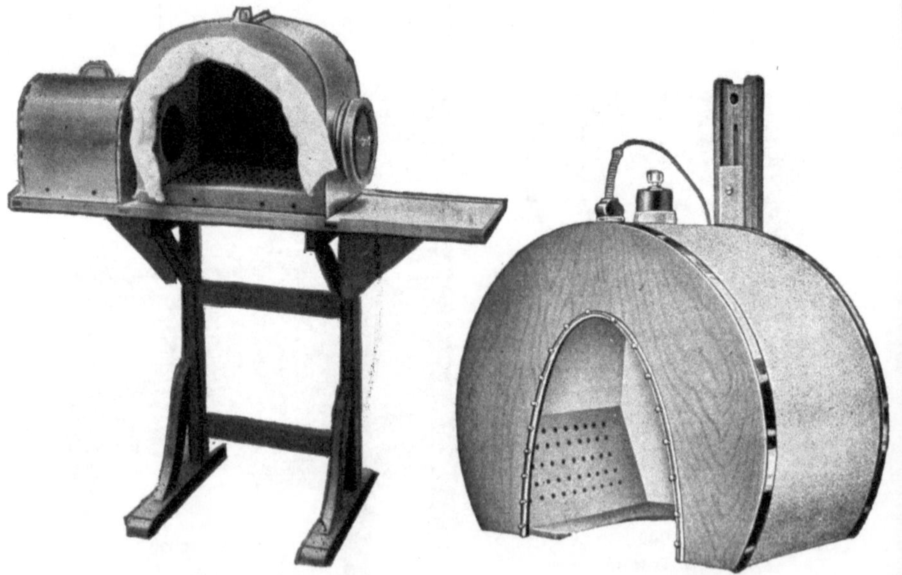

Nr. 5028/30

Nr. 5032/34

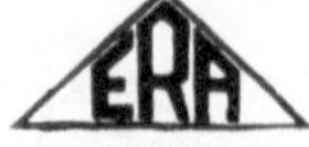

Heißluftapparate mit nichtglühender Widerstandsheizung

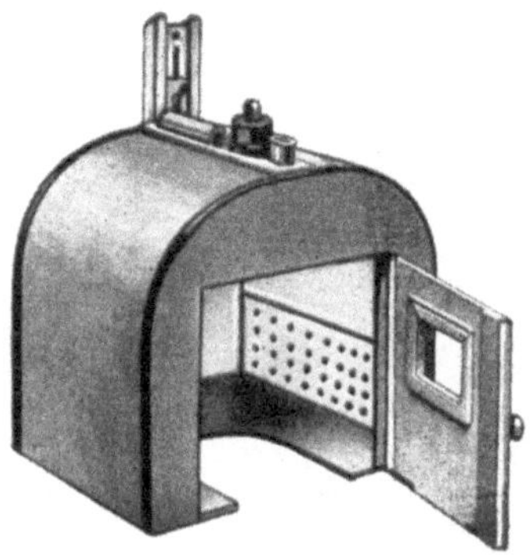

Nr. 5035

Stative für
Kopfbäder
siehe Seite 8

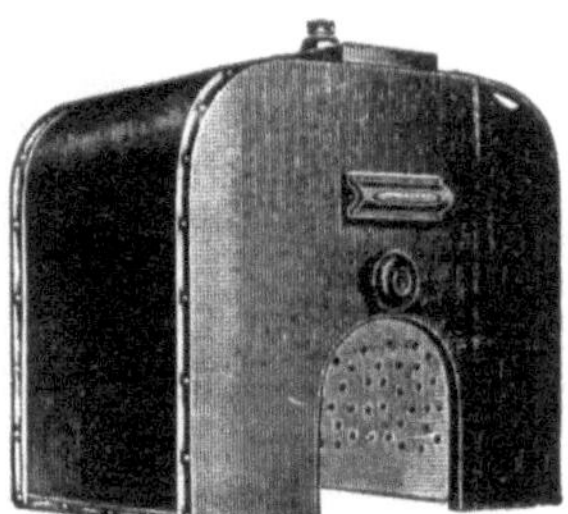

Nr. 5036

Katalog Nr.	Verwendung	Watt	Länge	Breite	Höhe	Preise in Ausf. P	S
5035	Kopf, sitzend, mit verstellbarer Wandleiste	300	32	48	36	100.—	105,—
5036	Kopf, liegend ohne Fenster	300	36	52	36	75.—	80.—
5037	Kopf, liegend, mit Fenster	300	36	52	36	80.—	85.—
5038	Kopf, sitzend, wie 5035, aber mit Bodenstativ 2076	300	32	48	36	115.—	120.—
5039	wie vor, ab. m. Stuhlstativ 2077	300	32	48	36	130.—	135.—
5040	Kehlkopf (Abb. Seite 15)	100	27	29	24	40.—	—
5042	Hals (Abb. Seite 15)	100	35	35	9	55.—	—
5052	Ganz. Körper, besteh. a. Bügel 5010 u. 5016, m. Massagebank	1600	100	74	48	235.—	250 —

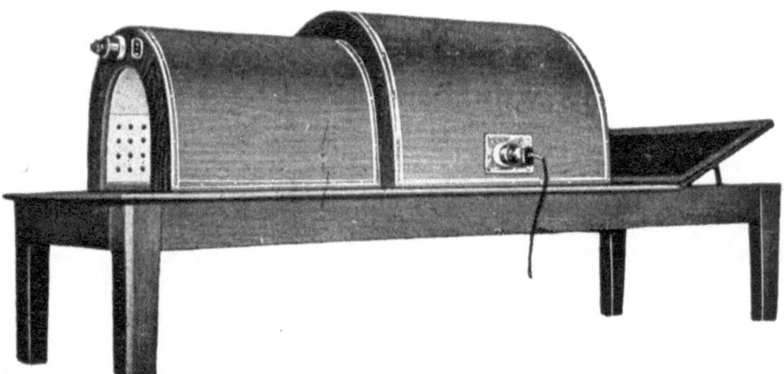

Nr. 5052

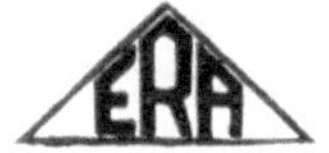

» T H E R M O L I T «

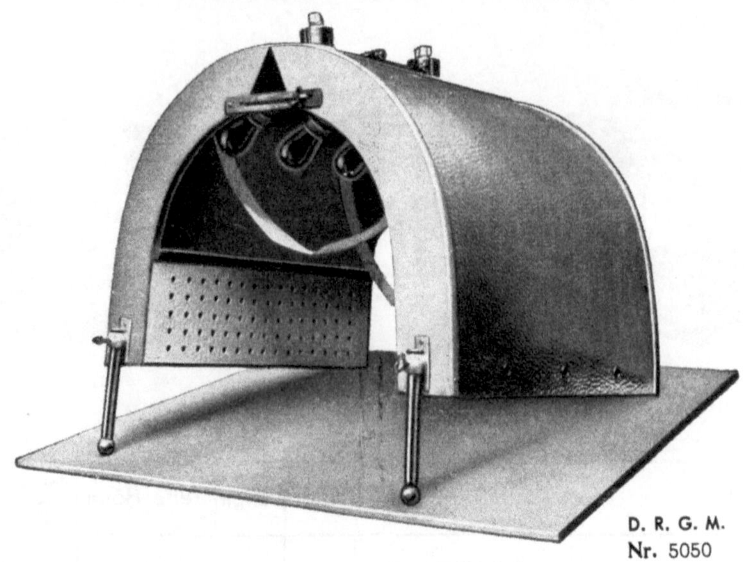

D. R. G. M.
Nr. 5050

Der neue **THERMOLIT**-Apparat ist ein Produkt jahrelanger widerstands- und lichttechnischer Erfahrungen. Seine konstruktive Durcharbeitung stellt ihn in die erste Reihe der Apparate für Hyperämie-Therapie.

In der Breite durch Schlitzscheren und mittels 4 ausziehbarer Füße auch in der Höhe verstellbar, gestattet er die Behandlung eines jeden — auch noch so großen — Körpers.

Die verstellbaren und herausnehmbaren Gurtbänder ermöglichen eine elastische Lagerung der Extremitäten, die dadurch gleichmäßig und von allen Seiten mit heißer Luft umspült werden.

Die Verwendung von nichtglühenden Widerständen und naturfarbenen Heizbirnen gestattet es, gleichzeitig **Heißluft und Farblicht** zu applizieren. Hierdurch ist es möglich, in denkbar kürzester Zeit eine aktive Hyperämie zu erzielen, ohne irgendwelche Hautreizungen oder sonstige Beschwerden hervorzurufen. Klinische Versuche haben vielmehr ergeben, daß Patienten eine halbstündige Thermolit-Behandlung mit 100° C als angenehm empfanden, die normale Lichtbehandlung nicht mehr vertragen konnten.

Anwendungsmöglichkeiten:

Für Behandlung des Rumpfes werden die Gurtbänder entfernt, und der Apparat wird unter Benutzung der Schlitzscheren auf die größte Breite eingestellt. Bei sehr starken Patienten werden die Füße entsprechend ausgezogen. Hierdurch wird außerdem **eine** Schonung des Bettes erzielt.

Bei Arm- und Beinbehandlung wird der Apparat in die gewünschte Breite eingestellt. Die Extremitäten werden auf die Gurtbänder, die ebenfalls **verstellbar sind,** gelagert.

Bei Behandlung der Beine kann durch Herausschieben der vorderen Füße eine **Schräg-lagerung** erreicht werden, wodurch bei sitzenden Patienten eine völlige Lockerung der Muskeln erfolgt und ein bequemes Sitzen möglich ist.

Bei Behandlung der Schulter kann der eine Arm bequem auf die Gurtbänder gelagert werden; durch die Verstellbarkeit des Apparates ist selbst bei allen Versteifungen eine Behandlung durchführbar.

Nr. 5050 Thermolit-Apparat für kombinierte Heißluft- und Farblichtbehandlung, Seiten hell poliert, außen mit gehämmertem Aluminium bezogen, innen vollkommen mit Asbest ausgekleidet. 8 Naturglasbirnen rot oder blau, komplett anschlußfertig   RM **145.—**

Wattverbrauch: Stufe 3 = ca. 1500,   Stufe 2 = ca. 750,   Stufe 1 = ca. 375 Watt.

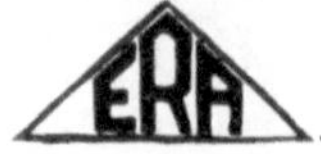